WILL DEAN

Totenwinter

Weitere Titel des Autors:

Totenstille

Über den Autor:

Will Dean wurde in den englischen Midlands geboren. Nach seinem Studium an der London School of Economics arbeitete er einige Zeit in der englischen Hauptstadt, bevor es ihn der Liebe wegen nach Schweden zog, wo er ein Holzhaus mitten im Wald nördlich von Göteborg baute, in dem er seither mit seiner Familie wohnt. Sein Krimidebüt TOTENSTILLE wurde für den beliebten *Zoe-Ball-Bookclub* ausgewählt und – ebenso wie TOTENWINTER, der zweite Band um die gehörlose Journalistin Tuva Moodyson – vielfach begeistert besprochen.

WILL DEAN

TOTEN WINTER

Kriminalroman

Aus dem Englischen von
Sabine Schilasky

lübbe

Dieser Titel ist auch als E-Book erschienen

MIX
Papier aus verantwortungsvollen Quellen
FSC® C014496

Vollständige Taschenbuchausgabe

Deutsche Erstausgabe

Titel der englischen Originalausgabe: »Red Snow«
Originalverlag: Point Blank, an imprint of Oneworld Publications, London

Textredaktion: Anja Lademacher, Bonn
Titelillustration: © shutterstock/gyn9037; © Alex Stemmer/shutterstock;
© Lost Mountain Studio/shutterstock; © Photosampler/shutterstock;
© Standret/shutterstock; © Piotr Wawrzyniuk/shutterstock
Umschlaggestaltung: Jeannine Schmelzer
Satz: hanseatenSatz-bremen, Bremen
Gesetzt aus der Stempel Garamond
Druck und Verarbeitung: GGP Media GmbH, Pößneck
Printed in Germany
ISBN 978-3- 404-18323-4

2 4 5 3 1

Sie finden uns im Internet unter
www.luebbe.de
Bitte beachten Sie auch: www.lesejury.de

Für Alfred. Immer.

1

Gavrik, Schweden

Der Volvo vor mir liegt im Graben, und zwar schon eine ganze Weile, würde ich sagen.

Ich tippe das Bremspedal meines Geländewagens an, und er bleibt brav und ohne Probleme stehen. Die Spikes tun ihren Dienst, beißen sich ins Eis, und der Wagen hält lautlos. Hier oben ist alles still. Weiß und vollkommen, vollkommen still.

Minus neunzehn Grad, meldet mir das Display des Armaturenbretts. Ich setze meine Mütze auf und ziehe die Ohrenschützer herunter, achte dabei darauf, dass sie meine Hörgeräte nicht beeinträchtigen. Dann drehe ich die Heizung auf, lasse den Motor laufen und öffne die Tür, um auszusteigen.

Der Volvo sieht aus wie ein Eiswürfel, gerade Linien und funkelnde Kristalle. Kein Lebenszeichen, keine Farben oder besonderen Merkmale. Er ist stark nach rechts geneigt, sodass ich mich ungefähr auf einer Höhe mit dem Fenster auf der Fahrerseite befinde. Meine Knöchel erzeugen in den dicken Handschuhen nur ein dumpfes Geräusch, als ich an die Scheibe klopfe. Also reibe ich mit der Hand übers Glas, aber es ist vollkommen vereist.

Ich trete zurück. Die kalte Luft beißt mir in die spröden Wangen. Ich brauche bessere Cremes, verschreibungspflichtige Cremes, extra für den Winter. Mein Handy hat keinen Empfang, deshalb blicke ich mich um, ehe ich zu meinem Pick-up zurückgehe und einen Eiskratzer hole. Ich habe drei im Türfach meines Hilux, denn man kann nie vorsichtig genug sein.

Als ich am Fenster des Volvos zu kratzen beginne, klingt es durch meine Hörgeräte, als würden Gerüststangen durch einen Häcksler gejagt. Allmählich habe ich Erfolg, die Eisscherben stieben in alle Richtungen. Dann sehe ich sein Gesicht.

Ich kratze fester. Schneller.

»Können Sie mich hören?«, brülle ich. »Geht es Ihnen gut?«

Nein, tut es nicht.

Ich kann die Eiskristalle auf seinem Schnurrbart sehen und die festgefrorenen Rotzspuren, die sich unter beiden Nasenlöchern gebildet haben. Er bewegt sich nicht.

Ich kratze weiter und reiße an der Tür, aber entweder ist sie verriegelt oder festgefroren – oder beides. Vor meinem Gesicht steigen nervös anmutende Atemwolken auf, Dampfschwaden zwischen mir und ihm, zwischen meinem billigen Mascara und seinen kristallisierten Wimpern. In den letzten sechs Monaten habe ich schon genug Tote gesehen, mehr als genug. Wieder klopfe ich ans Fenster und ziehe am Türgriff. Und nun schlägt er die Augen auf.

Vor Schreck weiche ich zurück, meine dicken Gummisohlen rutschen auf dem glitzernden Schnee weg.

Er rührt sich nicht, sieht mich einfach nur an.

»Geht es Ihnen gut?«, frage ich.

Wortlos starrt er mich an. Er regt sich nicht, bewegt den Kopf nicht, aber seine graublauen Augen sind suchend, nein, fragend auf mich gerichtet. Dann schnieft er und nickt, ein passiv-aggressives »Danke, ich habe das hier im Griff«, was einfach nur lächerlich ist.

»Ich bin Tuva Moodyson. Ich kann Sie nach Gavrik fahren. Oder ich kann jemanden für Sie anrufen.«

Der gefrorene Rotz in seinem Schnurrbart knackt und splittert, als er die Worte: »Mir geht es gut« mit den Lippen formt. Und nach über zwanzig Jahren Training kann ich ziemlich gut von seinen Lippen lesen.

Ich reiße erneut an seinem Türgriff, beginne im Nacken zu schwitzen, als etwas nachgibt, weshalb ich noch fester ziehe. Eis knackt, und die Tür öffnet sich ein wenig. In diesem Winkel ist sie ganz schön schwer.

»Wollen Sie, dass die Kabel brechen?«, fragt er.

»Wie bitte?«

»Hier draußen sind es ungefähr minus zwanzig Grad, und Sie haben eben meine Autotür aufgerissen, als wäre sie eine Schatztruhe. So brechen die Kabel vom Türgriff ganz sicher.«

»Möchten Sie sich in meinem Wagen aufwärmen?«, frage ich. »Soll ich die Pannenhilfe rufen?«

Er blickt zu meinem Pick-up hinüber, als müsste er erst überlegen, ob dieses Fahrzeug dazu geeignet ist, ihm das Leben zu retten. Ich blicke ihn an, all die Schichten Kleidung, in denen er sich regelrecht verpuppt hat. Unter seiner Jacke müssen sich noch fünf oder sechs andere befinden, so aufgeplustert, wie er aussieht. Und über seinen Knien liegen mehrere Decken, er trägt dicke Skihandschuhe, und ich kann drei Mützen ausmachen, jede hat eine andere Farbe.

Er hustet, spuckt aus und sagt: »Ich komme nur kurz mit rüber, um mich aufzuwärmen.«

Na, vielen Dank dem König aller Charmeure von Värmland für dieses großzügige Angebot!

Ich helfe ihm aus dem Wagen und stelle fest, dass er einen halben Kopf kleiner ist als ich und um die fünfundfünfzig sein muss. Auf dem Beifahrersitz liegt eine

Nagelschere neben einer Tüte voller Dosen, und im Fußraum liegt eine Tüte Trockenfutter für Hunde. Er verriegelt seinen Volvo, als würden hier draußen irgendwelche schwedischen Gangs nur darauf warten, ihm seinen kaputten Scheißwagen zu klauen. Dann stapft er hinüber zu meinem Pick-up.

»Japaner?«, fragt er, als er die Beifahrertür öffnet.

Ich nicke und steige ein.

»Zehn Minuten, dann sind Sie mich los«, sagt er.

»Und Sie heißen?«

Er hustet. »Andersson.«

»Tja, Herr Andersson, ich bin Tuva Moodyson. Freut mich.«

Eine Weile schauen wir beide durch die Windschutzscheibe nach vorn, reden nicht, starren einfach nur auf das weiße Umland von Gavrik. Es sieht aus wie einer dieser leeren Joker-Steine beim Scrabble.

»Sind Sie das, die diese Artikel in der Zeitung schreibt?«, fragt er.

»Bin ich.«

»Ich gehe jetzt lieber wieder zurück zu meinem Wagen.«

»Wenn Sie wieder rausgehen, sind Sie tot. Ich sollte Sie wirklich in die Stadt fahren. Ihrem Auto passiert schon nichts.«

Er sieht mich an, als wäre ich ein begriffsstutziges kleines Kind.

»Ich bin hier schon in mehr heftigen Wintern herumgefahren, als Sie warme Mahlzeiten hatten.«

Was zum Teufel will er damit andeuten?

»Und ich kann Ihnen sagen«, fährt er fort, während er sich mit dem Jackenärmel die Nase abwischt, »dass das hier gar nichts ist. Minus zwanzig, vielleicht zweiundzwanzig, ein Witz! Jedenfalls habe ich meinem Mittleren vor drei

Stunden eine Nachricht geschickt, mit meinen Standortdaten. Wenn er oben in der Papiermühle fertig ist, kommt er mich abholen. Denken Sie etwa, ich bin im Winter noch nie in einem Graben gelandet?«

»Na gut, dann gehen Sie eben«, sage ich und mache eine Pause, damit er Zeit zum Nachdenken hat. »Aber ich werde die Polizei verständigen, und dann muss Thord kommen und Sie aufsammeln. Wie wäre es, wenn wir ihm die Mühe ersparen?«

Andersson seufzt und nagt an seiner Unterlippe. Das Eis auf seinem Gesicht ist geschmolzen, und jetzt sieht es nur noch erhitzt, eingefallen und ein bisschen müde aus.

»Und Sie fahren?«, fragt er.

Ich lache genervt.

Bevor ich den Gang einlege, schalte ich beide Sitzheizungen ein. Als wir an dem vereisten Volvo vorbeifahren, blickt er so wehmütig aus dem Fenster, als würde er die Liebe seines Lebens auf irgendeinem Bahnhof zurücklassen.

»Warum kaufen Sie sich kein schwedisches Auto?«, fragt er.

»Gefällt Ihnen mein Hilux nicht?«

»Ist kein Schwede.«

»Aber er fährt.«

Unterwegs bewegt er sich unruhig auf dem Beifahrersitz, als hätte er irgendwas fallen gelassen.

»Ist mein Sitz warm?«, fragt er.

»Soll ich die Sitzheizung runterschalten?«

»Sie sollen das verdammte Ding ausschalten, ich fühle mich hier drüben gerade, als hätte ich mir in die Hosen gepinkelt!« Er sieht mich angewidert an. »Die verfluchten Japaner denken aber auch an alles.«

Okay, ich befördere hier also einen miesen Rassisten,

aber es sind ja nur zwanzig Minuten bis nach Gavrik. Und überhaupt sind es heutzutage ja nie die netten, witzigen und klugen Leute, die irgendwo aufgesammelt werden müssen, oder?

»Wo soll ich Sie absetzen, Herr Andersson?«

»Lassen Sie mich einfach bei der Fabrik raus.«

»Arbeiten Sie da?«

»Könnte man so sagen. Leitender Hausmeister. Im nächsten Juni seit dreiunddreißig Jahren.«

Ich betätige die Scheibenwaschanlage, und der Geruch nach Frostschutzmittel weht durch die Lüftung herein.

»Und wie viele Hausmeister gibt es da?«, frage ich.

»Nur mich.«

»Kriegen Sie das Lakritz umsonst?«

»Gar nichts kriege ich, und das geht Sie auch nichts an. Ich bin der Hausmeister, das war's.«

Ich fahre auf eine Kreuzung zu, eine Langlaufloipe führt darüber hinweg, und sie ist mit gelben Plastikstäben markiert, die aussehen wie Zahnstocher auf einer wunderschönen Hochzeitstorte. Die Luft bewegt sich nicht, und der Himmel ist eine einzige hängende Schneelandschaft, die nur darauf wartet herunterzubrechen.

»Von Ihnen ist die Medusa-Geschichte, oder?«

Ich nicke.

Er schüttelt den Kopf.

»Ist Ihnen klar, dass Sie diese Gegend damit so gut wie vernichtet haben? Hier gibt es einige Leute, die froh wären, wenn Sie aus der Stadt verschwinden. Ich sage bloß, was ich gehört habe.«

Diesen Mist bekomme ich immer wieder mal zu hören. Ich bin die einzige Fulltime-Journalistin hier in Gavrik und werde daher für sämtliche schlechten Nachrichten verantwortlich gemacht, dabei schreibe ich lediglich darüber.

»Dann habe ich meinen Job wohl gut gemacht«, erwidere ich.

»Ja klar, das müssen Sie ja sagen.«

»Wäre es Ihnen lieber, es würden immer noch Elchjäger im Wald erschossen?« Für eine Weile ist er still, und ich schalte die Heizung von Fußraum und Gesicht auf Windschutzscheibe.

»Ich weiß nur, dass es uns den schwer erarbeiteten Ruf gekostet hat«, antwortet er. »Und dem Himmel sei Dank, dass wir noch die Fabrik und die Papiermühle haben, die für ein wenig Stabilität sorgen. Das ist alles, was ich dazu sage.«

Ich nähere mich dem Ort, und hier liegt weniger Schnee auf der Straße. Hier wird häufiger geräumt, mehr Schnee geschippt, und die Straßenlaternen gehen gerade an. Es ist drei Uhr nachmittags, und die Laternen müssen schon eingeschaltet werden. Willkommen im Februar.

»Ich schätze mal, Sie machen bloß Ihren Job wie jeder andere auch, aber das hier ist eine Kleinstadt, und wir sind ziemlich von der Außenwelt abgeschnitten. Wir haben gelernt zusammenzuhalten. Ich habe acht Enkelkinder, um die ich mir Sorgen mache. Wenn Sie von hier wären, würden Sie das verstehen.«

Ich fahre weiter.

Die Zwillingsschornsteine der Fabrik, dem größten Arbeitgeber der Stadt, ragen vor uns auf. Es ist das größte Gebäude hier, neben dem Supermarkt. Zwei Backsteinvierecke vor weißem Hintergrund.

»Ich muss sagen, dafür, dass Sie taub sind, hören Sie ziemlich gut, was Sie jetzt hoffentlich nicht falsch verstehen.«

»Ja, ich kann Sie sehr gut hören.«

»Benutzen Sie Hörgeräte?«

Ich fühle seinen bohrenden Blick, der auf meinen Kopf gerichtet ist.

»Ja, tue ich.«

»So was brauche ich auch bald. Dieses Frühjahr werde ich einundsechzig.«

Ich fahre am Eishockeyfeld vorbei und weiter zwischen dem Supermarkt und dem Fastfood-Restaurant hindurch – den beiden Torpfosten von Gavrik – und dann über die Storgatan, die Hauptstraße des Ortes. Wir lassen den Kurzwarenladen hinter uns, das Jagdgeschäft, das Redaktionsgebäude, wo ich arbeite und wo immer noch diese armselige Weihnachtsdekoration im Fenster hängt, und die Polizeiwache. Schließlich halte ich neben der Grimberg-Lakritzfabrik-»Gegründet 1839«, wie es auf dem Tor heißt.

»Ist es hier okay?«, frage ich.

Andersson steigt wortlos aus, und ich schaue mich um. Fünf oder sechs Leute stehen hier herum, und fast alle blicken zum Himmel hinauf. Das ist ungewöhnlich, ganz sicher im Februar. Eine gebeugte Gestalt in einer braunen Jacke rutscht auf dem Eis aus, als sie weggehen will. Ich versuche, durch die Windschutzscheibe nach oben zu sehen, aber dort ist sie noch vereist. Also steige ich aus, betrete den mit Salz und Splitt gestreuten Gehweg und höre Gemurmel. Noch mehr Leute nähern sich von der Eriksgatan.

Sie sehen zu dem Schornstein hinauf, aus dem ich noch nie Rauch habe aufsteigen sehen. Dort oben ist ein Mann – zumindest glaube ich, dass es ein Mann ist –, der im Anzug über die Steighilfen seitlich am Schornstein hinaufklettert, immer höher, vorbei an den Masten und Antennen, die im Mauerwerk angebracht sind. Er trägt weder Mütze noch Handschuhe. Ich blicke hinauf in den blendend weißen

Himmel. Die blassen Wolken bewegen sich schnell über uns hinweg, und der Wind frischt auf. Als ich nach oben starre, wirkt es, als würden die Schornsteine auf mich zu kippen. Und dann springt der Mann.

2

Er schlägt auf dem gepflasterten Bereich vor der Fabrik auf, direkt vor dem Torbogen. Sein Kopf zerplatzt wie eine Wassermelone.

Jemand schreit.

Nur eine Person.

Ein einzelnes Aufheulen, es kommt von einer Frau hinter mir.

»Holen Sie Thord«, sage ich zu Andersson. »Rufen Sie die Polizei.«

Doch er steht einfach nur da, betrachtet den Mann auf dem Pflaster, blickt hinauf zum Schornstein und wieder zu dem Toten. Noch mehr Leute kommen aus dem Gebäude, knöpfen ihre Jacken zu, richten ihre Mützen und schnappen nach Luft, als sie begreifen, was eben geschehen ist.

Ich sehe, wie jemand zur Polizeiwache eilt, die nur eine Minute von hier entfernt ist, und laufe auf das Fabrikgelände. Dort färbt sich der Schnee rot.

»Bleiben Sie bei mir«, sage ich lauter und strenger, als ich es mir zugetraut hätte, doch es ist sinnlos. Er ist der toteste Tote, den ich je gesehen habe. Seine Beine sind verdreht, und er hat die Arme fest um seinen zerbrochenen Kopf gelegt, wie ein Kind im Tiefschlaf. Ich komme mir nutzlos vor. Diesem gebrochenen Mann kann ich nicht helfen. Ich kann rein gar nichts für ihn tun.

Als Thord erscheint, tastet er nach dem Puls des Mannes und bewegt seine kalten Hände zu seinem Kopf, doch dann hält er inne. Wofür sollte das auch gut sein?

Er führt mich weg von der Leiche und dreht sich um. Nach einer Weile fährt ein Krankenwagen vor.

»Aus dem Weg!«, befiehlt einer der Sanitäter.

Sie machen sich an die Arbeit, und ich stolpere wenige Schritte rückwärts auf das Tor zu. Inzwischen hat sich halb Gavrik hier versammelt. Einige haben wohl länger gebraucht, mussten erst ihre Stiefel, die Handschuhe, die Jacken und die Pudelmützen anziehen. Aber jetzt sind sie hier.

Mir ist flau, deshalb lehne ich mich an das Torgitter und lasse mich langsam daran herabsinken. Mir fällt ein Flecken pinker Schnee an meinen Stiefeln auf, und ich glaube ohnmächtig zu werden. Und dann höre ich den zweiten Schrei.

Eine gut gekleidete Frau eilt durch den Torbogen der Durchfahrt, die das Gebäude durchschneidet, und wirft sich neben dem Toten auf den Boden. Die Sanitäter treten einen Moment zurück, als wüssten sie, wer sie ist. Und was sollten sie sonst auch tun.

»Alle zurücktreten«, sagt Thord und geht mit ausgebreiteten Armen auf die Gruppe Skijacken-Menschen zu. »Am besten gehen Sie alle wieder in Ihre Büros oder nach Hause. Treten Sie bitte zurück.«

Und das tun sie dann auch, denn sie sind Schweden, und sie können jetzt ohnehin nicht mehr viel sehen, weil ihnen der Krankenwagen die Sicht versperrt. Außerdem sind es mindestens minus neunzehn Grad.

Ein altes Paar entfernt sich über die Straße. Die beiden trösten sich gegenseitig.

Thord sieht mich an.

»Alles in Ordnung, Tuvs?«

Ich nicke.

Die Frau, die sich neben den Toten geworfen hat, weint jetzt. Ich bin ziemlich sicher, dass es der Fabrikchef war und sie seine Frau ist, Anna-Britta, soweit ich weiß. Nun schluchzt sie leise hinter dem Krankenwagen. Jetzt erscheint auch Polizeichef Björn, er sagt irgendetwas zu Thord und geht dann rüber zu der Leiche, wobei er seine Mütze abnimmt. Es wird allmählich dunkel, und alles Weiß verwandelt sich in Grautöne.

Ein Volvo-Taxi fährt langsam vorbei, und eine weitere Polizistin trifft ein. Die Neue. Sie hat letzte Woche angefangen, die Meldung hat es auf die Titelseite geschafft. Jetzt gerade hat sie mir den Rücken zugekehrt. Ihr schwarzes Haar wird von einer Schildpattspange zusammengehalten. Sie dreht sich um, und im gedämpften Licht sehe ich ihr Gesicht, sehe ich, wie sie mich flüchtig mustert.

»Wir schließen das Tor«, sagt Thord, in dessen Augenbrauen Frost glitzert. Hinter ihm geht eine rothaarige Frau vorbei. »Wir müssen Fotos machen und mit den Zeugen reden. Du kannst mir vielleicht dabei helfen, eine Liste zusammenzustellen. Du warst doch dabei, oder?«

Wieder nicke ich. »Klar. Jetzt gleich?«

»Nein, komm rüber zur Wache, so ungefähr in einer, anderthalb Stunden.«

»Okay.«

»Am besten gehst du jetzt in dein Büro. Tut mir leid, dass du das mitansehen musstest.«

Ich fotografiere den Schornstein und den Krankenwagen mit meinem Handy. Auch als ich mich bereits von der Szene abgewandt habe, fühle ich noch die Wucht dessen, was gerade geschehen ist. Mir ist nicht wohl dabei, mich wegzudrehen, weg von der Fabrik, den beiden Schornsteinen und dem gebrochenen Toten im Schnee. Es ist, als würde das Geschehen einen Schatten auf die Storgatan werfen, in dem ich mich nun bewege. Ein schwarzer Mercedes-Geländewagen schlittert über die Straße, als wolle er der Dunkelheit des Schornsteines entfliehen. Schließlich wende ich mich nach links und öffne die Eingangstür zum *Gavrik Posten*.

Die Türglocke läutet, und ich trete in die Wärme.

Lars ist nicht da. Er arbeitet Teilzeit und ist erst morgen wieder hier. Nils ist hinten in seinem Büro, das gleichzeitig die Küche ist, und verkauft Werbeanzeigenplatz an dieselben Leute, die sie schon seit zwölf Jahren kaufen. Lena ist in ihrem Büro auf der linken Seite und bereitet alles für den Druck vor.

Ich streife meine Stiefel ab. Ich fühle mich nicht gut, und meine Beine zittern, als ich Jacke, Handschuhe und Mütze ausziehe. Die Jacke hänge ich an den verstärkten Haken und lege die anderen Wollsachen in meinen Korb.

Lena öffnet die Tür, sie trägt Jeans und ein Ski-Unterhemd. Das Grau in ihrem Afro ist seit meiner Ankunft in diesem Kaff noch grauer geworden, und ich finde, dass es ihr steht.

»Ist etwas passiert?«, fragt sie.

»Ja.«

Ich ziehe meinen Fleecepulli aus und lege ihn auf meinen Schreibtisch.

»Grimberg ist gesprungen«, sage ich.

»Was?«

»Er ist auf den Fabrikschornstein geklettert und gesprungen. Er ist tot.«

Sie hält sich eine Hand vor den Mund. Mich beeindruckt es immer wieder, wie sehr schlechte Nachrichten sie treffen, denn sie muss in ihrem Leben, das sie in Nigeria, New York und Gavrik verbracht hat, schon so einiges gesehen haben. Aber Lena Adeola steht nicht über den Dingen.

Sie schüttelt den Kopf. »Hast du es gesehen?«

Ich bejahe stumm, und sie kommt näher, um einen Arm um mich zu legen, weil ich in den letzten sechs Monaten so viel durchgemacht habe, wegen meiner Mutter oder weil ich in zehn Tagen weggehe. Oder einfach wegen allem zusammen. Normalerweise steht sie nicht darauf, andere zu umarmen.

Ich erschaudere, wenn ich an Grimberg denke, daran, wie er auf dem Pflaster aufgeschlagen ist. Bei dem Gedanken an das Geräusch!

»Soll ich dir einen Kaffee holen?«, fragt sie. »Brauchst du eine Pause?«

»Ich muss eine Aussage machen und Thord erzählen, was ich gesehen habe und wer dort war.«

Sie geht in Nils' Küchenbüro, und ich sehe flüchtig, dass er die Füße auf seinen Schreibtisch gelegt hat. Lena gießt Kaffee aus der Maschine in zwei Gratisbecher von dem Laden, der Kettensägen verkauft, und bringt mir einen.

Sie trinkt einen Schluck und blickt zu ihrem Büro hinüber.

»Dann müssen wir jetzt wohl einiges umstellen«, sagt sie.

»Ja, ich werde heute Abend arbeiten. Wir haben genug für die Titelseite.«

»Wenn das für dich in Ordnung ist.«

Ich nicke, hole meine Wintercreme hervor und drücke etwas auf meine rissigen Hände, dann verteile ich die Creme zwischen meinen Fingern, auf den Handknöcheln und schließlich auf meinen Wangen und Augenlidern. Sie sind nach der wochenlangen trockenen Kälte am schlimmsten dran – die Februarluft speichert keine Feuchtigkeit. Ich sehe zur Uhr. Es ist zehn nach vier, und ich denke wieder an das Geräusch. Dieses Knacken. Warum ist er gesprungen? Was kann so schrecklich sein, dass man im Februar einen Schornstein hinaufsteigt und alles beendet? Nachdem ich meine Hörgeräte herausgenommen habe, schalte ich meinen Computer ein, der so groß ist wie eine Mikrowelle, und öffne meine Storys.

Sechs Schlagzeilen, die seit dem Selbstmord in der Fabrik alle in den Hintergrund rücken: Das Valentinstag-Dinner mit dem geheimen Ehrengast im Hotel Gavrik nächste Woche. Ein absolutes »De-luxe-Dinner«, keine Frage. Ich denke an den Kopf des Mannes auf den Pflastersteinen, an den Schnee, an die Farbexplosion, den Klang, das Leben, das ihn dort verließ, den exakten Moment des Todes. Fröstelnd reibe ich mir die Augen und öffne den nächsten Artikel. Der Gemeinderat hat für dieses Wochenende eine Dachräumaktion für die gesamte Kommune angeordnet. Man sorgt sich, dass die Dächer unter den Schneemassen einstürzen könnten. Außerdem wird davor gewarnt, sich dem verlassenen schwarzen Lagerhaus hinter dem Toyota-Händler zu nähern, weil es bei dem jetzigen Wetter jederzeit einstürzen kann. Die Papiermühle ungefähr eine Stunde Fahrt nördlich von hier sponsert das jährliche Eishockeyspiel Gavrik gegen Munkfors am 13. März. Das tun sie jedes Jahr, und in den meisten Städten wäre es keine Meldung wert, aber wir sind nicht die meisten Städte. Björnmossens, Gavriks größtes Jagdgeschäft, beginnt am dritten März mit dem Schlussverkauf. Sämtliche Munition zum halben Preis. Dann: Eine Schrecksekunde in der letzten Woche, als ein kleines Mädchen beim Schlittschuhlaufen auf dem Stausee in ein Loch zum Eisangeln fiel. Deshalb haben die Besitzer einen Bereich extra zum Schlittschuhlaufen abgesperrt. Das Angeln hat Vorrang vor dem Schlittschuhlaufen, zumindest hier in Gavrik. Und schließlich – wohl die wichtigste Story bis zu den schaurigen Ereignissen von heute – die einzige Vollzeitreporterin beim *Gavrik Posten*, gemeint bin ich, verlässt die Redaktion nach der nächsten Wochenausgabe, um bei einem vierzehntägig erscheinenden Blatt nahe Malmö anzufangen. Ich habe das große Los gezogen.

Ich versuche, den Pfützen auszuweichen, die in dieser Jahreszeit auch drinnen in jedem Eingangsbereich entstehen, und ziehe all meine fleecegefütterten Goretex-Sachen wieder an. So ist das im Februar in Zentralschweden. Man verbringt die Hälfte der Zeit damit, sich an- oder auszuziehen, und die andere Hälfte damit, seinen Wagen freizuschaufeln oder -zukratzen.

Meine Hörgeräte liegen noch auf dem Schreibtisch. Ich greife hinüber und setze sie ein, was bei meiner krokodiltrockenen Haut ziemlich unangenehm ist. Dann gehe ich wieder nach draußen.

Es ist kalt, und die Straße ist leer. Der Krankenwagen, die Polizei, die Leiche, alles verschwunden. Aber die Fabrik ist noch da. Oh ja, sie steht nach wie vor auf ihrem Granithügel und blickt hinab auf die Kleinstadt. Ihr Schatten reicht bis zum Fastfood-Restaurant.

Auch die Wache ist menschenleer und die Neue nirgends zu sehen. Ich drücke auf die Klingel am Tresen, und Thord kommt aus den hinteren Räumen.

»Wollen wir das im Büro machen, da ist es wärmer?«

»Und ob!«

Er öffnet die schwere Sicherheitstür, und ich gehe hindurch. Hier hinten war ich schon einmal, als ich im letzten Oktober Zeugen zu den Medusa-Morden befragte. Viel hat sich seitdem nicht verändert. Aktenschränke und sechs Schreibtische, von denen drei besetzt sind. Eine Kitchenette und ein Garderobenständer für die Polizeijacken, an der Wand Fotos von Polizeichef Petterson, Thords verstorbenem Vater.

»Kaffee?«, fragt er.

»Für mich nicht, danke.«

Es ist Februar, und das bedeutet hier maximale Koffeinzufuhr, maximaler Alkoholkonsum, Extremfernsehen und Onlinepoker, denn mehr gibt es nicht zu tun, bis der Schnee Ende April schmilzt.

»Furchtbare Sache«, sagt Thord. Er setzt sich an seinen Schreibtisch und weist zu dem Stuhl auf der anderen Seite.

Ich setze mich. »Furchtbar.«

»Was war los, bevor wir gekommen sind? Kannst du mir das in deinen Worten beschreiben?«

Seine Wangen sind rot und spröde, und seine Lippen pellen sich wie Rinde an einem Baumstamm.

»Ich bin gegen halb vier dort angekommen, und es waren vielleicht sechs oder sieben Leute da, die zu dem alten Schornstein hinaufgeblickt haben, zu dem rechts, der nie raucht. Ich bin aus meinem Pick-up gestiegen und habe nach oben gesehen. Herr Grimberg ist über die Metallbügel seitlich am Schornstein hochgeklettert. Er war schon fast oben, vorbei an dem G vom Grimberg-Liquorice-Schriftzug auf dem Fabrikdach.«

»War er alleine auf der Leiter?«

»Ich glaube, ja. Sonst habe ich niemanden gesehen, aber es ging alles sehr schnell. Als er ganz oben war, ist er sofort gesprungen. Es war kurz still, und dann habe ich ein Knacken gehört. Er ist auf den Pflastersteinen direkt vor diesem Torbogen aufgeschlagen. Und dann seid ihr gekommen.«

»Hat jemand zu ihm hochgerufen? Gab es Streit? Laute Stimmen? Sah er ängstlich aus?«

»Nein, ich denke nicht. Es ging alles so schnell.«

»Wir haben gehört, dass jemand mit ihm geredet hat. Dass er verängstigt aussah, als er die Leiter hinaufgeklettert ist, so als würde er gejagt. Aber du meinst, sonst war keiner da?«

Ich schüttle den Kopf.

»Mit ihm geredet?«, wiederhole ich. »Gejagt?«

Thord hat sich nichts von dem notiert, was ich gesagt habe, obwohl er einen angekauten Kuli und einen Notizblock vor sich liegen hat.

»Furchtbar, dass das in deiner letzten Woche passieren muss«, sagt er.

»Ja, ist es.«

»Hast du irgendeinen der anderen Zeugen erkannt? Die meisten habe ich selbst gesehen, aber die beiden Alten waren schon weg, als ich ankam.«

»Da waren Linda vom Zeitungsladen und eine Frau mit feuerrotem Haar. Und Bertil mit dem schlimmen Knie war dort, der früher im Klärwerk gearbeitet hat.«

»Bertil Hendersson? Der Bienenmann?«

Ich nicke.

»Okay, das hilft mir«, sagt er und steht auf. »Danke, dass du vorbeigekommen bist.«

»Bekomme ich ein Statement für die Zeitung, Thord?«

»Was sollte das sein?«

»Ich brauche ein Statement von der Polizei, bitte.«

Er schluckt und blickt hinüber zu Björns Schreibtisch. Dort liegt eine Speedboat-Broschüre aufgeschlagen neben dem Telefon.

»Tja, das ist nicht wie bei anderen Sachen, wie du weißt.«

»Trotzdem brauche ich etwas, das ich zitieren kann.«

»Ich meine nicht den …«, er senkt die Stimme und setzt sich wieder, »… Suizid. Ich meine die Familie, die Grimbergs. Sie legen großen Wert auf Diskretion und werden nicht wollen, dass ich zu viel sage, falls du verstehst.«

»Und ich werde diskret sein. Aber ich brauche etwas von euch.«

»Lass mich mit dem Chef reden. Ich rufe dich gleich morgen früh an.«

»Das ist zu spät für den Druck. Lena sitzt da drüben und wartet. Gib mir nur einen Satz.«

»Die Polizei sagt …«

Ich warte, doch er sieht hinaus in Richtung Fabrik und dann zu Björns Schreibtisch. Neben dem Speedboat-Prospekt befindet sich ein Stapel Kreuzfahrtbroschüren.

»Die Polizei sagt …«, wiederhole ich.

»Dass es ein tragischer Vorfall war. Unsere Gedanken sind in dieser schweren Zeit bei der Familie.«

»Das ist alles?«

Stirnrunzelnd nickt er.

»Na gut, dann muss das reichen.«

»Und lass die Grimbergs in Ruhe, Tuvs. Sie leben sehr zurückgezogen, und die ganze Stadt verlässt sich auf sie.«

»Wir müssen die Meldung bringen, Thord.«

»Sie bleiben sehr unter sich, sie sind nicht wie du und ich. Sie leiten diese Fabrik schon so lange, wie meine Familie in Gavrik lebt, seit 1840 oder so, und sie haben praktisch den ganzen Ort aufgebaut. Ohne Grimberg Liquorice gäbe es Gavrik nicht, also sollten wir höflich bleiben. Sie haben im Laufe der Jahre schon genug tragische Todesfälle erlebt. Sie sind wirklich vom Schicksal geschlagen. Lass sie in Ruhe.«

3

Ich verlasse die Wache, und ein eiskalter Wind peitscht mir ins Gesicht.

Warum hat Gustav das getan? Warum wollte er seinem Leben ein Ende setzen? Und warum vor den Augen der ganzen Stadt?

Schlurfend überquere ich die Storgatan, auf der weder Autos noch Menschen unterwegs sind, und gehe zurück ins Büro. Sporadisch fallen Schneeflocken, schweben sanft nach unten. Ich schaue nach links zur Fabrik, und kurz leuchten in einem der oberen Fenster warme Farben auf. Nur ganz kurz. Ich halte die Hände über meine Ohren, um meine Hörgeräte zu schützen, die jedes ein Monatsgehalt gekostet haben – oder das Gehalt von drei Wochen Arbeit in meinem neuen Job –, und gehe los, so wie jeder auf einer vereisten Straße geht. Vorbei an Ronnies Bar, die nach jahrelanger Renovierung seit letzter Woche wieder geöffnet hat. Eine neue Anlaufstelle in einem Ort, in dem es nichts gibt. Die Türglocke läutet, und Nils kommt mit einem Strauß weißer Heliumballons in der Hand aus seinem Küchenbüro.

»Kindergeburtstag mit Fastfood-Kindermenü, einem Dreirad und allen Schikanen. Netter Tag dafür.«

Ich bin nicht sicher, ob er das sarkastisch oder angesichts des Schornsteinsturzes ernst meint.

»Viel Spaß.«

Er stellt die Ballons hin. Sie sind unten mit einem Gewicht beschwert, damit sie nicht aus Gavrik entkommen und all dies hinter sich lassen können. Dann zieht er seine riesige Jacke an, setzt die Mütze auf und streift seine Handschuhe über.

»Wir sehen uns morgen.«

Lenas Tür steht offen, also sehe ich hinein.

»Thai?«

Sie stimmt wortlos zu.

Ich setze mich an meinen Schreibtisch, ein Modell in Kiefer aus einem Versandkatalog der frühen Neunziger, nehme mein Telefon und wähle.

»Heute Nacht wird gedruckt, richtig?«, fragt Tammy.

»Gutes Gedächtnis«, antworte ich. »Du solltest in Las Vegas Karten zählen. Zwei Phat Thai, bitte, so scharf wie du. Ich hole sie in einer Viertelstunde.«

»Geht klar.«

Ich google Gavrik und finde bereits die ersten Schlagzeilen zum Schornsteinsprung in den Regionalblättern und sogar in einigen der überregionalen. *Wermlands Tidningen* berichtet über die Familie und wie wichtig sie für die Gemeinde ist, schreibt aber den Namen der Witwe falsch, Anna-Britta, was mich richtig wütend macht. *Göteborg Posten* konzentriert sich auf Grimberg Liquorice, Schwedens drittgrößten Produzenten von Salzlakritz und siebtgrößten von süßem Lakritz. Jede Menge über Erben, Geheimrezepte und sonstiges unpersönliches Füllmaterial. Aber nicht viel über den Mann, der gestorben ist, oder die Trauernden, die er hinterlässt.

Mein rechtes Hörgerät piepst, deshalb nehme ich es heraus, entferne die Batterie und nehme eine neue aus der kleinen Aufbewahrungsbox, die ich an meinem

Schlüsselanhänger trage. Dann ziehe ich die Folie ab und warte ein paar Minuten: Ein kleiner Trick, um die Lebensdauer der Batterie zu verlängern. Schließlich stecke ich sie in das Hörgerät und schließe den Deckel. Ein Jingle erklingt, als ich es einschalte.

Dann sehe ich mir Gavrik auf Google Maps an, weil ich wissen will, wie groß der Abstand der Fabrik zur übrigen Bebauung ist. Das Gebäude hat seit jeher eine besondere Anziehungskraft, strahlt eine uralte Erhabenheit aus, und heute Abend ist dieses Gefühl noch intensiver. Ich zoome auf Schweden, auf Värmland und auf Gavrik. Da ist sie. Ein Industriekomplex von rund drei Morgen Größe, nördlich von der Polizeiwache und dem Hotel Gavrik, dem nächsten Nachbarn, und südlich von der Kirchenruine St. Olov.

Die Tür meines Hilux ist zugefroren, und ich ziehe behutsam, weil ich mich an Hausmeister Anderssons Warnung vor einem Kabelbruch erinnere. Sollte ich diesen Wagen verlieren, wäre ich komplett geliefert, vor allem im Februar. Als Kleinstadtreporterin am Nordpol braucht man ein verlässliches Fahrzeug, wenn man an Storys kommen will – und, noch wichtiger, wieder von ihnen weg.

Als die Tür aufgeht, fällt Schnee vom Dach in den Innenraum und auf meinen Sitz. Thord hat gefragt, ob Grimberg von jemandem den Schornstein hinaufgejagt wurde. Wäre das überhaupt möglich? Ich drehe den Zündschlüssel, richte das Gebläse auf die Windschutzscheibe und stelle es auf die höchste Stufe. Danach mache ich die Sitzheizung an und greife nach meinem Kratzer. Es ist reine Routine, so wie ein Kampfjetpilot vor dem Abflug alles überprüft. Als Nächstes kratze ich die Frontscheibe, die Spiegel und die vorderen Seitenfenster frei und besprühe die hinteren mit Enteiser. Nun steige ich ein, schalte die Scheibenwischer an, löse die Handbremse und fahre los. Alles ist ruhig, das Armaturenbrett meldet minus zweiundzwanzig Grad.

Drei Minuten dauert die Fahrt zu Tammys Van am Rande des großen Supermarkt-Parkplatzes, und unterwegs sehe ich keine Menschenseele. Nicht eine einzige. Ihr Imbisswagen dampft, ist hell erleuchtet und wahrscheinlich mein Lieblingsort in der Stadt. Das Einzige, was mir fehlen wird.

Alles ist weiß. Es sieht aus, als hätte Gott eine Flasche Tipp-Ex über der Stadt ausgekippt. Und wer zur Hölle könnte ihm das verdenken?

Tammy lehnt sich aus der Ausgabeluke, ihre Holzfällermütze hat sie fest unter dem Kinn verschnürt, und in jeder Hand hält sie eine Tüte köstliches Essen. Ich stelle mich auf die Zehenspitzen, um sie auf die Wange zu küssen, lege zweihundert Kronen auf den Tresen, schnappe mir die Tüten und gehe zurück zu meinem Wagen.

Auf der Rückfahrt zur Redaktion komme ich an sieben leeren Geschäften mit »Zu vermieten«-Schildern vorbei. Sieben.

Lena und ich essen stumm an ihrem Schreibtisch. Meine Nudeln glänzen rötlich vor Chiliflocken, und sie sind gut. Richtig gut. Wir trinken jeder eine Dose Cola aus dem Zeitungsladen gegenüber, und ich wünschte, in meiner wäre etwas Rum. Halb und halb wäre prima. Wir essen aus Plastikbehältern, und ich habe noch Cracker, Lena nicht.

»Ein höllischer Tag«, sagt sie.

Ich habe den Mund voller Shrimps und Erdnüsse, also nicke ich nur.

»Warst du schon mal da drin?«, fragt sie.

»In der Fabrik?«

Sie nickt und schiebt sich mit den Stäbchen Nudeln in den Mund.

»Bloß in dem neueren Teil hinten, als sie vor Jahren die

neuen Geschmackssorten herausgebracht haben. Da kam mir alles recht normal vor, nur dieses Gebäude vorn …, ziemlich alter Schuppen.«

Lena zupft sich einen Faden von einer Frühlingszwiebel aus den Zähnen und greift nach ihrer Cola.

»Sie haben Ärger mit Ungeziefer«, sagt sie. »Monster-Ratten in der Süßholzscheune draußen. Gott stehe ihnen bei, sollten die irgendwie in die Fabrik gelangen.«

Ich wische mir den Mund ab.

»Hast du Gustav Grimberg gekannt? Den Mann, der heute gestorben ist?«, fragt sie.

»Direkt mit ihm gesprochen habe ich nie. Ich glaube, ich habe ihn mal in der Bank gesehen, aber gekannt habe ich ihn nicht, nein.«

»Sein Vater ist auf dieselbe Weise gestorben.«

»Vom Schornstein gesprungen?«

»Nein«, antwortet sie kopfschüttelnd. »Es heißt, dass Ludvig Grimberg sich vergiftet hat, aber das ist so um die zwanzig Jahre her, und du weißt ja, was in so einem Fall alles erzählt wird.«

Ich trinke einen Schluck Cola.

»Er konnte die Frau nicht ausstehen, die sein Sohn geheiratet hat. Das ist allerdings Hörensagen. Der alte Ludvig gab ihr die Schuld an ihren geschäftlichen Problemen. Dieses Haus hat im Laufe der Jahre einige tragische Todesfälle gesehen.« Sie saugt eine Nudel in den Mund. »Hast du alles gepackt?«

»Die Wohnung ist so ziemlich fertig. Nächste Woche verabschiede ich mich vom Hilux. Danach will ich noch zu …« Ich unterbreche mich und schlucke. »… Mutters Grab. Da war ich seit der Beerdigung nicht mehr. Und von dort geht es nach Süden, wo die Mädchen hübsch sind und die Jungs noch hübscher.«

»Nettes Leben.«

Ich stecke die Verpackung von meinem Essen wieder in die Tüte und knote sie zu.

»In einer halben Stunde muss ich das hier an die Druckerei schicken«, sagt Lena. »Hast du bis dahin die Titelstory?«

»Das schaffe ich.«

Ich gehe zu meinem Schreibtisch. Inzwischen schmerzen meine Ohren. Die Haut ist vollkommen ausgetrocknet und schorfig. Ich schreibe zwanzig Minuten lang. Wie sich herausstellt, ist es nicht einfach, in Schlagzeilen und Text zusammenzufassen, was ich gesehen und gehört habe. Das Wassermelonengeräusch und die beiden Schreie, erst der von der Passantin, der in der Stille so klar geklungen hatte, und dann der zweite von Gustav Grimbergs Frau. So etwas bin ich nicht gewohnt. Letztes Jahr bei dem Medusa-Fall zum Beispiel habe ich viel über Mord geschrieben, über die Toten draußen im Utgard-Wald. Dies hier ist etwas völlig anderes. Ein Mann ist gesprungen. Es wird viele Fragen geben, Schuldzuweisungen und Gerede, »Es gibt immer einen Ausweg« oder »Da hat es sich jemand leicht gemacht«. Höchstwahrscheinlich werden auch einige geschmacklose Bemerkungen drüben im Wollgeschäft fallen.

Ich schreibe mit Blick auf die Opfer. Seine Familie. Den offiziellen Online-Verzeichnissen zufolge – dem Himmel sei Dank, dass die in Schweden öffentlich sind – handelt es sich da um Gustavs zwanzigjährige Tochter, Karin, und seine Ehefrau, Anna-Britta, dreiundfünfzig, die ich gesehen und deren Schrei ich gehört habe, sowie seine Mutter, Cecilia, zweiundachtzig Jahre alt. Auf die Opfer muss ich Rücksicht nehmen. Als mein Vater starb, haben die Zeitungen Fehler gemacht, und die quälten meine Mutter für den Rest ihres Lebens. Sie schrieben, dass er am 26. Juni gestorben sei, dabei war es der 25. Juni. Solche gedankenlosen Patzer haben es für meine Mutter noch schlimmer gemacht. Und letztlich auch für mich. Als der Medusa-Fall letzten Oktober abgeschlossen wurde, haben sie allen erdenklichen Blödsinn gedruckt, online und in den Printmedien. Sogar in den guten. Fehler, Lügen, schlampiger Journalismus und angedeuteter Quatsch, jedoch nie so eindeutig, dass irgendwer hätte klagen können.

Ich beende den Artikel, lese ihn einmal laut durch und schicke ihn an Lena. Sie bedankt sich, und ich wünsche ihr eine gute Nacht.

Als ich an meiner Wohnung ankomme, steht ein weißes Volvo-Taxi mit laufendem Motor vor dem Haus. Ist es Viggo Svensson, der gefährliche Widerling aus dem Utgard-Wald? Ich beeile mich, schließe mich in meiner Wohnung ein und lege ein Küchenmesser neben die Tür, bevor ich alle Riegel nochmals überprüfe. Die meisten meiner Sachen stecken schon in drei großen Koffern, die ich mit in den Nachtzug nach Malmö nehme. Der Zug braucht elf Stunden, ein Flug würde nur eine Stunde dauern, aber Flughäfen und Flugzeuge sind die Hölle auf Erden, wenn man gehörlos ist. Die Ansagen, die grottenschlechte Akustik, alle sind in Eile, und ich mittendrin, bemüht, die furchteinflößenden Sicherheitsleute und Polizisten zu verstehen. Da stimme ich allemal für die Bahn.

Meine Hörgeräte lege ich über Nacht in den Trockenbehälter, dann mache ich mich fürs Bett bereit. Die Bezüge müssten gewechselt werden. Ich sage meinen Eltern auf dem Foto neben meinem Bett gute Nacht. Jetzt, da sie beide tot sind, kann ich es problemlos anschauen. Obwohl meine Mutter aufgehört hatte, sich um mich zu kümmern, nachdem mein Vater gestorben war. Obwohl sie in all den Jahren nie gefragt hat, wie es mir geht. Ich kann ihr Bild wieder anschauen, und das ist ein Anfang.

Ich denke an einen rothaarigen Jungen, mit dem ich in London studiert habe – denk nicht an das Wassermelonenknacken, nicht jetzt. Du kannst nichts mehr daran ändern. Denk an den Studenten. Er war ein netter Kerl, auch wenn ich ihn nie richtig kennengelernt habe. Es ist besser, an ihn zu denken, seinen hübschen Hals, seine hübschen Hände und seine schöne Stimme. Und dann höre ich das Geräusch eines Schädels, der beim Aufprall auf Pflastersteine auseinanderbricht.

4

Mein Vibrationswecker weckt mich um sieben Uhr, und ich schleppe mich hinüber zum Fenster, um nach dem Thermometer zu sehen. Es sind minus sechs Grad. Eine Minihitzewelle. Halleluja.

Ich fahre zum Büro und schreibe eine gute Stunde, entwerfe Überschriften und Ideen für die Artikel der Ausgabe von nächster Woche. Der Stapel *Postens* auf dem Empfangstresen schrumpft im Laufe des Vormittags, als Sven und Ingrid vorbeikommen und sagen, wie entsetzlich das war mit dem, du weißt schon, bei der Fabrik, einfach schrecklich. Er hatte ein Alkoholproblem, nein, es waren Drogen und Geldsorgen, aber das junge Mädchen, das tut ihnen leid. Dann nehmen sie sich eine Zeitung und stecken zwanzig Kronen in die Keksdose, ehe sie wieder ihre Mützen aufsetzen und gehen.

Ich muss meine Mutter besuchen. Ich werde im Supermarkt Blumen kaufen und eine von diesen wetterfesten Kerzen mit langer Brenndauer, dann runter nach Karlstad fahren und Zeit am Grab verbringen, bevor ich den Ort verlasse. Vielleicht fahre ich zweimal hin. Einmal erscheint mir respektlos, wie eine offensichtlich faule, achtlose Geste.

Lars kommt um elf reingeschlurft, und, bei Gott, er braucht eine Ewigkeit, sich aus den dicken Winterklamotten zu schälen. Der Klettverschluss wird gelöst und die

Mütze in seinen Korb gelegt. Der Jacke entledigt er sich im Tempo eines arthritischen Eisbären, der sich aus einer Zwangsjacke befreit. Er hängt sie auf. Die Stiefel werden ausgezogen und auf das Gestell gepackt. Als Nächstes sind die Fleecepullis dran, die statisch knistern, und schließlich der große Weihnachtspullover mit der miserablen Stickerei. Und nun sagt er »Morgen« und geht durch zu Nils' Küchenbüro, die Gleitsichtbrille trägt er oben auf der Halbglatze. Dort beginnt er mit der üblichen Kaffee-und-Sandwich-Zeremonie. Ehrlich, er wird mir fehlen.

Ich stelle eine Liste von Leuten zusammen, mit denen ich über Gustav Grimbergs Tod sprechen muss. Solch einen hochkarätigen Selbstmord hatte ich noch nie, und es lässt sich schwer sagen, wo ich anfangen soll. Bei einem Unfall, einem Autounfall oder einer Verstümmelung bei Baumfällarbeiten, sogar einem Mord oder einer grausam misslungenen Operation würde ich die Zeit verstreichen lassen, die Lena zufolge in einem kleinen Ort wie Gavrik angemessen ist, dann mit einer respektvollen Beileidsbekundung auf die Familie zugehen und sehen, ob sie etwas sagen wollen. Das kann ich bei den Grimbergs nicht, jedenfalls noch nicht. Zum einen leben sie sehr zurückgezogen, und so gut wie keiner in der Stadt kennt sie. Zum anderen dürfte ihre Trauer verworrener und komplizierter sein als in den meisten anderen Fällen. Ich kann mir nicht annähernd vorstellen, was die drei Frauen durchmachen.

Nachdem ich mir meine Jacke übergezogen habe, gehe ich rüber zum Zeitungsladen, um Schokolade zu kaufen. Die Storgatan ist grau von Schneematsch, Splitt und altem Streusalz. Heute wirkt die Fabrik größer, scheint der ungenutzte Schornstein auf der rechten Seite die ganze Stadt anzustarren, einem Komplizen gleich, ist er doch allein schon durch seine obszöne, unsinnige Höhe mitverantwortlich.

Im Laden ist eine neue Zartbitter-Pistazienschokolade im Angebot, die ich indes ignoriere, weil sich mir bei Zartbitter grundsätzlich alles zusammenzieht. Ich kaufe eine 500-g-Tafel Marabou-Vollmilch, versenke sie tief in meiner Jackentasche und gehe zur Polizeiwache. Aus diesem Nummernziehdings schaut die Nummer zwei heraus, und auf dem Bildschirm überm Tresen leuchtet die Zwei, also reiße ich die Nummer zwei ab und drücke die Klingel.

»Dachte ich mir schon, dass ich dich heute Morgen sehe«, sagt Thord, der eine Scheibe Vollkorntoast in der Hand hält, auf dem ein Stück schlaffe rote Paprika liegt.

»Richtig gedacht.«

Er beißt von dem Toast ab, und ein feiner Krümelregen rieselt auf seine Uniform herab.

»Was passiert jetzt?«, frage ich. »Glaubt ihr immer noch, dass er gejagt wurde? Zieht ihr den Gerichtsmediziner aus Karlstad hinzu?«

»Haben wir schon. Bei diesem Fall geht alles mit Vollgas.«

»Vollgas?«

»Die Autopsie findet in diesem Moment statt. Und wenn alles ruck, zuck geht, geben sie die Leiche frei und die Beerdigung kann morgen Nachmittag stattfinden. Natürlich wünscht die Familie das.«

»So schnell?«

»Mit Vollgas, wie gesagt. Der Chef kennt den Gerichtsmediziner sehr gut, die sind alte Freunde, und der wiederum macht es möglich. Wie ich höre, ist an der Leiche nichts Ungewöhnliches festzustellen. Der Chef meint, ist zwar tragisch, aber ein eindeutiger Selbstmord. Sonst sind keine Trauerfeiern in St. Olov geplant, ist Februar, und da wird sowieso keiner mehr beigesetzt. Also wäre er der Erste in der Reihe.«

»Der arme Mann.«

»Sicher finden sie Brandnarben von Zigaretten an Gustav, denn der wurde ziemlich gemobbt in der Schule, soweit ich mich erinnere.«

»Gemobbt?«, frage ich.

»Richtig übel«, sagt er.

»Du hast mich nach Leuten gefragt, die mit Gustav geredet haben, bevor er gesprungen ist.«

Er hört auf zu essen. »Erinnerst du dich an was?«

»Nein.«

Thord isst weiter. »Ist aber nicht unwichtig. Anstiftung zum Suizid heißt das. Hat uns die Polizei aus Karlstad erklärt, weil wir so was ja noch nie hatten. Aber es gibt keinen Beweis. Keine Nachricht. Keine Augenzeugenberichte.«

»Anstiftung?«

»So was hat es wohl schon einige Male in Internetforen gegeben, habe ich gehört. Facebook und so. Manipulation. Hauptsächlich Teenager, die sich gegenseitig dazu auffordern, irgendwelche Tabletten zu schlucken oder so, manchmal auch das Ganze zu filmen.«

»Aber …«

Er würgt mich ab. »Das haben wir hier nicht, Tuvs. Grimberg hatte zwei Lakritztaler in seiner Brusttasche, sonst nichts. Es gab Gerede von einem alten Mann, irgendeinem buckligen Alten mit einem Gehstock und einem Hund, der mit Grimberg geredet hat, bevor er gesprungen ist. Irgendein Streit, aber das könnte jeder gewesen sein. Es war einfach ein tragischer Unfall.«

»Unfall?«, frage ich.

»Vorfall.«

Ich beobachte, wie er seinen Toast mit Kaffee runterspült.

»Welche Kirche?«, frage ich.

»Ruf in der Fabrikverwaltung an«, sagt er und beißt noch einmal von seinem Toast ab. Schließlich sagt er: »Ich muss los. Es wartet Polizeiarbeit auf mich.«

Er greift nach einer Ausgabe der heutigen *Posten*, deren Titelseite meine Worte zu dem Suizid füllen, genau wie die letzte Seite, auf der ich über das Eishockeyspiel berichte. Dann macht er sich auf in sein Büro, wo wahrscheinlich Polizeiarbeit auf ihn wartet. Als die Sicherheitstür zufällt, sehe ich noch kurz die neue Polizistin. Genau genommen sehe ich ihre Ohren und ihren Hinterkopf. Sie hat fantastisches Haar.

Als ich wieder hinausgehe, fliegt ein Rabe im Sinkflug auf mich zu, schwingt dann beschwerlich seine weiten Flügel und verschwindet krächzend zwischen den beiden hohen Fabrikschornsteinen. Ich sehe einen Mann durch den Torbogen gehen, und seine Umrisse würde ich überall wiedererkennen.

Warum will David »Ghostwriter« Holmqvist ausgerechnet heute in die Grimberg-Fabrik?

Als ich wieder an meinem Schreibtisch sitze, verursacht mir das linke Hörgerät Schmerzen. Was ich wirklich brauche, sind einige Tage, nein, eine Woche, eine komplette, ungestörte Woche ohne Hörgeräte. Einfach nur Stille. Das ist fast so wie ohne BH, in dieser Jahreszeit erst recht. Ein Jammer, dass mein neuer Job im Süden direkt am nächsten Tag beginnt, wenn ich hier aufgehört habe. Eine Pause kann ich mir nicht leisten. Ich habe Rechnungen zu bezahlen, Beerdigungskosten und Rückstände, die bis Weihnachten zurückreichen. Da sind noch Umschläge, die ich mich bisher noch nicht zu öffnen getraut habe. Alles habe ich ausgeblendet. Ich kam nicht klar, und jetzt kann ich mir keine freie Woche zwischen den Jobs leisten. Es ist zum Kotzen, ich zu sein.

Ich wähle die Nummer des Fabrikbüros.

»Grimberg Liquorice, Agnetha Hellbom.«

»Hallo, hier ist Tuva Moodyson vom *Posten*. Ich würde gerne kondolieren und Ihnen einige kurze Fragen zur Trauerfeier morgen stellen, wenn das möglich ist.«

»Mmh.«

»Wo findet die Feier statt?«

»In der lutherischen Kirche in der Eriksgatan, aber nur im engsten Familienkreis. Sicher verstehen Sie das, angesichts des tragischen Unfalls.«

Unfall?

»Wird es eine öffentliche Gedenkfeier geben?«, frage ich.

»Das weiß ich noch nicht. Es ist ja gerade erst passiert, nicht wahr? Zollen wir Herrn Grimberg ein bisschen Respekt, bevor wir die Massen einladen.« Es tritt eine Pause ein. »Das eigentliche Begräbnis wird öffentlich sein. Da können Sie ihm die letzte Ehre erweisen, wenn Sie wollen. Wäre das alles?«

»Darf ich fragen, wo Herr Grimberg beigesetzt wird?«

Sie holt tief Luft. »Wären Sie von hier, müssten Sie nicht fragen. Im Familiengrab auf dem St.-Olov-Friedhof, gleich neben der Fabrik. Und die Familie hat mich gebeten zu sagen, dass anstelle von Blumen bitte an die schwedische Stiftung für die Kinderkrebshilfe gespendet werden möge, falls Sie das beabsichtigen. Wäre das alles?«

»Nein, wäre es nicht.«

Sie legt auf.

Ich sehe an der von Mäusen angenagten Weihnachtsdekoration vorbei aus dem Fenster. Die sollte dringend mal jemand abbauen, Joseph ist schon gruselig entstellt: Seine Nase und die Ohren sind fast weg. Aber ich halte Ausschau nach David Holmqvist. Alles, was ich sehe, ist das weiße Volvo-Taxi – wahrscheinlich von Viggo Svensson –, das ein ganz in Schwarz gekleidetes Mädchen absetzt. Sie ist spindeldürr und hat einen schweren Rucksack unter ihrem Mantel, was ihr einen Quasimodo-Look verleiht.

Holmqvist kommt nicht vorbei, deshalb begebe ich mich in voller Montur wieder nach draußen. Wollte ich es grob überschlagen, würde ich sagen, dass ich im Winter ungefähr eine Stunde pro Tag mit An- und Ausziehen jener synthetischen Schichten verbringe, die mich hier am Leben erhalten. Ich kaufe mir ein Schinkensandwich im Zeitungsladen, bei dem das Verhältnis von Schinken zu Margarine fast strafbar ist, und begebe mich zum Fabriktor. Der benutzte Schornstein links pumpt noch seinen Anisdampf nach draußen. Sie haben den Betrieb also nicht eingestellt. Durch das Eisentor sehe ich Andersson, den Hausmeister mit der permanent miesen Laune.

»Hallo, Herr Andersson!«

Keine Reaktion. Er schabt den Schneematsch mit einem Schieber weg, der so breit ist wie mein Schreibtisch.

»Herr Andersson!«, versuche ich es ein wenig lauter.

Er dreht sich zu mir um und kommt ans Tor.

»Was wollen Sie?«

»Das mit Grimberg tut mir leid.«

»Ja, mir auch.«

»Gehen Sie morgen zur Trauerfeier?«

»Bin nicht eingeladen«, sagt er. »Engster Familienkreis. Aber ich gehe zur Beerdigung, wo wohl die halbe Stadt auftaucht, und ich soll dafür sorgen, dass das Grab auch ordentlich aussieht. Eine schreckliche Sache.«

»Sehr traurig.«

»Er hat eine Tochter, die gerade erst von ihrer schicken Kunstschule zurück ist.« Er hustet und wischt sich den Mund mit dem Ärmel ab. »Ich würde alles für das Mädchen tun, nach dem, was sie durchgemacht hat. Arme Karin.«

Und jetzt bemerke ich den Schnee-Skalle.

Beinahe wäre ich draufgetreten.

Diese faustgroßen, aus Schnee geformten Schädel waren im neunzehnten Jahrhundert beliebt im Ort und sind neuerdings wieder in Mode gekommen. Es ist typisch für Gavrik. Letzte Woche habe ich im *Posten* darüber geschrieben. Kinder machen die Dinger, sie sind so etwas wie ein skandinavisch-folkloristischer Brauch, ein Weihnachtsspaß. Der Schädel hat die Größe eines Schneeballs. Nein, er *ist* ein Schneeball, doch die Wangen werden weggestrichen, und kleine Finger hineingestochen, um die Augen-, die Nasenhöhlen und die klaffende Mundhöhle zu formen. Bei diesem steckt in jeder Augenkuhle ein Stückchen Splitt. Dem grotesken Skalle rinnt obendrein noch Preiselbeermarmelade aus der Schädeldecke, und er hat Zahnstocher als Zähne. Andersson sieht, wie ich das Ding anstarre, hebt seine Schaufel und knallt sie auf den Schneeschädel, worauf rosa Schneebrocken in alle Richtungen fliegen. »Verfluchte Kinder. Haben überhaupt keinen Respekt«, sagt er.

Wir verabschieden uns, und als er mit dem Schneeschippen fortfährt, fällt mir auf, dass er die Stelle räumt, an der Gustav Grimberg gestorben ist. Ich stelle mir vor, wie das warme Blut in den Sand zwischen den Steinen gesickert ist und ihn scharlachrot gefärbt hat. Vielleicht wird es Ende April noch zu sehen sein, wenn die Stadt auftaut.

Den ganzen Nachmittag arbeite ich im Büro, sehe Holmqvist jedoch nicht wieder aus der Fabrik kommen. Gibt es noch einen anderen Ausgang? Was will er am Tag nach dem Suizid dort?

Um vier sind Lars und Nils schon weg. Heute Abend fängt irgendeine neue Reality-TV-Show an, und Freitagabend ist Taco-Abend in Schweden. Allerdings reden wir über Tacos, die nichts Mexikanisches an sich haben, mit dänischem Bier heruntergespült und bei einer amerikanischen Netflix-Serie verputzt werden, das Ganze abgerundet mit schwedischem Salzlakritz aus der traurigen alten Fabrik schräg gegenüber.

»Bleibst du länger?«, fragt Lena.

»Noch fünf Minuten«, antworte ich. »Ich muss noch einer Story nachgehen.«

Sie kehrt in ihr Büro zurück, und ich ziehe mich an, stecke mein Leica-Fernglas und meine Taschenlampe ein und verlasse die Redaktion. Dann wird mir bewusst, dass dies mein letzter normaler Freitag beim *Gavrik Posten* ist, also gehe ich wieder rein – die dicken Stiefel lasse ich an, was soll's? – und direkt zu Lenas Büro.

»Danke, dass du …« Ich schlucke ein trockenes Nichts. »Dass du mich die letzten Jahre bei der Stange gehalten hast.«

»Was meinst du?«, fragt sie. »Du bist heute noch schlimmer als am Anfang.«

»Ich habe eine Menge gelernt.«

Lächelnd blickt sie auf ihren Monitor, und ich verlasse die Redaktion mit einem guten Gefühl. Solche Dinge sollte ich häufiger sagen. Zu meiner Mutter habe ich sie nie gesagt, jedenfalls nicht die Sachen, die ich ihr eigentlich hätte sagen müssen, nicht einmal, als ich wusste, dass ihr nur noch wenige Wochen blieben. Ich hätte ihr sagen müssen, dass ich ihr verziehen habe oder sie zumindest verstehe, dass sie ihr Bestes getan hat, obwohl es praktisch nichts war. Aber ich habe die Worte nie herausgebracht. Ich war zu spät.

Vor der Redaktion wende ich mich nach rechts, gehe an der Fabrik vorbei und hinauf zur pechschwarzen St.-Olov-Ruine.

5

Die Fabrik ist ein hübscher Backsteinbau. Unten, rechts und links vom Torbogen sind jeweils vier Fenster. In den oberen Fenstern hängen Netzgardinen, außer in dem Fenster unmittelbar über dem Torbogen, wo eine Art Metallhaken im Mauerwerk zu erkennen ist, der im dumpfen grauen Licht wie ein Skorpionschwanz aussieht.

Ich schliddere den sanften Hügel hinauf zur Kirche. Nun ja, sie sieht im Grunde nicht wie eine Kirche aus, sondern wie ein Haufen alter Steine. Ein Schneepflug fährt vorbei. Er ist erleuchtet wie ein Mondfahrzeug, schabt den Schnee von der Storgatan und spuckt hinten Salz aus. Der Lärm ist ätzend.

Der ummauerte Kirchhof wird vorn von zwei Straßenlaternen beleuchtet, doch drinnen ist er dunkel. Seit über drei Jahren arbeite ich ungefähr fünf Minuten entfernt, aber ich war noch nie hier. Warum sollte ich auch? Ich öffne die Pforte zum Kirchhof und stehe einer Frau gegenüber.

»Entschuldigung, wollen Sie raus?«, frage ich, halte die Pforte auf und trete zur Seite.

Sie steht im Schatten einer schiefen Eiche, und ich kann nicht hören, was sie sagt. Außerdem trägt sie einen Schal, aber ich könnte ihre Lippen in der Dunkelheit ohnedies nicht lesen.

»Ich bin taub«, sage ich. »Ich kann Sie nicht hören.«

Sie kommt durch die Pforte und tritt in den Schein der Straßenlaterne. Nun erkenne ich, dass sie uralt ist. Ihr brauner Pelzmantel hängt in den Schnee, und die Kapuze verbirgt ihr Haar. Sie zieht ihren Schal ein wenig nach unten, sodass ihr verschrumpelter, grellorange geschminkter Mund zum Vorschein kommt.

»Verzeihung«, sagt sie. »Wollen Sie rein?«

»Ja, nur für zehn Minuten. Warum?«

»Nehmen Sie das hier.«

Sie greift in die Tasche ihres Pelzmantels, zieht etwas heraus und drückt es mir in die Innenfläche meines Skihandschuhs.

»Was ist das?«

»Nur ein Stück Brot. Es schützt Sie, wenn Sie über den Friedhof gehen. Stecken Sie es in Ihre Tasche. Und …«

»Ja?«, frage ich.

»Versuchen Sie, den Atem anzuhalten, wenn Sie weiter hinten sind, oder zumindest, sehr flach zu atmen.«

Sie ist völlig verrückt.

»Okay«, sage ich. »Schönen Abend.«

Ich gehe durch die Pforte, und sie schlurft die Straße hinunter. Der Mond ist zu drei Vierteln sichtbar und wächsern hell, sein Licht scheint nur manchmal hinter den vorbeitreibenden Eiswolken hervor.

Ein großes Schild vor der Ruine verrät mir, dass die Kirche 1100 erbaut wurde und regelmäßig ein neues Dach erhalten hat. Sie wurde bis 1917 genutzt, als die Spanische Grippe Gavrik heimsuchte.

Stellenweise sind die Mauern meterdick und von Moos, Laub und einer hohen Schicht frischen Schnees bedeckt. Das Gebäude ist klein, und am anderen Ende ist ein großer flacher Stein zu erkennen, von dem ich annehme, dass dort der Altar gestanden hat. Als wäre alles hier Natur, ein

Wald, ein Moor oder ein Sumpf. Mir machen solche Orte Angst. Auf den Stein hat jemand ein Graffiti gesprüht. Ich trete näher, und als der Mond heller scheint, erkenne ich, dass es ein Emoji ist. Ein trauriger schwarzer Smiley mit riesigen, wütenden Augen.

Ich stapfe durch ein Dickicht von Rhododendren, deren feste Knospen in der unendlichen Kälte welken, und blicke zu den Gräbern hinüber. Ich versuche, die Grabstelle der Grimbergs zu finden, weil ich herausbekommen muss, warum Gustav so starb, wie er gestorben ist. Ich muss die Geschichte dahinter ausgraben.

An vielen Gräbern sind Schneebälle aufgetürmt, in deren Mitte Kerzen flackern. Bei einem ist es ein Stapel Schneeschädel, allerdings sind diese recht hübsch, die Erwachsenenvariante, beinahe zu Eis poliert und ohne Splitt in den Augenhöhlen. Sie sehen aus wie Glasdeko oder teure Briefbeschwerer aus Kristall. Und im Kerzenschein glitzern sie.

Arme Mama. Sie hätte etwas Besseres verdient. Neben einigen der Steine, den neueren, sind Solarleuchten angebracht, und sie flackern mit dem wenigen an Energie, das sie dem Winterhimmel dieses Kaffs abtrotzen konnten.

Am beklemmendsten sind die sehr alten und die sehr neuen Grabsteine.

Die ältesten Steine sind moosverkrustet und pockennarbig, die Inschriften nicht mehr zu entziffern. An die Leute darunter erinnert sich keiner mehr, weil der Abstand zwischen ihnen und der Welt der Lebenden zu groß geworden ist. Die meisten der Steine stehen nicht mehr ganz gerade. Sie sind vergessen und fallen so langsam, wie ein Gegenstand nur fallen kann.

Die neuen sind genauso beklemmend. Auf den frischesten wölben sich noch Erd- oder Kieshaufen, die sich noch nicht gesetzt haben. Ich mache einen großen Bogen darum. Ich habe keine logische Erklärung dafür, aber ich will ihnen nicht zu nahe kommen.

In einem Baum in der Nähe schreit eine Eule, und unwillkürlich greife ich nach dem Brot der alten Frau in meiner Tasche.

Ganz in der Ecke des Friedhofs, in dem gepflegtesten Teil, der überdies der Fabrik am nächsten ist, entdecke ich das Familiengrab der Grimbergs. Es ist das größte hier und das prächtigste. Eine niedrige Mauer umgibt die zwölf, vielleicht vierzehn Gräber, und die Mauer wiederum ist von einer kurzen immergrünen Hecke eingefasst. Jetzt im Dunkeln wirkt sie schwarz. Der Wind sorgt für eine Rückkopplung in meinen Hörgeräten, und ich bin versucht, sie auszuschalten, will aber an einem Ort wie diesem auch nicht ohne sie sein.

An den Grimberg-Gräbern stehen anständige Kerzen, echte, keine elektrischen, und sie sehen aus, als wären sie erst kürzlich angezündet worden, so hoch wie die Dochte noch in den Schutzgläsern stehen. Die Namen wiederholen sich: lauter Gustavs, Cecilias und Ludvigs. Mindestens je zwei. Und dann bemerke ich es.

Mein Herz steht einen Moment lang still.

Auf der Erde liegt etwas, das wie eine Grillabdeckung oder die Hälfte eines Ölfasses anmutet. Auf einer Seite raucht es aus einem kleinen Schornstein. Von diesen Dingern habe ich schon gelesen. Ich dachte, dass wir eines für meine Mutter bräuchten, aber dann war der Boden auf dem Friedhof von Karlstad doch bereits hinreichend aufgetaut. Hier oben jedoch wird es kälter. Hier in diesem Kaff zwischen dem Utgard-Wald, den Hügeln und den zugefrorenen Flüssen, in diesem eisigen Nest, wo der Permafrost weit nach unten reicht und der Boden nicht vor Mai taut.

Der Heizer ist mit zwei hohen Propangasflaschen verbunden. Drum herum ist der Schnee geschmolzen, und ich kann tatsächlich die Wärme fühlen, die von ihm ausgeht. Sie ist wohltuend, so ungern ich das auch zugebe. An dieser Stelle also wird der gebrochene Körper von Herrn Gustav Grimberg, CEO von Grimberg Liquorice, morgen Nachmittag zur letzten Ruhe gebettet.

Die benachbarten Gräber sind ebenfalls ein bisschen angetaut. Ich kann Büschel verwelkter Blumen mit schwarzen Blättern sehen, ein Häufchen Muschelschalen. Und auf einem anderen Grab – klein und nicht sehr alt – erkenne ich einen in Stein gemeißelten Spielzeuglaster.

Es fühlt sich wie ein Hieb in die Magengrube an.

»*Lilla* Ludo«, lese ich und wende mich kurz ab, als mir bewusst wird, wo ich hier stehe. »1998–2005 – Geliebt und sehr vermisst.« Und in der Zeile darunter: »Sohn von Gustav und Anna-Britta und Bruder von Karin.«

Ich trete zurück und gehe auf Abstand, um tief durchzuatmen. Hier nahe der kleinen Mauer und weiter weg von dem Propanheizer ist es kälter.

Vielleicht würde ich nicht so empfinden, wenn ich seit der Beerdigung noch einmal beim Grab meiner Mutter gewesen wäre. Eigentlich glaube ich nicht an solche Sachen, und sie tat es ebenso wenig. Wenn jemand tot ist, ist er eben tot. Doch das Grab dieses kleinen Jungen und dieser warme Flecken sind gespenstisch.

Ich nehme die Schokolade aus meiner Tasche und breche einen Riegel ab. Er ist hart und durchgefroren, doch als er auf meiner Zunge schmilzt und meinen Gaumen mit seinem billigen Kakaobuttersamt bedeckt, fühle ich mich besser. Zucker strömt in mein Blut. Ich hole mein Leica-Fernglas aus der anderen Tasche und halte es in der Hand. Soll ich das wirklich tun? Ich bin Reporterin und muss dem Todesfall in der Fabrik auf den Grund gehen. Meine letzte große Story. Und in gewisser Weise ist es respektvoller, das aus einigem Abstand zu tun, als mit ihnen direkt zu sprechen. Ich befinde mich hier am Ende des Gebäudes, auf der rechten Seite von der Storgatan aus gesehen. Hinter dem alten Fabrikgebäude mit dem Torbogen befindet sich ein moderner Trakt. Dort stehen ungefähr neun Lieferwagen im Retrodesign, die zu fahren bei diesem Wetter kein Spaß sein dürfte, und dann ist da die alte Süßholzwurzelscheune, von der Lena mir erzählt hat. Vor rund hundert Jahren war sie noch überaus wichtig. Damals kauften die Grimbergs Rohlakritz aus fernen Ländern auf, wo die Süßholzwurzeln gebündelt, auf Schiffe verladen wurden und den weiten Weg ins kleine alte Gavrik antraten, um zu Salzlakritz verarbeitet zu werden. Unsere Vorliebe für Salziges reicht wahrscheinlich bis in die Wikingerzeit zurück, als alles gesalzen, gepökelt und unterirdisch gelagert wurde. Zumindest denkt Lena das, und wer bin ich, ihr zu widersprechen? Sie hat mir einmal gesagt: Zu viel Salz, und du stirbst, zu wenig, und du stirbst ebenfalls. Ich sehe jemanden in einer voluminösen Jacke hinter einem der Lastwagen hervortreten. Dem Aussehen nach ist es eine Frau. Und die kleinen Kräne auf Holzpodesten vor der Scheune haben in diesem diesig weißen Licht etwas von einem Schafott.

Dann sehe ich noch eine Gestalt oben am Dachfenster, vielleicht sind es auch zwei oder drei, die alle nur spärlich von einer Niedrigwattbirne beleuchtet werden. Es geht das Gerücht, dass dort oben eine alte Frau wohnt, Cecilia Grimberg, die haufenweise Diamanten und Perlen besitzt. Aber ich weiß nicht – die Leute reden einfach gerne. Früher hätte ich vielleicht gefragt, warum eine Familie wie die Grimbergs Niedrigwattbirnen benutzt, wenn sie so verdammt reich sind, und meine Mutter hätte – an einem ihrer guten Tage – darauf geantwortet: Tja, Tuva, vielleicht sind sie nur deshalb so verdammt reich.

Das Dachfenster verblüfft mich. Es ist in einem Winkel von fünfundvierzig Grad geneigt, und das ohne ersichtlichen bautechnischen Grund. Mithin muss es Absicht sein, und das wiederum finde ich beunruhigend. Ich gehe einige Schritte zurück und wickle mir meinen Schal fester um den Hals. Meine Wangen sind gefühllos vor Kälte. In der Ferne sind die Hochhäuser aus den Siebzigern zu sehen, wo Familien in ihren Würfeleinheiten wohnen und Fernsehlicht hinter den Fenstern flackert. Sie alle sitzen dort im Warmen mit ihren Hackfleisch-Tacos, ihrem Salzlakritz und dem bodenständigen Familienleben.

Ich trotte durch den Schnee zurück zur Ruine, nehme die Anwesenheit der Gräber unter dem Weiß jetzt bewusster wahr und denke intensiver über die Seelen da unten nach. Ich möchte noch einmal hineinsehen, noch einmal den wütenden Smiley anschauen, deshalb gehe ich rein. Und dort auf der Altarplatte steht David, der Ghostwriter, Holmqvist.

6

Er ist ganz in Schwarz gekleidet.

»David?«

Meine Stimme versagt, als ich seinen Namen sagen will.

»David?«, versuche ich es erneut.

Er bleibt weit hinten in der Ruine, wo sein blasses Gesicht vor den dicken Steinmauern regelrecht leuchtet. Schnee fällt zwischen ihm und mir.

»Ich habe gesehen, wie Sie hergekommen sind«, antwortet er, als wäre das ein hinreichender Grund, mir in diesem Kirchenskelett aus dem zwölften Jahrhundert aufzulauern.

Ich nähere mich ihm, und die Stille kehrt zurück. Die schweren, bleigekrönten Mauern halten den Wind ab, wie sie es schon seit tausend kalten Wintern tun.

»Ich fahre nach Hause«, sage ich und blicke zum Ausgang hinüber. »Ist alles in Ordnung mit Ihnen?«

Er antwortet mit einem Schulterzucken, was wohl so viel heißen soll wie »Ach, wissen Sie«, und ich sehe die Narbe über seiner Lippe, die im Schneegeflimmer aufleuchtet.

»Neues Projekt«, sagt er.

Ich will zurück ins Freie.

»Ich gehe jetzt zu meinem Wagen.«

Er nickt, zurrt an den Bändern seiner Mütze und kommt zu mir, und wir stapfen gemeinsam zum Ausgang zurück.

Dabei treten wir in unsere alten Stiefelabdrücke. Der Türsturz vorn ist so niedrig, dass wir uns beide ducken müssen.

Holmqvist schaut zu den Fabrikschornsteinen hinauf.

»Ich glaube nicht, dass es Selbstmord war«, sagt er. »Eine seltsame Entscheidung, so sterben zu wollen.«

»Was meinen Sie?«

»Ich habe in meinen Büchern schon oft einen Suizid beschrieben und zu allen Methoden gründlich recherchiert. Ein intelligenter Mensch würde sich mit Medikamenten und/oder Alkohol betäuben und dann einen sowohl sauberen als auch verlässlichen Abgang wählen. Und, je nach Veranlagung, einen, der den Angehörigen möglichst wenig Schmerz bereitet.«

Die Eule im Baum schreit einmal und noch zwei weitere Male.

»Ich bin mir nicht sicher, ob Leute so klar denken, wenn sie beschließen, sich das Leben zu nehmen.«

»Viermal war ich selbst kurz davor.« Er sieht mir direkt in die Augen, um meine Reaktion zu beobachten. »Und bei jeder dieser Gelegenheiten habe ich klarer gedacht als je zuvor. Wobei Ihnen inzwischen ja bekannt sein dürfte, dass ich meistens sehr klar denke.«

Er tritt auf die Eisenpforte zu und öffnet sie.

»Das habe ich nicht gewusst«, sage ich.

»Aber Sie wissen, womit ich leben muss. Sie wissen, dass ich schon immer ein Ausgestoßener war – ohne jeden Grund. Also können Sie sich doch wohl vorstellen, dass ich mich über jeden möglichen Ausweg informiert habe. Sie hätten einfach nur nachdenken müssen.«

Wir sind jetzt auf dem Gehweg, grauer Schneematsch, Eisflecken und überall Fußspuren, die allesamt gleich aussehen. So ist das eben, wenn jeder seine Stiefel im einzigen Supermarkt kauft.

»Tut mir leid«, sage ich, und es stimmt. Mir tut so vieles leid. Holmqvist war der Inbegriff des Bösewichts, der ganze Ort hatte ihn für den Medusa-Mörder gehalten. Er wurde zweimal verhaftet, obwohl es keine Beweise gegen ihn gab. Würde ich ihn für böse halten, ich hätte nicht mit ihm geredet, hier so mutterseelenalleine vor der St.-Olov-Ruine. »Ich habe gesehen, wie Sie in die Fabrik gegangen sind«, sage ich. »Ich muss auch noch kondolieren.«

»Nein, das war ...« Und dann höre ich ihn nicht mehr, weil sich in der Storgatan ein eisiger Wind gesammelt hat, der nun vorn an der Fabrik vorbeifegt.

»Was? Können Sie das noch mal wiederholen?«

»Ach, egal«, erwidert er.

»Was haben Sie gesagt? Verraten Sie es mir.«

»Ich habe gesagt, dass ich aus einem geschäftlichen Grund da gewesen bin. Wegen eines Buches.«

Er schlittert ein wenig, als wir bei der Polizeiwache die Straße überqueren, deshalb greife ich nach seinem Arm, aber er schiebt mich weg. Lena hat die Weihnachtsbeleuchtung im Fenster der Redaktion angelassen. Sie sieht schaurig aus. Sollte sie bis zu meinem Abschiedsumtrunk am nächsten Donnerstag nicht weg sein, werde ich sie eigenhändig entfernen.

»Schreiben Sie über die Fabrik?«, frage ich.

»Es ist alles noch geheim, aber wenn ich ehrlich bin, ist es ein ziemlich spannendes Projekt. Ich nehme an, Sie werden schon bald davon hören, wenn es offiziell angekündigt wird.«

Er sieht ganz schön selbstzufrieden aus, und das Muttermal auf seinem Adamsapfel hebt und senkt sich, als er sein Kinn reckt und grinst.

Wir erreichen meinen Hilux.

»Kann ich Sie irgendwohin mitnehmen?«, frage ich.

Eigentlich will ich ihn nirgends hinfahren, doch ich brauche mehr Informationen. Ich muss an Material für meine letzte Story kommen.

»Ich parke beim Supermarkt«, antwortet er. »Erst das Geschäft, dann das Essen. Die falsche Reihenfolge, aber so ist es eben.«

Ich entriegle meinen Pick-up, steige ein und lasse die Tür offen, als ich den Motor starte und die Heizung einschalte. »Sind Sie morgen auf der Beerdigung?«

Er schüttelt den Kopf. »Dort bin ich nicht willkommen, und das ist auch in Ordnung so. Ich habe meinen Frieden damit gemacht. Eine Horde Gavriker und ich auf einem Haufen, das ist ein sicheres Rezept für Ärger. Nein, ich habe mich von Gustav verabschiedet, und morgen werde ich zu Hause arbeiten.«

Ich steige wieder aus und kratze meine Windschutzscheibe frei. Er steht einfach nur da und beobachtet mich.

»Okay«, sage ich schließlich. »Ich fahre dann mal.«

Er sagt nicht Auf Wiedersehen, winkt nicht und tut auch sonst nichts, also setze ich langsam zurück. Der Schnee knirscht unter meinen Spikes, und ich biege in die Storgatan ein. Ich sehe ihn im Rückspiegel, den Mann, der mir letztes Jahr im Utgard-Wald seine Jacke umgelegt hat, um mich warm zu halten, bis die Polizei kam. Der Mann, der seinen Deutschen Schäferhund Wache halten ließ, um die Elche, die Wölfe und wer weiß was sonst noch von uns fernzuhalten.

Die Schneepflüge sind weg, und mein Armaturenbrett zeigt minus vierzehn Grad an. Die Storgatan ist verlassen, bis auf zwei Männer, die vor Ronnies Bar stehen, rauchen und ihre Stiefel zusammenschlagen, während sie von einem Bein aufs andere treten. Der Februar ist brutal für Raucher. Sie müssen sich dreimal so oft an- und auszuziehen wie ich, und das will einiges heißen. Ein Jugendlicher in einer knallroten Jacke sitzt an der Bushaltestelle vor dem Kurzwarenladen. Dem Aussehen nach muss er ungefähr dreizehn sein. Seine Hockeytasche ist größer als er, und sein Schläger lehnt an der Acrylglaswand der Haltestelle. Für Jugendliche und alte Leute ist der Winter sogar noch härter als für Raucher. Als Erwachsener zwischen achtzehn und achtzig hat man aller Wahrscheinlichkeit nach einen schönen warmen Saab und ist den Elementen so gut wie nie ausgeliefert. Ist man hingegen jünger oder älter, also besonders kälteempfindlich und nicht imstande, mit vereisten Wegen und Frost fertig zu werden, verbringt man seine Zeit damit, auf Mitfahrgelegenheiten zu warten und in schweren Stiefeln über nicht geräumte Straßen zu Bushaltestellen zu laufen. Da sieht man sehr viel mehr vom Winter, als einem lieb ist.

Vom Fastfood-Restaurant steigt Hamburger-parfümierte Luft in den Himmel auf und hängt dort wie eine Fettwolke. Ich biege nach links ab und fahre vorbei an den gefrorenen Schneepyramiden auf dem Supermarktparkplatz, die noch eine ganze Weile liegen bleiben und immer grauer werden, wenn der Schnee am Boden bereits getaut ist.

Vor Tammys Imbisswagen parkt ein Volvo mit Anhänger, als hielte der Fahrer ihren Van für ein verdammtes Drive-thru. Er parkt so nah, dass er wahrscheinlich aus seinem Seitenfenster zur Ausgabeluke greifen kann, ohne seinen warmen Wagen mit der laufenden Dire-Straits-CD und dem plüschigen Lenkradbezug verlassen zu müssen. Als er wegfährt, parke ich und laufe hinüber zu Tammy.

»Der hat aber dicht bei dir geparkt«, sage ich.

»Und wer will ihm das verflucht noch mal vorwerfen?«, entgegnet Tammy. Sie füllt ihre Zahnstocher und Servietten auf. Auf dem Kopf trägt sie eine weiße Pudelmütze.

Dann murmelt sie etwas, aber sie steht mit dem Rücken zu mir, und ich höre es nicht richtig.

»Wann machst du zu?«, frage ich.

Lächelnd dreht sie sich zu mir um.

»Vor fünf Minuten. Ich räum nur schnell auf, dann können wir in deinem Wagen essen, einverstanden?«

Ich nicke und beobachte, wie sie die letzten ihrer Frühlingszwiebeln schneidet. Sie hackt jede von ihnen mit ihrem japanischen Universalmesser in mikroskopisch dünne, grün-weiße Scheiben. Irgendwann hat sie mir mal erzählt, was ihre Messer kosten, selbst die eher kurzen, und ich hielt es für einen Scherz. Nun packt sie Shrimps, Nudeln und Frühlingszwiebelringe in Vorratsdosen und verschließt sie.

»War es ein guter Abend?«

»Dreitausendsechshundert Kronen – oder ungefähr vierhundert Dollar oder mehr als die Hälfte der Monatsmiete oder ungefähr ein Zehntel von deinem neuen Supergehalt in Malmö.«

Ich pruste spöttisch.

»Das könnte ich auch gut brauchen«, sage ich. »Hast du eine Ahnung, was die Wohnungen da unten kosten? Ich werde wahrscheinlich in einer Schuhschachtel wohnen müssen.«

»Im Süden unten ist es nicht teuer«, erwidert sie, während sie ihre Luke verriegelt, »hier oben ist es nur so spottbillig, und du hast dich daran gewöhnt. Das ist das Problem. Die Einheimischen gehen nie weg, weil sie Einheimische sind und denken, alles andere ist furchterregend anders und teuer. Ich bin hier geboren, also muss ich es wissen. Und dann kommt alle Jubeljahre mal jemand von außerhalb wie du und lässt sich verlocken zu bleiben, weil es so billig ist.«

Sie springt mit zwei Plastiktüten in den Händen hinten

aus ihrem Van, schließt ihn ab und kommt auf mich zu, um mich zu umarmen und auf die Wange zu küssen.

Wir setzen uns in meinen Hilux, sie auf den Beifahrersitz, bei dem die Sitzheizung auf mittlere Stufe gestellt ist. Auf dem Fahrersitz ist sie schon runtergeschaltet, aber das Heizgebläse, das auf unsere Füße gerichtet ist, läuft ebenfalls auf mittlerer Stufe. Mit laufendem Motor und mit dem Licht der Scheinwerfer, die ein endloses Schneefeld beleuchten, ist es erträglich.

»Schmeckt's?«, fragt sie.

Das Beef-Panang-Curry ist scharf genug, um mein Null-Grad-Herz nach all den Monaten nicht enden wollender Kälte und Dunkelheit zu wärmen. Es ist dampfend heiß und lässt sich perfekt mit dem makellos weißen Reis aus dem Spezialkocher und den würzigen Kräckern vermengen. Ich lächle nur und gebe einen dumpfen Laut der Wonne von mir.

Zehn Minuten lang essen wir und reden nicht viel. Eine Frau auf Skiern gleitet an uns vorbei. Aus ihrem Rucksack ragt ein Baguette auf. Ja, in Gavrik laufen die Leute auf Skiern zum Supermarkt. Das ist völlig normal, also kein Grund zu gaffen. Der Wind dreht, sodass meine Auspuffgase nach vorn wehen, und ich sehe das weiße Baiser-Feld vor mir wie durch einen giftigen grauen Nebel. In jeder anderen Jahreszeit wäre es für Schweden undenkbar, ihren Motor laufen zu lassen. Wir schalten ihn sogar an roten Ampeln aus. Alles andere ist verdammt noch mal nicht vorstellbar. Aber im Februar, vor allem in solch einem klirrend kalten Februar wie diesem, sagt keiner einen Pieps dazu. Regeln ändern sich, wenn die Quecksilbersäule unter minus zehn fällt.

»Rate mal, wen ich heute Abend getroffen habe«, sage ich.

»Sag nicht, dieser Rattenschiss von Taxifahrer aus dem Utgard-Wald!«

»Bedaure, er wäre Kandidat Nummer eins gewesen, aber nein.«

»Holmqvist?«, fragt sie.

»Glückwunsch, du hast eine brandneue Schneefräse gewonnen!«

»Was macht er denn gerade so?«, fragt sie. »Ich habe nichts von ihm gehört, seit … du weißt schon.«

»Anscheinend hat er ein neues Buchprojekt, irgendwas mit der Fabrik. Er ist unheimlich, aber nicht gruselig, wenn du verstehst, was ich meine. Manchmal ist der schräge Typ eigentlich der Gute, den aber trotzdem keiner in seine Mannschaft wählen würde.«

Tammy steckt ihren leeren Essensbehälter zurück in die Tüte und trinkt einen Schluck Apfelsaft direkt aus dem Tetra Pak.

»Als wir das letzte Mal über ihn geredet haben, waren wir auf dem Weg zu deiner Mutter. Das war am Tag danach«, sagt sie.

»Stimmt.«

»Falls du willst, dass ich mit dir zu ihrem Grab komme, mache ich das, klar? Ich bleibe auch im Auto, wenn du möchtest, aber ich fahre wirklich gerne mit dir da runter.«

»Komm und zieh mit mir nach Malmö«, sage ich. »Scheiß auf dieses Kaff.«

»Mein Studium dauert noch anderthalb Jahre, und wer weiß, was dann ist? Vielleicht brauchen sie dann da unten eine Frau, die ihnen eine neue Brücke entwirft. Pass auf, was du dir wünschst, Tuva. Es könnte wahr werden.«

Ich recke beide Daumen in die Höhe.

»Vielleicht muss ich vorher nach Stockholm.«

»Warum?«, frage ich.

»Mein kleiner Cousin wird gemobbt. Beschissene reiche Kids schnappen sich seine Tasche auf dem Heimweg von der Schule. Ihm geht es echt nicht gut. Ich erinnere mich noch, wie so ein frettchengesichtiger Typ mir nach dem Unterricht auflauerte, mich nach meiner Telefonnummer fragte. Angeblich wollte er mein Freund werden. Ich hatte höllische Angst. Damals hat mein älterer Cousin ihm sehr deutlich gesteckt, dass er sich verziehen soll. Und jetzt ist eben die ältere Cousine Tammy gefragt, die so einem rassistischen Stockholmer Arschloch auflauern muss. Oder ich rede mit seinen Lehrern.«

»Du bist die beste Cousine aller Zeiten!«, sage ich.

Sie nickt.

»Sind schon viele Zeitungsfuzzis von außerhalb hier, um über den Selbstmord zu berichten?«, fragt sie.

»Einige«, antworte ich. »Ich habe ein paar aus Jönköping erkannt, aber die sind nicht lange geblieben. Ist zu kalt für die, zu sehr Gavrik.«

Ich warte, bis ihr Wagen angesprungen ist. Seit Weihnachten musste ich ihrem alten Peugeot schon dreimal Starthilfe geben. Erst dann fahre ich nach Hause.

Im Briefkasten sind einige Schlussabrechnungen und die Bestätigung meines Nachsendeauftrags sowie eine Karte von Tante Ida. Sie ist die Schwester meiner Mutter, allerdings haben die beiden nie miteinander geredet. Ich schaue mir die Karte an. Es ist eine »Viel Glück«-Karte mit dem Bild einer kleinen Katze, die in einem Beet voller Klee mit einem kleinen Hufeisen spielt. In lauter vierblättrigem Klee. Das Kätzchen trägt einen Anhänger in Form einer Wünschelrute und kreuzt seine Pfoten. Die Karte enthält keinen Text.

Die Fußmatten im Eingang sind von schmutzigem Eiswasser durchtränkt. Ich gehe hinauf zu meiner Wohnung, nehme eine halb leere Flasche koffeinfreie Cola aus dem Kühlschrank und fülle sie bis oben mit Rum auf. Es ist das ideale Mischungsverhältnis, genau die richtige Dosierung. Die Flasche nehme ich mit ins Bett. Kann man jemanden zwingen, sich das Leben zu nehmen? Warum ist Gustav gesprungen? Um seine Familie zu retten? Die Fabrik? Seinen Ruf? Wann ist ein Suizid eigentlich ein Mord?

7

Nach dem Aufwachen schlucke ich erst mal zwei Paracetamol, dann noch eine dritte und reibe mir kaltes Wasser in die Augen.

Was ziehe ich zu einer Beerdigung im Februar an? Mit einem Kaffee und einem in der Mikrowelle aufgewärmten Zimtbrötchen, das in der Mitte noch gefroren ist, sinke ich auf mein Sofa und überlege, was zur Auswahl steht. Es wird auf den schwarzen Skifahrer-/Einbrecher-Look hinauslaufen und jede Menge Sachen unten drunter.

Ich parke vor dem Büro. Lena und Lars sind auch gekommen, aber Nils ist nicht zu sehen, was zu erwarten war. Ich schließe den Wagen ab. Der Leichenwagen ist auch bereits da, lang, dunkel und so gar nicht für einen Februar in Gavrik gebaut.

Er sieht genauso aus wie der von meiner Mutter.

Ich mache mich auf den Weg den kleinen Hügel hinauf. Drei Zentimeter Neuschnee machen den Ort heller und bedecken den Matsch. Passend zum Anlass. Anscheinend läuft der Betrieb in der Fabrik ganz normal weiter. Die Fabrik schließt nur an zwei Tagen im Jahr: an Heiligabend und an Mittsommer. Aus dem aktiven Schornstein links kommt schwarzer Rauch, und die Luft riecht nach verbranntem Karamell. Bitter.

Ich bleibe auf dem Weg nach oben stehen und sehe zu,

wie der Leichenwagen an mir vorbeifährt, um sich mühsam den gestreuten Hügel hinaufzuquälen. Anna-Britta, Gustavs Witwe, geht ganz allein hinter dem Wagen her. Sie ist elegant in Schwarz gekleidet, trägt dazu nur eine kleine rote Brosche, und es sieht aus, als hätte sie sich besser wärmer angezogen. Die private Zeremonie ist vorbei. Dies ist der öffentliche Teil. Anna-Britta konzentriert sich auf den Sarg, der durch die Heckscheibe zu sehen ist, auf den Mann, mit dem sie verheiratet war, seit sie achtzehn war, und geht gemessenen Schrittes an dem Schornstein vorbei, von dem er gesprungen ist, und weiter nach St. Olov.

Der Ort ist so still, als wäre eine Schweigeminute angeordnet worden.

Hier ist es immer ruhig, aber heute hat es etwas Ehrfürchtiges. Stille für einen Mann, der fünfundfünfzig Jahre alt war und den Docht seiner flackernden Kerze ausgedrückt hat, Jahre bevor sie von alleine ruhig erloschen wäre.

Das Heck des Leichenwagens schlingert ein wenig, als er nach St. Olov einbiegt, und ich mache mich auf zu der Menge, die bereits auf dem Friedhof wartet. Ich betrete den Friedhof und gehe um die alte Ruine herum, die wie der verwesende Leichnam einer Kirche wirkt: die Knochen, das Skelett, nur ein Gerüst, ohne Innenleben.

Ich mische mich unter die Leute in ihren schwarzen Skijacken und ihren mit Fleece gefütterten Mützen. Weiß hier vielleicht jemand, warum Gustav sich umgebracht hat? Die Älteren tragen ihre besten Pelze, die Jüngeren ihre einzigen dicken Sachen: synthetische schwarze windabweisende Jacken, die sie alle in dem großen Supermarkt gekauft haben. Mühelos erkenne ich vier identische Modelle aus der letzten Winterkollektion.

Benny Björnmossen vom Jagdgeschäft und Bengt, der Messie aus dem Utgard-Wald, sind da, und dann bemerke ich die hübsche Kassiererin aus dem Supermarkt. Ich sehe Agnetha Hellbom, die im Fabrikbüro arbeitet. Sie hat einen schwarzen Nerz an, dessen Kapuze mit Fuchsfell verziert ist. Neben ihr steht Henrik, ihr Ehemann und Staranwalt des Ortes. Er ist rausgeputzt wie ein Hund bei einer Hundeshow, hat aber eine schreckliche Körperhaltung. Leute nicken ihm zu, und er sieht aus, als wäre er in einem Windtunnel gefangen, so viel hat er schon an seinem Gesicht machen lassen. Sein kurzer Schnurrbart sitzt über aufgepumpten Lippen. Seine Wangenknochen sind künstlich geformt, sein Kinn ist zu kantig, und seine Haut wurde stark gestrafft und hinter seinen Ohren fixiert. Ich sehe mich nach der neuen Polizistin um, kann sie aber nicht entdecken.

»Ganz schön viele Leute«, sagt Lena, die von der Seite auf mich zukommt. In ihrem dunkelgrauen Wollmantel sieht sie wunderschön aus.

»Ja, gute Beteiligung«, sage ich und bereue meine Worte sofort. Niemand hätte auf der Beerdigung meiner Mutter eine solche Bemerkung gemacht. Andererseits gibt es dafür auch keinen Grund, wenn nur sieben Leute auftauchen.

Jeder einzelne Grabstein ist mit einem weißen Streifen Schnee bedeckt. Die dem Osten zugewandten Seiten und die knorrigen Eiben hat der Wind mit Raureif überzogen.

Weiter weg, in großem Abstand zu den anderen Trauergästen, steht ein buckliger Mann, dessen Hund beinahe so groß ist wie er.

Der Sarg wird zum Grab getragen. Sie haben einen Weg frei gemacht und den Schnee zu beiden Seiten aufgehäuft, damit der Trauerzug hindurchgehen kann. Unweigerlich muss ich an Moses denken, der das Rote Meer teilte, nur dass dieses Meer weiß ist. Keine Farbe. Der heutige Tag ist ein Schwarz-Weiß-Film.

Und dann bemerke ich die Tochter. Gustavs kleines

Mädchen, von dem Hausmeister Andersson gesprochen hatte. Karin Grimberg. Sie geht vorne links am Sarg, trägt ihn zusammen mit fünf Männern. Ihre Miene ist ernst und mattweiß, und ihre Schultern sehen aus, als könnten sie heute das doppelte Gewicht tragen, obwohl sie sehr zierlich ist.

Wir, die ungeladene Menge, bewegen uns näher zum Grimberg-Familiengrab. Leute drängeln, um sich einen guten Platz zu sichern. Bei Tageslicht sieht die Fabrik anders aus, ragt höher auf und wirkt nass, als würde sie etwas absondern. Feuchte Flecken verlaufen über die Mauern und von den uralten Eisenregenrinnen herab.

»Schöner Sarg«, meint Lars neben mir. Er hat eine schwarze russische Pelzmütze auf, allerdings ist es Kunstpelz. Eine Vegetariermütze. Und er hat recht, der Sarg ist schön, was nichts daran ändert, dass es ein blöder Nullachtfünfzehn-Kommentar ist. Nicht dass ich mich besser schlagen würde. Ich sehe zu Lars hinüber, er trägt eine Krawatte. Unter der Jacke kann ich sie nicht erkennen, aber sein Hals ist eingeschnürt und prall wie eine Wurst, die jeden Moment aus ihrer Pelle platzt.

Die Kanten des Sarges sind abgeschrägt. Er glänzt wie frisch geschlagene Kohle und hat keinerlei Ähnlichkeit mit dem meiner Mutter.

Lena greift nach meinem Ärmel, nicht meiner Hand, und zieht mich sanft zu einer Stelle, von der aus wir besser sehen können. Näher an der Ruine. Ich setze meine Sonnenbrille auf. Viele der Menschen hier tragen Sonnenbrillen, entweder weil der Schnee sie blendet, sie gerötete Augen haben oder sie einfach praktisch ist, wenn man neugierig ist und genau hinsehen will. Ich muss hinsehen, weil ich nächste Woche über all dies hier in meiner letzten Ausgabe vom *Posten* schreibe. Und weil mich beunruhigt, was Thord über Anstiftung gesagt hat. Hatte Gustav einen Feind? Ist der heute hier? War dieser öffentliche Sprung vom Schornstein das kleinere von zwei Übeln? Meine Brillenbügel schaben auf meinen Hörgeräten, also nehme ich die Sonnenbrille wieder ab.

Von der Fabrik kommt eine schwanzlose Katze angelaufen. Sie springt über die schneebedeckte Mauer und huscht zum Familiengrab, ohne auf die Menge streng dreinblickender Leute zu achten. Dort hockt sie sich auf Lilla Ludos Grab mit dem Spielzeuglaster und faucht. In dieser Jahreszeit ist das Hören im Freien schwierig, weil die Hörgeräte nicht richtig sitzen und so viele Leute vor sich hinmurmeln, dennoch vernehme ich das Fauchen klar und deutlich. Diese Katze hat nur ein Ohr, sieht unterernährt aus, und sie sagt uns: »Haut ab!«

Der Priester, ein Mann so groß wie ein Elch, steht gesenkten Hauptes am Grab und trägt außer seinem Ornat lediglich eine Kosakenmütze – keinen Schal, keine dicken Stiefel. Ich ziehe meinen Hut vor ihm, ganz ehrlich. Er spricht leise mit Anna-Britta, die von ihrer finsteren Sargträgertochter aufrecht gehalten wird, und bedeutet ihnen beiden, näher ans Grab zu treten. Anna-Britta berührt eine Ecke des Sarges. Um mich herum murmeln die Leute, und die Luft steht vollkommen still, so kalt wie im Weltraum.

Als der Sarg nach unten gelassen wird, ist mir plötzlich schlecht. Der Anblick von umgegrabener Erde und der Geruch von meiner medizinischen Gesichtscreme: Genauso war es beim Begräbnis meiner Mutter. Die Gerüche, die Person, die die Oberfläche dieser Welt verlässt, uns alle verlässt, die herabgelassen wird, weit nach unten, tiefer, als ich jemals gegraben, gestanden oder gelegen habe. Alles geht langsam, reibungslos, und am Ende ist die Person da unten in jenem anderen Reich. Sie sollen auferstehen, aber wir versenken sie.

Ein Junge mit gefrorenem Rotz an der Nase steht auf der anderen Seite des Friedhofes und kreischt vergnügt. Gesichter und Pelzmäntel wenden sich ihm tadelnd zu. Die Pelze schimmern im Wind, als wären sie noch Tiere. Der Junge spielt weiter. Er wirft Schneebälle, die bei näherem Hinsehen keine sind. Sie sollen die Kerzen vor dem Wind schützen: Kleine Eiskugeln, liebevoll von Hand gefertigt, um die Lichter zu schützen, die Angehörige hierherbrachten. Er hebt eine weitere auf und schleudert sie auf einen Grabstein.

»Er ist an einem besseren Ort«, sagt ein Mann mittleren Alters in einer grauen Skijacke neben mir. »Er hat keine Schmerzen mehr.« Und ich frage mich, woher diese Postkartenweisheit stammt. Woher wissen wir, dass er an einem besseren Ort ist?

Die beiden Grimberg-Frauen gehen elegant auf das Grab zu. Ich kann nur noch ihre Rücken sehen – einer breit und vornehm, einer schmal und gerade. Anna-Britta stolpert. Sie stößt einen kleinen Schrei aus, und die Menge, wir alle halten den Atem an. Uns ist nicht wohl bei dieser öffentlichen Gefühlsäußerung hier in Gavrik, in Schweden, im Februar.

Mir tut der Kopf weh, und ich schmecke Zahnpasta und Rum.

»Mama muss bis zum Frühling warten, oder es wird eine Einäscherung«, höre ich eine Frau vor mir sagen. Sie hat Gummibänder mit Spikes an ihren Stiefeln. »So etwas können wir uns nicht leisten«, sagt sie. »Normale Leute können keinen beerdigen, solange es so kalt ist.« Ich blicke mich nach den Propangasheizern um, aber die wurden schon entfernt.

Anna-Britta und Karin werfen Erde auf den Sarg.

Im Geiste sehe ich die Eichenversion von Mutter vor mir, unten in ihrer Grube, und meine rissigen blassen Hände, wie sie die Erde auf den Deckel werfen. Die letzte Handlung. Die irreversible Rückkehr zur Natur.

Als Nächstes lassen Anna-Britta und Karin je eine weiße Lilie in die tiefe dunkle Grube fallen.

Ich höre ein leises Atemholen, ein kollektives, aber scharfes Luftschnappen von Hunderten. Und da ist sie, die alte Frau, Gustavs Mutter, Karins Großmutter, die Frau, die mir das Stück altes Brot gab, das ich jetzt in meiner Jackentasche habe.

Sie steht auf der anderen Seite der Mauer. Ein Traumbild. Cecilia Grimberg, eine Erscheinung aus unzähligen Farben und Texturen, ein Tropenvogel, ein psychedelischer Traum, in dem sich vor einem türkisfarbenen Himmel Tulpen in Flamingos verwandeln. Sie tritt an die Mauer heran, die ihre Welt von unserer trennt. Ihre Lippen sind so orange geschminkt wie gestern Abend, und die Fingernägel an ihren unverhüllten Händen sind limonengrün. Cecilia wirft einen Strauß langstieliger Rosen in Orange, Blassrosa, Weiß und Blutrot in die Grube. Auf ihren Sohn. Dann wendet sie sich ab.

8

Wir alle beobachten, wie Cecilia durch den Torbogen verschwindet. Die Welt wird wieder schwarz-weiß.

Der Priester tröstet Anna-Britta, und ich fühle, wie sich die Leute in diskreten Minischritten zurückzuziehen beginnen, sich lautlos vom frischen Grab entfernen, nun, da getan ist, was getan werden musste. Es ist saukalt, und allzu lange kann hier keiner stehen bleiben.

Die Unmenge von Skijacken und Mützen, ein disharmonisches Durcheinander von altmodischen Pelzen und modernen Supertextilien, strebt durch die Pforte von St. Olov und Richtung Storgatan. Wir bewegen uns als Einheit, stumm achten wir darauf, dass wir nicht ausrutschen. Schwarzer Qualm steigt aus dem einen Schornstein, und ohne dass irgendwer das gesagt hätte, ohne offensichtliche Absprache, folgen wir einander auf das Fabrikgelände gleich einem Trupp schwarzer Käfer.

Ich schaue mich nach Lena und Lars um, kann sie jedoch nirgends sehen. Wir kommen an der Stelle vorbei, an der Gustav gestorben ist. Dann betreten wir die Durchfahrt, der die alte Fabrik durchschneidet und in dem sich links eine Tür befindet und dahinter eine Treppe, die aber nie jemand hinaufsteigt. Zwei Schilder weisen nach oben, eines zum Büro, das andere zum »Empfangsraum«, was immer das sein mag. Wir bewegen uns schweigend, treten unsere Stiefel auf den eigens ausgelegten Matten ab, ehe wir die Kantine im Erdgeschoss betreten.

Es handelt sich um einen quadratischen Raum mit einer Küche und einem Tresen auf der Seite, die den Schornsteinen am nächsten liegt. Wir befinden uns in der von meinem Büro aus gesehen linken Hälfte des Gebäudes. Hier sind die Decken hoch, und alles ist eingerichtet wie in einem Kloster aus dem neunzehnten Jahrhundert: runde Tische, alte, zerkratzte Metallstühle und Steingutkrüge mit Wasser auf jedem Tisch. Alle setzen sich, als wüssten wir nicht genau, warum wir hier sind oder wer uns eingeladen hat. Dennoch ist uns klar, dass die Grimbergs es so gewollt haben müssen, obwohl niemand von ihnen hier ist, um uns zu begrüßen.

»Vorsicht«, sagt eine gut zehn Jahre ältere Frau zu mir, als ich auf den Tresen zugehe.

Ich blicke zu Boden, weil sie dorthin zeigt.

»Was ist denn?«, frage ich.

Abermals zeigt sie hin und sagt, ohne zu mir aufzusehen: »Nicht auf den Spalt treten. Tritt auf den Spalt, und deine Mutter wird kalt.«

»Wie bitte?«

»Den Spalt da.«

Es ist ein Riss im Boden, vielleicht aus der Zeit, als noch Rauch durch den Schornstein strömte anstatt über das heutige Abluftsystem, das Lakritzduft über Gavrik ausspuckt.

»Sie ist schon tot«, sage ich.

Die Frau sieht mich an.

»Meine Mutter«, erkläre ich. »Sie ist bereits tot.«

Wieder sieht sie zum Spalt, dreht sich um und geht weg. Geschieht ihr recht. Aber ich trete nicht auf den Spalt, weil es sinnlos ist, Ärger heraufzubeschwören.

Das Angebot ist besser als der Raum. Es stehen Thermosbehälter mit Kaffee und Tee bereit, Schachteln mit

Grimberg-Salzlakritz und Kladdkaka-Schokoladenkuchen. Alles selbst gemacht, also hier aus der Fabrik, schätze ich, denn in der Küche tragen alle Haarnetze und Schürzen. Ich nehme mir ein Stück Apfel-Zimt-Kuchen und eine Tasse Kaffee und suche mir einen Platz.

Es ist einer an Lenas Tisch frei, wenn auch nicht direkt neben ihr. Ich lächle den beiden Männern zu, zwischen die ich mich setze.

Die Gespräche in der Kantine nehme ich nur gedämpft wahr, und unter der hohen Decke wird es höllisch in meinen Hörgeräten, deshalb stelle ich sie leise. Ein Ahnungsloser würde denken, dass ich mir bloß das Haar hinter die Ohren streiche. Ich werde Lippen lesen. Zwar bekomme ich nicht alles hundertprozentig mit, doch die Kunst – und der Spaß – besteht darin, die Worte zu entziffern und die Lücken zu füllen. Körpersprache zu deuten hilft. Ich steche meine Gabel in den Kuchen, und der Mann neben mir zieht durch die Zähne Luft ein. Ich erkenne ihn. Er muss einer der Fahrer hier sein, denn ich habe gesehen, wie er in einen der Lieferwagen stieg.

Er sieht wie eine jüngere Version von Hausmeister Andersson aus. Ich betrachte das Haar, das aus seinen Nasenlöchern sprießt, und wende mich wieder meinem Kuchen zu. Erneut saugt er Luft ein.

»Kann ich Ihnen helfen?«, frage ich.

»Schöner Kuchen«, sagt er.

Ich lächle unsicher.

»Lassen Sie ihn lieber nicht umkippen.«

»Wie bitte?«

»Den Kuchen.«

Nun runzle ich die Stirn.

»Wenn er umkippt, kriegen Sie nie einen Mann, heißt es.«

Ich stoße das Kuchenstück mit der Gabel um, richte es mit der Hand wieder auf, kippe es wieder um und verschlinge es in zwei Anakonda-Happen.

Diese Kantine ist der Grund, warum es in Gavrik nicht mehr Cafés und Restaurants gibt. Lars hatte es mir in meinem ersten Monat hier erklärt. Die Fabrik beschäftigt über vierhundert Einheimische, wenn man die Fahrer der Lieferwagen mitzählt, und sie alle werden umsonst in dieser Kantine durchgefüttert. Wäre die Fabrik schon im letzten Jahrhundert in die Knie gegangen, hätten meine drei Jahre hier sehr viel erträglicher sein können.

Ich trinke Kaffee. Der Rum von gestern Abend ist eine ferne Erinnerung, die mich fragt, ob ich noch einen will. Nur ein paar heute Abend. Drei vielleicht.

Um mich herum kommen die Leute wieder in Schwung. Sie reden lauter, werfen die würdevolle Beerdigungsetikette ab und unterhalten sich unbekümmerter. Mir gegenüber sitzt ein Mann so rot wie gegarte Shrimps, Mitte vierzig, mit Parkplatzwächter-Schnurrbart, und sagt: »Das ist alles altes Geld hier. Die sind ein Vermögen wert, allein schon ihre Kunst. Oben hängen drei Bilder von Edvard Munch und ein Gauguin im großen Salon, habe ich gehört. Sie sind die größten Salzlakritz-Hersteller im Land.«

Die drittgrößten, möchte ich erwidern.

Doch eine Frau mit rotbraunem Haar und lila Skijacke mischt sich unaufgefordert ein – die Farben beißen sich so extrem, dass es schon wieder passt: »Feige ist das, wenn ihr mich fragt. Hat es sich leicht gemacht mit dem Sprung vom Schornstein.«

Eine Flügeltür mit Sprüngen in der Sicherheitsverglasung geht auf, und ich kann zum neuen Trakt hindurchsehen. Dort sind Männer und Frauen mit Haarnetzen dabei, pechschwarzes Lakritz zu machen. Heute?

»Die arbeiten«, sage ich zu niemand Bestimmtem.

Der Kuchenmann neben mir, der wie der Hausmeister aussieht, murmelt etwas, aber ich kann ihn nicht richtig verstehen. Er hat eine miserable Aussprache, und seine Zunge scheint zu groß für seinen Mund zu sein.

»Wie bitte?«

Wieder spricht er, doch nun hat er den Mund voller Kladdkaka-Kuchen, und die glänzende Schokolade klebt an seinem Zahnfleisch. Ein Schneidezahn ist zur Hälfte mit Kakaobutter, Mehl und Zucker überzogen.

»Ich bin taub«, sage ich und zeige auf meine Hörgeräte. »Ich kann Sie nicht hören.«

Eine Weile starrt er mich kauend an, bevor er sich die Zähne ableckt.

»Sie sehen nicht taub aus.«

Wäre dies hier nicht ein total schräger Leichenschmaus, ich würde den Kerl in der Luft zerreißen.

»Was haben Sie gesagt?«

»Es ist nur an zwei Tagen im Jahr geschlossen, Weihnachten und Mittsommer. Heute arbeiten sie nur mit halber Belegschaft, aus Respekt.«

»Sie hätten auch aus Respekt ganz schließen können«, entgegne ich.

»Das würde Grimbergs Frau nie machen. Sie ist die Ehrgeizigste von allen. Wahrscheinlich feiert sie jetzt gerade da oben und zählt ihre Kronen. Sie wollte den Laden schon immer führen, und jetzt tut sie es.«

Er steht auf, tippt sich an die Nase und geht.

Benny Björnmossen ist hier und sieht ziemlich gut aus, als wäre er eben von Teneriffa zurück oder so. Die neue Polizistin kann ich jedoch nicht entdecken.

»Sie wohnen oben, haben Sie das gewusst?«, sagt eine Frau hinter mir. Ich kann sie gut verstehen, denn sie spricht sehr deutlich, wie eine Radiomoderatorin, die gehört werden will. »Das ist riesig, die größte Wohnung in der Stadt, wie ein Palast. All der Luxus direkt über unseren Köpfen.« Sie schnaubt. »Goldene Wasserhähne. Sechs Badezimmer.«

»Stimmt doch gar nicht«, widerspricht ein Mann links von ihr. Ich drehe mich um und blicke in das Wieselgesicht des Mannes mit dem spärlichen Bartwuchs, den schuppigen Wangen und den kleinen, zu weit hinten sitzenden Ohren. Der Mann ist mindestens zur Hälfte Wiesel, vielleicht zu sechzig Prozent. »Die Familie, also was von ihr noch übrig ist, wohnt in einer großen Villa am Vänern-See. Sehr hübsch da, mit Personal und allem und weit weg von Leuten wie dir und mir. Das oben ist bloß ihre Stadtwohnung, sonst nichts.«

Ich stehe auf und bedeute Lena, dass ich verschwinde. Dann binde ich meinen Schal fester und gehe über die durchnässten Läufer. Ich blicke nach links zur Treppe, die zum »Empfangsraum« führt. Welche Empfänge? Die Wände hängen voller Gemälde und Fotos, und die Steintreppe ist in der Mitte mit rotem Teppich ausgelegt, der von Messingstangen gehalten wird. Ich muss da rauf, aus dieser Familie schlau werden. Herausfinden, warum Gustav wirklich gesprungen ist. Draußen schlägt mir der Geruch von verbranntem Karamell entgegen und setzt sich in meiner Kehle fest. Einer der Lieferwagen, der aussieht wie ein Oldtimer aus den späten Siebzigern, kommt durchs Tor gefahren. Auf die eine Seite des Vans hat jemand in galligem Gelb »bald« gesprüht.

Ich ziehe den Reißverschluss meiner Jacke weiter zu, als ich es eigentlich mag. Mein Handy piept, und ich nehme es aus der Tasche. David Holmqvist. Ich öffne die Nachricht.

»Abschiedsessen um sieben. Bei mir. Nichts mitbringen.«

9

Mein Armaturenbrett sagt mir, dass es 18:10 Uhr ist und minus fünfzehn Grad, und die Inspektion steht anscheinend auch an. Ist nicht mein Problem. Ich fahre hinter einem Schneepflug her. Meine Jeans ist mit Fleece gefüttert, was mir die lange Unterhose erspart, und dazu trage ich einen kratzigen Wollpullover. Auf dem Weg durch die Storgatan bemerke ich weißes Leuchten aus einigen Fenstern im zweiten Stock. Die Leute benutzen ihre Tageslichtlampen, um ein wenig zusätzliches Serotonin zu tanken, bevor sie zu ihrem Samstagabend in Ronnies Bar oder im Fastfood-Restaurant aufbrechen.

Die Stadt ist ein einziger gequirlter Matschhaufen und glitzert im Scheinwerferlicht. Ich fahre am Supermarkt vorbei und durch die Unterführung der E16. Hier unten sind die Mauern immer voller Graffiti, doch heute entdecke ich ein neues. Inmitten der alten Spraybilder springt es mir neongelb ins Auge. ZU HAUSE ANRUFEN. Ich lese es ein zweites Mal in meinem Rückspiegel, als ich durch die Unterführung zum Utgard-Wald fahre. ZU HAUSE ANRUFEN.

Die Welt verdunkelt sich, doch der Schnee hier draußen ist weißer, unberührt und frei von Splitt. Reinweißes Nichts erstreckt sich in alle Richtungen. Ich sehe das Hinweisschild zum Dorf Mossen und biege rechts ab auf den Kiesweg. Mein Pick-up vibriert.

Ich komme an dem Wohnwagen des Messies und an Viggos rotem Cottage vorbei. In seinem Garten steht ein halb fertiges Bauwerk, ein neuer Schuppen vielleicht oder eine Garage, und sein Taxi mit dem Leuchtschild »Kinder an Bord« steht in der Einfahrt. Den Hügel hinauf gebe ich Gas, und der Wagen rutscht ein wenig, aber dann finden die Reifen wieder in die Spuren. Weiter oben gibt es nur noch die Holzschnitzschwestern und Holmqvist. Weil hier so wenige Wagen fahren, haben sich zwei tiefe Furchen in den gehärteten Schnee gegraben, sodass ich ebenso gut auf einem beknackten Bahngleis sein könnte, so wenig wie ich hier lenken kann. Oben auf dem Hügel rutsche ich wieder weg und muss durch den sumpfigen Bereich. Im Winter ist es hier hübsch, lauter glitzerndes Eis auf dem Wasser, makellos glatt und einförmig, und die Köpfe der herausragenden Schilfbüschel wirken wie stachlige Swarovski-Kugeln.

Der Rauch, der aus der Werkstatt der Schwestern dringt, riecht gut. Wenn ich im Winter herumfahre, um Leute zu interviewen oder Eishockey-Endspiele zu sehen, rieche ich täglich Holzrauch. Die Leute lassen ihre Feuer durchbrennen. Sogar die mit den modernen, rundum isolierten Häusern müssen im Februar ihre Holzöfen anstellen, und deshalb duftet es im Ort so schön. Die Schwestern arbeiten nicht, wie ich feststelle, als ich an der nach vorne offenen Werkstatt vorbeikomme. Sie müssen für heute Schluss gemacht haben.

Als ich parke, mache mich auf eine Begegnung mit Davids Deutschem Schäferhund gefasst, doch er ist nicht hier. Auch der Maschendrahtzaun zwischen den Verandapfosten, der das Tier zurückhalten sollte, ist verschwunden. Da ist nur noch das Haus mit den verspiegelten Fenstern und Davids Wagen. Die Batterie ist an den Strom angeschlossen, damit sie stets vollständig aufgeladen ist. Ein oranges

Hundehalsband hängt an einem Haken. Ich schlinge den Schal um meinen Hals und über meinen Mund, nehme die Flasche Pinot Grigio mit Schraubverschluss, die ich gekauft habe, und gehe zur Haustür.

Opernmusik. Ich klopfe und warte, wobei ich von einem Fuß auf den anderen trete und in meinen Schal puste, um mein Gesicht vor Frostbeulen zu schützen.

»Da sind Sie ja«, sagt er, als er die Tür öffnet. Ein Schwall warmer Luft bläst mir entgegen. Es ist, als würde man im Dezember ins Kaufhaus gehen. Ehrlich, diese Temperatursprünge sind grotesk. Manchmal sind es draußen minus fünfundzwanzig Grad und drinnen plus fünfundzwanzig. Also ein Fünfzig-Grad-Sprung auf weniger als einem Meter. Normal ist das nicht.

»Danke für die Einladung.« Ich gebe ihm die Weinflasche, und er nimmt sie, als handelte es sich um eine volle Windel, ringt sich jedoch ein schiefes Grinsen ab und winkt mich hinein. Im Eingangsbereich liegt ein neuer Teppich, ein runder grauer. »Der ist hübsch«, sage ich.

»Ich hasse das Ding, aber jeden Winter hole ich es heraus, damit es das Wasser aus den Stiefelprofilen aufsaugt und so meinen Eichenboden schützt.«

Ich ziehe meine Jacken aus und hänge sie so ordentlich auf, wie ich kann. Dann streife ich die Stiefel ab und stelle sie auf Davids Gestell.

Er führt mich in die Edelstahlküche.

»Ich habe Ihren Hund gar nicht gesehen.«

Nun sieht er mich aufrichtig traurig an. »Leider hat es mit ihm nicht geklappt. Aber die gute Nachricht ist, dass er jetzt auf einem Bauernhof außerhalb von Munkfors lebt, und soweit mir der Bauer erzählt, ist er dort sehr glücklich. Vielleicht soll er sogar Vater werden. Ist also alles bestens. Wein?«

Er zeigt mir eine Flasche weißen Bordeaux, die mehr gekostet haben dürfte als meine Skijacke. Er muss sie im staatlichen Spirituosenladen, dem Systembolaget, bestellt haben, und die mussten es sich wahrscheinlich aus Stockholm oder Karlstad rüberkommen lassen. Mein Pinot wird sein kurzes Leben voraussichtlich in einer Sauce beenden, wenn er Glück hat.

»Nur ein Glas.«

Er schenkt mir ein halbes Glas ein und sagt, dass ich zum Hauptgang noch ein halbes Glas Roten bekomme, den ich wirklich nicht verpassen dürfe, weil es ein anständiger, ein sehr anständiger Bordeaux sei. Daher stimme ich zu, und dann bemerke ich den Penis auf dem Schneidebrett.

Ich zeige auf ihn.

David lächelt.

»Tut mir leid«, sage ich. »Mir war klar, dass Sie etwas Exotisches kochen würden, aber ich bin nicht sicher, ob ich das essen kann.«

»Sicher haben Sie das schon mal gegessen.«

Was soll das denn heißen?

»Geschmorte Zunge ist ein Winterklassiker, ein Muss in dieser Jahreszeit. Würden Sie wenigstens etwas probieren?«

»Zunge?«, frage ich.

»Zunge«, antwortet er und leckt sich über die Lippen, wie ich es schon häufiger bei ihm gesehen habe: Seine Zunge schnellt heraus wie die einer Echse, huscht nach links, zurück in die Mitte und dann nach rechts.

»Meine Großmutter hat sie früher für uns gekocht«, sage ich. »Tut mir leid, ich dachte, das ist …« Ich verstumme. »Mein Fehler.«

Er reicht mir das halb volle Weinglas und weist hinüber zu den teuren Designermöbeln in seinem Wohnzimmer.

Wir setzen uns einander gegenüber, und sein Hosenbein rutscht ein wenig hoch, sodass ein Streifen behaartes Bein enthüllt wird. Es fällt mir schwer, nicht hinzustarren. Ist er im Winter behaarter? Ich bin es jedenfalls.

»Ich habe Sie wegen einer Bemerkung, die Sie auf dem Friedhof gemacht haben, den weiten Weg hergebeten.«

Mehr sagt er nicht, und ich versuche mich zu erinnern, was zum Teufel ich gesagt habe.

David sieht mich bloß an.

»Tut mir leid«, sage ich.

»Genau.«

»Tut mir leid?«, wiederhole ich.

Er nickt.

Ich reiße die Augen noch weiter auf und nehme eine Wasabi-Erbse aus der Schale auf dem Tisch.

»Keiner hat sich jemals entschuldigt oder gesagt, dass ihm leidtut, was ich durchgemacht habe«, sagt er. »Die Polizei hat sich nicht entschuldigt, mich zweimal wegen der Medusa-Morde verhaftet zu haben. Nichts. Aber Sie hatten wirklich Mitleid mit mir. Und Ihnen tat leid, dass ich mich umbringen wollte. Das haben Sie mir auf dem Friedhof zu sagen versucht. Es gab mir das Gefühl, nicht allein zu sein.«

So viel Offenheit habe ich nicht erwartet, und jetzt komme ich mir noch komischer vor. Hier draußen in diesem Haus, in diesem Wald, fühle ich mich ausgeliefert.

»Ich habe es ehrlich gemeint«, sage ich.

Er nickt und schaut hinauf zur Decke. Ich beobachte das Muttermal auf seinem Adamsapfel, denn so eine gute Sicht darauf hatte ich noch nie.

»Ich habe einen spannenden Buchvertrag«, wechselt er das Thema.

»Das ist super. Gratuliere.«

Mich freut, dass wir nicht mehr über Gefühle reden. Das

tue ich im nüchternen Zustand nie. Ich kann es ja kaum, wenn ich besoffen bin.

Das schiefe Lächeln erscheint für einen Moment und verschwindet wieder.

»Das erste Buch, das unter meinem Namen veröffentlicht wird. Darauf warte ich schon seit Jahren. Der Arbeitstitel lautet *Die Lakritzfabrik*, und im Grunde ist es eine Art Familiensaga mit ein bisschen postindustrieller Geschichte und ein bisschen Misery Memoir.«

»Okay.«

Er klingt fröhlich, sieht aber traurig aus.

»Ich habe schon vor Monaten grünes Licht vom Verlag bekommen, und Gustav und ich haben seitdem viel gearbeitet. Ich habe ihn befragt, mich durch das Archivmaterial gelesen und so weiter. Gustav musste sich eine Menge von der Seele reden. Einmal hat er gemeint, wenn man ›toxische Männlichkeit‹ im Wörterbuch nachschlage, finde man dort ein Foto seines Vaters.« Holmqvist schnaubt. »Gustav fühlte sich permanent herabgewürdigt, und bei der Kindheit, die ich hinter mir habe, konnte ich mitfühlen. Tja, und dann ist das Undenkbare geschehen.«

Ich erinnere mich an das Wassermelonengeräusch.

»Es war furchtbar.«

»Ja, nun, jedenfalls wird mein Buch jetzt eher noch fesselnder.«

Letztes Jahr war ich oben in diesem Haus und habe das Gästezimmer mit den Hunderten von weißen Archivboxen gesehen, alle alphabetisch geordnet und prall gefüllt mit Millimeterpapier und komplizierten handschriftlichen Notizen.

»Ein Buch dürfte das Letzte sein, womit die Familie sich jetzt befassen will«, sage ich.

»Mag sein, aber es gibt Abgabetermine und Verträge.«

»Sie kommen mir ziemlich verschlossen vor.«

»Oh, Sie haben ja keine Ahnung«, sagt er. »Sie haben überhaupt keine Ahnung. Es gibt einen Schweigekodex, müssen Sie wissen. Die Arbeiter in der Fabrik, ob in der Fertigung, in der Kantine, in den Lieferwagen oder im Büro, sie alle schulden den Grimbergs etwas und umgekehrt die Grimbergs ihnen.«

Ich runzle die Stirn, und er stellt seine Beine nebeneinander, um sie dann erneut übereinanderzuschlagen. Sein Ofen piept, David schaut hinüber und dann wieder zu mir.

»Der durchschnittliche Stempler oder Qualitätskontrolleur arbeitet da schon seit dem Schulabschluss, und wahrscheinlich hat dessen Mutter dort auch schon in der Fertigung oder der Kantine gearbeitet, vielleicht waren Vater und Großvater Fahrer, sofern sie nicht in der Papierfabrik gearbeitet haben. Es ist genau wie in einer großen Zeche oder einem Stahlwerk, dort arbeiten die Menschen auch über Generationen hinweg. Da besteht eine Co-Abhängigkeit, falls Sie verstehen, was ich meine. Sie brauchen sich gegenseitig. Entschuldigen Sie mich kurz.«

Holmqvist steht auf und geht hinüber zu der Zunge, die wie ein T-Rex-Schwanz aussieht. Er winkt mich zum gläsernen Esstisch, hängt sich ein Geschirrtuch über den Arm und bringt zwei Teller, auf denen keine Rinderzunge zu sein scheint. Ich greife mir eine Handvoll Wasabi-Erbsen und stopfe sie mir in den Mund, denn wer weiß, wie viel von Davids Küche ich heute Abend vertrage. Das Brennen in meinem Mund ist angenehm.

Ich setze mich an den Tisch, und David schenkt mir San Pellegrino ein, ehe er mir eine Schale hinstellt. Blattsalat mit glänzender kleiner Hühnerleber. Damit komme ich klar. Es sind Innereien und sehr typisch für David Ghostwriter Holmqvist, aber im Stillen danke ich ihm, nichts allzu

Abgedrehtes gekocht zu haben. So muss ich nicht hungrig nach Hause fahren.

»Entenzungen«, sagt er.

Ich sehe nach unten, und, ja, das sind Zungen. Mein Fehler, Entschuldigung. Wie viele beschissene Entscheidungen muss ich im Leben getroffen haben, um jetzt im Utgard-Wald auf eine Schale voller Entenzungen zu blicken?

»Recht köstlich, keine Sorge. Eine zarte Wildnote vor dem Hauptgang.«

Ich schneide in eine Zunge. Sie ist so klein, dass sie mir nicht allzu viel Angst einjagt, allerdings auch unangenehm muskulös. In meinem Kopf tauchen Bilder von dem Troll in meinem Keller auf, der kniehohen Puppe aus Kiefernholz mit der Tierzunge, die ihm aus dem Mund hängt und die inzwischen vollständig verschrumpelt sein muss, und ich denke an die Überraschung in seiner Hose. Mit den schnitzenden Schwestern und ihren Kreationen tue ich mich nach wie vor schwer – teure geschnitzte Trolle mit menschlichen Fingernägeln, menschlichem Haar und menschlichen Wimpern.

»Köstlich«, sage ich. Und das ist nicht gelogen. Mit der Sternanis-Soße schmecken sie, wäre da nicht die Textur. »Meinen Sie, dass die Grimberg-Tochter mit Ihnen redet?«

»Die sieht nicht mal in meine Richtung«, antwortet er und schluckt eine ganze Zunge.

Eine ganze Zunge zu schlucken, ist verstörend. Eine Zunge, die eine Zunge nach unten schiebt. Das ist wider die Natur.

»Die Familie ist außerordentlich großzügig, und das ist ihr Untergang. Jeder Generation wird von Geburt an beigebracht, dass sie der Gemeinde alles verdanken, was sie haben. Die Firma gründet auf dem Fleiß der Urgroßeltern der heutigen Arbeiter, und die Familie wäre nichts ohne die Bewohner von Gavrik. Das erzählen sie ihren Kindern wirklich.«

»Vermutlich stimmt es«, sage ich und halbiere eine Zunge.

»Schon, aber verstehen Sie, was für eine entsetzliche Bürde das ist? Gustav und sein Vater weigerten sich, die Fabrik zu modernisieren, abgesehen von dem Anbau hinten, weil neue Maschinen und Fertigungsanlagen eine Personalkürzung von glatten sechzig Prozent nach sich gezogen hätten. Nur ist die Firma im gegenwärtigen Zustand unrentabel, oder so gut wie unrentabel. Die Grimbergs sind an Luxus gewöhnt, wie man allein schon an diesem Empfangsraum sieht. Deshalb ist der Buchvertrag ihre Rettung, eine von mehreren unerwarteten Geldquellen, die ihnen über die Jahre geholfen haben.«

»Aha.«

»Um alle Einzelheiten zu erfahren, müssen Sie das Buch lesen«, sagt er. Seine Augen blitzen. »Von jetzt an muss ich mich nach Kräften bemühen, die restlichen Lücken ohne die Hilfe der Grimbergs zu füllen. Der Abgabetermin lässt sich nämlich nicht verschieben.«

Ich wittere eine Gelegenheit.

Eine Chance.

10

Dies wird meine letzte große Gavrik-Story, und ich könnte soeben einen Ansatz entdeckt haben.

»Ich kann Ihnen helfen«, biete ich begeistert an, denn eine kristallklare Vorstellung hat sich in meinem Kopf manifestiert, während mir diese Worte über die Lippen kommen.

»Ich wüsste nicht, wie.«

Ich trinke einen Schluck von dem Wein, und der Ofen piept wieder, sodass David sich entschuldigt. Er räumt unsere Schalen ab. In meiner sind noch drei vollständige Zungen – die größten. Ich habe sie unter einem Salatblatt versteckt. Dann zieht er sich ein Paar dünne Latexhandschuhe an, durch die ich die Haare auf seinen Händen sehe, und macht sich mit seinem Messer an die Arbeit.

Holmqvist bringt zwei heiße Teller mit Ochsenzunge, die Hand durch ein Geschirrtuch geschützt, und stellt sie auf den Tisch. Meine ist dünn geschnitten, mit Bratensud bedeckt und mit glatter Petersilie und Meersalzkristallen bestreut. Seine ist am Stück.

»Wo waren wir?«, fragt er, während er sich über sein Essen hermacht. Die Geschmacksknospen auf seinem Zungenstück sind so deutlich zu erkennen wie die Noppen auf einem ekligen Legostein.

»Ich kann Ihnen helfen«, wiederhole ich.

»Nein, bedaure, ich arbeite allein. Und ich glaube auch nicht, dass mir irgendwer helfen kann, ausgenommen die Grimberg-Frauen. Ich werde wohl doch weiter drängen müssen.«

»Je mehr Sie drängen, desto mehr werden sie sich sträuben«, sage ich.

»Wir haben einen Vertrag.«

»Dann geben sie Ihnen vielleicht nur das absolute Minimum, und das Buch wird langweilig.«

Nun wirkt er unruhig, rutscht auf seinem Stuhl hin und her und kratzt sich den Handrücken.

»Lassen Sie mich mit ihnen reden«, sage ich, und er schüttelt schon den Kopf, ehe ich den Satz beendet habe.

»Wie kommen Sie auf die ...«

»Es ist mein Job«, falle ich ihm ins Wort. »Lassen Sie mich mit ihnen reden. Ihnen zuhören.«

Er windet sich weiter und kratzt nun seine Handflächen. »Aber ich habe einen festen Ablauf, ein Ritual. Und ich kann nicht mit jemand anderem schreiben. Ich schreibe allein. Das habe ich schon immer so gemacht.«

»Das können Sie doch auch«, sage ich und überlege. »Ich werde für Sie recherchieren. Freiberuflich. Sie bekommen von mir alle meine Notizen, die Sie mir bezahlen. Und Sie schreiben das Buch.«

»Ein zeitlich befristeter Recherchevertrag?«

»Genau.«

Er kratzt sich am Hals und an den Ohren.

»Also dafür, dass Sie mit den drei verbliebenen Grimbergs sprechen – Cecilia, Anna-Britta und die junge Karin –, würde ich, oder vielmehr mein Verleger, Sie bezahlen?«

Ich nicke.

»Das müsste ich mit meinem Verleger besprechen.«

»Zwanzigtausend Kronen«, sage ich. »Im Voraus.« Ich

komme mir vor wie ein Gangster im Film, aber ich muss wirklich herausfinden, ob Gustav Feinde hatte, die genug Druck auf ihn ausüben konnten, dass er in den Tod sprang.

»Ich müsste es klären.«

»Ich bin nicht mehr lange in der Stadt«, sage ich. »Und ich bin gut, David. Sehr gut. Ich kann sofort anfangen, mache es neben meiner Arbeit für den *Posten*. Und ich werde an den Abenden arbeiten.«

Er nagt an seiner Unterlippe, sieht mich an, hinauf zur Decke und wieder zu mir.

»Zwanzigtausend«, sagt er. »Eine Hälfte nach Abschluss der Interviews, die andere bei Veröffentlichung.«

»Alles im Voraus«, entgegne ich.

»Entweder Sie nehmen meinen Vorschlag an, oder es wird nichts daraus«, sagt er und füllt mein Glas zur Hälfte mit Rotwein.

Ich werde ganz unruhig, das hier ist meine Chance, Zugang zu den Grimbergs zu bekommen.

»Abgemacht«, sage ich.

Er sieht zu meinem Teller. »Hervorragend. Jetzt essen Sie, bevor es kalt wird. Bon appétit.«

Mir bleibt noch eine Woche in diesem Kaff, und in der muss ich ausziehen, meinen Pick-up zurückgeben, zu einer »Überraschungsabschiedsparty« in Ronnies Bar und eine letzte Ausgabe des *Posten* gestalten, auf die ich stolz sein kann. Diesmal ist der Redaktionsschluss am Freitag, und die Zeitung erscheint am Samstag. Es ist erst das zweite Mal, dass sich das Erscheinungsdatum ändert, weil die Drucker in Göteborg für bessere Arbeitszeiten streiken. Gut für sie. Nun muss ich auch noch die Recherche für Holmqvists Buch mit unterbringen, aber wenigstens kann ich die Grimbergs zu Gustavs Sprung befragen. Ich darf der Sache nachgehen.

»Ich werde es gut machen«, sage ich, doch David ist ganz damit beschäftigt, sein Zungenstück kunstvoll zu zerschneiden. Es ist vorn schwarz und dick und rosa am Kehlende, und es sieht so zäh wie ein Sattel aus. Ich trinke ein wenig Rotwein und behalte ihn im Mund, bevor ich eine dünne Zungenscheibe aufspieße. Sie schmeckt ein bisschen wie blutiges Filetsteak, zumindest mit dem Weinaroma, das alles übertönt. Ich kaue und zögere. Meine Kehle fragt, ob ich das wirklich schlucken will, und ich zwinge es herunter.

»Nach dem, was wir mit Medusa und all dem erlebt haben, vertraue ich auf Ihr Gespür«, sagt er. »Ich werde hier nicht gemocht. Alle denken, dass ich seltsam bin, und im Grunde kümmert es mich nicht mehr, solange ich hier oben in Frieden schreiben kann, aber dieses Projekt nehme ich sehr ernst. Ich setze auf Sie.«

Ich fühle mich geschmeichelt.

»Mailen Sie mir Ihre Bankdaten, damit ich die Überweisung vorbereiten kann.«

Er holt eine Visitenkarte aus seiner Tasche und schiebt sie mir über den Tisch zu.

»Bekomme ich eine Deadline?«, frage ich.

Seine Oberlippe wölbt sich, als er mit der Zunge über seine oberen Zähne streicht. »Nächster Sonntag.«

Das passt mir, denn danach werde ich in einem Hotel am Meer wohnen, mit Blick auf einen freien Horizont und nahe einer Stadt mit einem Kunstmuseum, exzellentem indischen und libanesischen Essen, einem Kaufhaus und einem anständigen Flughafen. Dort werde ich warten, bis ich in die nette kleine Wohnung einziehen kann, für die ich bereits die erste Monatsmiete bezahlt habe.

David hat ein dickes Stück Zunge auf seiner Gabel, die Geschmacksknospen glänzen von der Sauce. Er legt es zurück auf seinen Teller.

»Die Grimberg-Frauen mögen mich nicht«, sagt er mit einem verbitterten Lachen.

»Sie sind in Trauer. Ihre Welt ist aus den Fugen.«

»Aber sie brauchen diesen Buchdeal, Tuva. Und ich brauche ihn auch. Sie sollten auch mit dem Hausmeister und einigen langjährigen Mitarbeitern reden. Die machen bei mir ebenfalls dicht. Geben Sie mir also Ihre getippten Notizen, und wir sind alle glücklich und zufrieden.«

»Ich werde mein Bestes geben.«

Lächelnd krempelt er seine Ärmel auf. Mein Gott, der Mann ist ein Halbaffe! Zu meiner Erleichterung räumt er die Teller ab, und mein Magen entkrampft sich bei der Aussicht auf eine Nachspeise. Man kann unmöglich Innereien zum Dessert servieren. Nicht einmal er würde das tun.

»Himbeeren, Basilikum, schwarzer Pfeffer und Vanille-Mascarpone.«

Er spricht Mascarpone, als würde es sich auf Al Capone reimen, und ich reiße ihm gierig den Teller aus der Hand. Endlich etwas, das ich genießen kann, anstatt es einfach nur über mich ergehen zu lassen.

»Wie war Weihnachten, Tuva?«

»Ich habe es nicht gefeiert«, sage ich. Vor meinem geistigen Auge sehe ich das Grab meiner Mutter, ohne Kerze und voller Unkraut, das sich von unten durch Erde und Schnee arbeitet. Zu Weihnachten habe ich Fischstäbchen vor dem Fernseher gegessen. Danach bin ich mit einer Flasche Wodka ins Bett gegangen. Kein Glas. Die Fischstäbchen kamen mir wieder hoch. Es machte mich traurig, dass ich nicht genug für sie getan hatte, dass ich die einzige Person gewesen war, die sie mit einem freundlichen Wort hätte einschlafen lassen können, und ich habe es nicht getan. Ich hätte flüstern können, »keine Angst, Mama«, oder auch bloß »Schon gut, ich bin hier«, aber ich tat es nicht.

»Ich war nicht in der Stimmung«, sage ich.

»Das Jahresende war schrecklich.« Er missversteht mich und denkt, ich rede von Medusa. »Ich hätte mir so etwas nicht ausdenken können.« Er leert seinen Wein. »Ich habe auch nicht gefeiert. Tue ich nie.«

»Wie sind sie so?«, frage ich.

»Die Grimbergs?«

Ich nicke.

»Sie sind faszinierend, muss ich sagen. Irgendwie quasi Adel, unglaublich abergläubisch und belesen, was eine Menge heißen will, wenn ich das sage. Sie sind alle klug, fleißig und stoisch bis dorthinaus. Vielleicht müssen Sie viele Stunden mit ihnen verbringen, um ihr Vertrauen zu gewinnen.«

»Eigentlich ist Gustavs Selbstmord die größte Story für den *Posten*«, sage ich. »Daher muss ich sie interviewen. Zwei Fliegen mit einer Klappe.«

»Ah.« Er wirkt enttäuscht.

»Was?«

»Nennen Sie es nicht Selbstmord, wenn Sie mit ihnen sprechen. Reden Sie lieber von dem ›Unfall‹ der der ›Tragödie‹ oder so. Die denken nicht so wie Sie oder ich.«

Ich denke nicht wie du, Freundchen. Und ich kenne auch keinen, der das tut.

»Ist gut«, antworte ich.

Er lächelt arrogant und räumt unsere Dessertschalen ab. Meine ist blank geputzt, seine hat er kaum angerührt.

»Sie denken darüber nach, die Fabrik zu verkaufen, jetzt, da Gustav tot ist?«

»Die Geier kreisen«, sagt er. »Dieser bucklige Anwalt mit dem gemeißelten Gesicht und dem großen Grundbesitz ist sehr interessiert. Tja, wie sollte es auch anders sein? Nun, da mein Anwalt im Ruhestand ist, hat Hellbom den ganzen Ort für sich. Ein Monopol. Und da seine Frau dort arbeitet, könnten sie modernisieren und ein Vermögen machen. Aber die Grimbergs wollen nicht verkaufen. Nur über ihre Leichen. Und dieser Buchdeal sollte ihnen helfen, die Fabrik zu halten.«

Er streckt einen Arm über den Tisch aus.

»Freut mich, mit Ihnen zusammenzuarbeiten.«

Zögerlich bewege ich meine Hand seiner entgegen, und seine Fingerknöchel gleiten neben meine. »Ebenso.«

Ich ziehe meine vielen Sachen an und freue mich über die so unerwarteten wie dringend nötigen zwanzigtausend Kronen. Sofort stelle ich mir meine nächste Wohnung vor, vielleicht mit ein bisschen Meerblick und einer Waschmaschine. Dann piept mein Hörgerät, die Batterie ist bald leer und meldet sich. Ich schüttle meinen Schlüsselanhänger. Noch habe ich zwei Ersatzbatterien. Natürlich habe ich immer welche dabei. Ich verabschiede mich und fahre los. Zum Glück bin ich bei meinem Limit von einem Glas geblieben, und das fühlt sich gut an. Ich fahre am Holzrauch der Schwestern vorbei und langsam den Hügel hinunter. Als ich Viggos Haus hinter mir gelassen habe, bemerke ich im Rückspiegel Scheinwerfer und Auspuffdämpfe. Sein Volvo fährt aus der Einfahrt, um mir zu folgen.

11

Viggo hat eine Tour, das ist alles. Vielleicht jemanden, der zum Zentralkrankenhaus in Karlstad oder zu Ronnies Bar will. Große Sache. Ich beschleunige, schalte das Fernlicht ein und schaue auf mein Handy, weil es eventuell auch eine größere Sache zwischen mir und diesem Perversling zu werden droht. Er hat mich schon mal hinten in seinem Taxi eingesperrt und mir eine Riesenangst eingejagt.

Ich schwitze.

Es ist kalter Schweiß, der mir in die Ärmel und über die Unterschenkel rinnt. Hier ist keiner. Leere Wege. Meine Seitenspiegel reflektieren sein Scheinwerferlicht, und er ist zu dicht an meiner Stoßstange. Keiner fährt bei Schnee so, nicht mal auf einer geräumten Straße. Wenn ich bremse, rammt er mich. Also gebe ich Gas, sorge für ein klein wenig Abstand, dann sehe ich die Biegung kurz vor Bengts Haus, tippe die Bremse an, nur leicht und ganz sacht pumpend. Teils, um dem Arsch hinter mir zu zeigen, dass ich langsamer werde, teils, um nicht den Halt auf dem Eis zu verlieren. Ich schlittere ein wenig, aber ich finde wieder in die Spur, weil die eingegrabenen Furchen mich einfangen. Ich biege ab und fahre ungefähr fünf Stundenkilometer, bis ich nach links blinke und auf die Hauptstraße gelange und so heftig Gas gebe, dass der Wagen bebt.

Er folgt mir immer noch.

Der Abstand verringert sich.

Warum sollte er auch nicht in diese Richtung fahren? In der anderen Richtung ist nichts, nur eine leere Straße, die zu einem Schrottplatz und schließlich zum Spindelberg-Gefängnis führt. Doch der Abstand zwischen uns ist zu klein. Gefährlich klein. Ich sprühe Entfroster auf meine Heckscheibe und schalte die Sitzheizung runter, denn mir bricht Schweiß am Hals und auf der Oberlippe aus. Im Rückspiegel kann ich sein Gesicht mit den blassgrauen Augen erkennen. Er schaltet das Fernlicht ein, sodass es mich im Rückspiegel blendet, und ich kann ihn nicht mehr sehen. Nun wird er schneller, und es ist sonst niemand auf der Straße. Ich kann ihn hinter mir fühlen, seine Stoßstange spüren. Meine Nerven sind angespannt. Sein Volvo ist direkt hinter mir, mitsamt seinem »Achtung Kinder«-Schild oben auf dem Dach. Er macht das Fernlicht wieder aus und stellt die Warnblinkanlage an. Was zur Hölle soll das? Ist das irgendeine Botschaft? Eine Art nordischer Distanz-Flirt? Mein Herz rast, und ich trete aufs Gas, sodass ich beinahe einhundertzehn fahre, was viel zu schnell ist für diese Straßenverhältnisse.

Viggo dreht seine Scheinwerfer runter und stellt die Innenbeleuchtung an. Jetzt sehe ich sein bleiches, gräuliches Gesicht und auch die Sachen, die an seinem Rückspiegel baumeln. Zwar kann ich keine Einzelheiten ausmachen, aber ich erinnere mich daran, was dort hängt: ein daumengroßer *Hustomte*-Troll, ein Kreuz und ein Schweizer Taschenmesser.

Ich fahre durch die Unterführung, beide Hände fest am Lenkrad und so konzentriert, wie es nur irgend geht. Der Geschmack von Tod liegt noch auf meiner warmen, lebendigen Zunge. Und dann erscheint Viggo und biegt ohne zu blinken auf die E16 nach Norden ab, zur Papiermühle. Er ist weg. Natürlich hat er nicht geblinkt. Die wirklich üblen Männer blinken nicht. Nie. Als würden sie es für ihr gutes Recht halten abzubiegen, wann immer ihnen danach ist.

Ich atme auf und reduziere das Tempo auf sechzig Stundenkilometer.

Sieben Tage, Tuva. Sieben Tage, und dann für immer weg von hier. Ich sacke auf dem Sitz zusammen und reibe mir die Augen. Auf meinem Beifahrersitz liegt eine Tüte Weingummi. Die greife ich mir, drücke sie, bis sie aufplatzt, und nehme mir drei heraus, um den Ochsengeschmack loszuwerden.

Draußen verändern sich die Farben. Im Wald war alles weiß, unberührter Schnee und klare Eisbäche auf Fels. Hier, näher am Ort, ist das Weiß im Scheinwerferlicht grau von Auspuffgasen, Splitt, Salz und Stiefelabdrücken. Was überhaupt an Farbe zu sehen ist, ist menschengemacht und kaum aufeinander abgestimmt, grellbunte, windabweisende Sportbekleidung und Kinderschlitten.

Ich fahre zwischen dem Supermarkt und dem Fastfood-Restaurant hindurch und beginne mich zu fragen, ob ich in meiner letzten Woche hier paranoid werde. Der Schornsteinsuizid hat mich verstört. Und Viggo Svensson hatte eine Tour, musste dringend jemand abholen und war auf dem Weg zur Autobahn. Weiter nichts.

Ich parke und nehme die Wasserflasche aus meinem Pick-up mit, weil sie platzen würde, wenn ich sie dort liegen lasse. Dann gehe ich nach oben in meine Wohnung. Im Wohnzimmer stehen drei leere schwarze Koffer neben meiner PlayStation. Einer ist alt, die anderen beiden habe ich für den Umzug in Karlstad gekauft. Alles unkompliziert. So ist mein Leben. Keine Haustiere, keine Beziehungen, keine Möbel, keine Erbstücke, keine Pflanzen. Überhaupt nichts Lebendiges.

Ich pule eine dieser Vlies-Gesichtsmasken aus ihrer Verpackung. Sie riecht nach Pfefferminze, und ich schätze, dass ich ungefähr sechs Behandlungen nacheinander gebrauchen könnte. Mich einfach für Stunden tapezieren. Ich sehe aus, als wäre ich einem Horrorfilm entsprungen, doch meine Haut brennt, und das bedeutet, sie tankt Feuchtigkeit. Als Nächstes nehme ich meine Hörgeräte heraus und schenke mir drei Finger breit weißen Rum ein, ehe ich auf meinem iPad die Schlagzeilen durchsehe. Die Polizei bittet Autofahrer, auf längere Fahrten ein Handy und Decken mitzunehmen. Verfluchter Februar. Hier lebt man wie in Sibirien, mit dem einzigen Unterschied, dass unsere Breitbandverbindung zehnmal schneller ist.

Ich schlafe unruhig, werde früh wach und schalte meinen Vibrationswecker aus. Holmqvist hatte mich gebeten, ihn um neun unter dem Torbogen der Fabrik zu treffen. Und er wartet schon, als ich um fünf vor neun dort vorbeifahre. Ich parke bei der Redaktion und gehe zu Fuß rüber. Holmqvist steht an der Stelle, an der Gustav gestorben ist.

»Guten Morgen«, sagt er.

»Guten Morgen«, antworte ich, gehe aber nicht zu dicht heran.

Er tritt aus dem Torbogen heraus und legt ein Selbstbewusstsein an den Tag, das ich so noch nicht bei ihm gesehen habe. Als würde er mir ein Haus zeigen, das er verkaufen will, wäre bestens vorbereitet und ziemlich froh mit seinem Produkt.

»Schauen Sie es sich mal von hier aus an«, sagt er und weist zum Geländer. Unter seinem Kinn hat er Rötungen vom Rasieren. »Hier haben Sie einen besseren Blick.«

Wir lehnen mit unseren Winterjacken am Eisengeländer und schauen am Gebäude nach oben.

»Fangen wir mit den Eckdaten an. Erbaut 1839 mit

hiesigem Backstein, das größte nichtsakrale Gebäude in Värmland, außerhalb von Karlstad, versteht sich, und das seit über siebenundneunzig Jahren. Während der Bauarbeiten sind sieben Männer gestorben, als ein Gerüst einstürzte.« Er blickt zu den Schornsteinen und dann wieder zum Torbogen. »Das meiste hier ist profanierter Grund.«

»Wie bitte?«

»Er gehörte früher zur Kirche St. Olov.« Er zeigt auf die Kirchenruine und dann wieder zur Fabrik. »Unter uns sind Hunderte uralte Gräber. Was Sie hier sehen, war früher alles Fabrikgelände. Im Erdgeschoss links vom Bogen waren die Räume, in denen die fertigen Lakritze geprägt und abgekühlt wurden, und der Ofen unter dem Schornstein heizte diesen Gebäudeteil. Damals war rechts vom Bogen der Bereich, in dem gehäckselt, gemischt und Zuckersirup in großen Bottichen erhitzt wurde. Und unter jenem Schornstein stand noch ein weiterer Ofen.«

Ich sehe zu dem toten Schornstein hinüber.

»Heute findet die gesamte Fertigung in dem Wellblechbau hinten links statt, hinter den alten Fabrikationsräumen, in denen sich heute die Kantine befindet. Können Sie mir folgen?«

»Ich glaube, ja.«

»Oben hat sich eigentlich nichts verändert. Links vom Torbogen befinden sich die Büros und das Archiv und über der Durchfahrt der Empfangsraum, wo Sie die meiste Zeit arbeiten werden. Rechts ist der luxuriöseste Teil des ganzen Gebäudes, dort sind die Wohnräume. Zu ihnen zählt auch der ›große Salon‹. Hoffentlich können Sie da rein, denn jemand muss es.«

»Waren Sie noch nicht dort?«

»Kommen Sie mit.«

Er geht zum Torbogen, und ich tue, was er sagt. Heute

ist es nicht saukalt, nur ungefähr minus sieben Grad. Es ist nur ungemütlich frostbeulenkalt, also nicht tödlich kalt.

»Hier entlang«, sagt er und steuert auf die Treppe zu, die ich nach der Beerdigung gesehen hatte.

Ich folge ihm die Stufen mit dem roten Läufer und den Messinghalterungen hinauf. Die Bilder an den Wänden sind größtenteils schwarz-weiß: ein großes Haus an einem See, eine Weitwinkelaufnahme von der gesamten Belegschaft aus den Dreißigern und Vierzigern, ein Bild von einem kleinen Jungen mit einem Katzenbaby. Zwei der Fotos hängen kopfüber, und drei sind mit Tüchern verhangen. Als wir oben ankommen, fühle ich einen kalten Luftzug am Hals.

»Hier geht es zu den Büros«, sagt Holmqvist. »Elegantes Treppenhaus, nicht wahr?«

Ist es. Eine hohe Decke und senfgelbe Tapete. Verblasst. Noch mehr von Leinen verhüllte Gemälde.

»Warum sind einige von den …«

»Der Empfangsraum«, fällt Holmqvist mir ins Wort. »Kommen Sie mit.«

Er öffnet eine schwere, mit alten Gobelins bespannte Tür, und ich folge ihm. Er benimmt sich, als würde das alles hier ihm gehören. Der Raum wird von einem ausladenden Kronleuchter erhellt, die Birnen flackern, als würden sie jeden Moment ausgehen. Als wären es noch die Originale von 1839.

»Na, was denken Sie?«

Ich will antworten, doch er ist schneller. »Exquisit, nicht? Der edelste Raum in Gavrik, keine Frage.«

Jemand hüstelt an der Tür, durch die wir eben gekommen sind, und jetzt fühle ich mich wie eine neugierige Babysitterin, die in Zimmern herumschnüffelt, in denen sie nichts zu suchen hat.

»Sie müssen Frau Moodyson sein.«

Ich gehe auf sie zu, strecke meine Hand aus und vollführe diesen Halbknicks, den ich nicht mehr gemacht habe, seit ich ungefähr sieben war. Und schon damals habe ich es gehasst.

»Ich bin Anna-Britta Grimberg, freut mich.«

Sie hat ein freundliches Gesicht, kleine Fältchen um die Augen, hastig aufgetragenes Make-up und geplatzte Kapillaren. Ihre Wimpern sind außergewöhnlich, nahezu schmerzlich kurz. Es sind praktisch keine da, und sie tut alles, was mit Mascara möglich ist, aber es landet mehr auf ihren Lidrändern als auf den Wimpern.

»Mein Beileid zu Ihrem Verlust«, sage ich.

Sie nickt, als wolle sie nicht mit mir darüber reden. Jetzt nicht und überhaupt nie.

»Sie sind hier, um bei dem Buch zu helfen, nicht? Sie dürfen mit meiner Schwiegermutter, meiner Tochter und mir in diesem Raum sprechen. Mit den Mitarbeitern dürfen Sie überall reden, aber ich bitte Sie, rücksichtsvoll zu sein. Meine Angestellten müssen sich konzentrieren, und sie sind alle in Trauer. Bedenken Sie das bitte.«

Ich hätte erwartet, dass sie mich bittet, Rücksicht auf ihre kränkelnde Schwiegermutter und ihr trauerndes Kind zu nehmen, aber nein, anscheinend muss ich bei den Fabrikarbeitern feinfühlig sein.

Holmqvist beachtet sie nicht, sie redet nicht mit ihm, sieht ihn nicht mal an.

»Andersson wird Sie herumführen«, sagt Anna-Britta. »Ich hoffe, das ist in Ordnung?«

Ich nicke und versuche, sie nach ihrem Mann zu fragen, doch sie entschuldigt sich. Sie verlässt den Raum in ihrem gut geschnittenen anthrazitfarbenen Kleid, und an ihrer Stelle erscheint Hausmeister Andersson in einem Overall und einem neongelben Fleecepullover.

»Ich muss noch Rohre isolieren. Gehen wir.«

Plötzlich verliert der Raum jede Eleganz, und Holmqvist wirkt linkisch neben Andersson, der ihn genauso konsequent ignoriert wie Anna-Britta.

»Ich fahre dann mal wieder nach Hause, Tuva«, sagt Holmqvist. »Rufen Sie mich an, falls Sie irgendwelche Fragen haben.«

»Moment«, sage ich. Offensichtlich kann Andersson es nicht erwarten, diesen holzvertäfelten Raum mit Gustavs Mobiliar und dem kalten Kamin in der Ecke zu verlassen. »Sie möchten, dass ich mit den Mitarbeitern und der Familie rede, aber was genau brauchen Sie?«

»Alles«, antwortet er. »Bisher reden sie ..., ich meine, sie haben nicht mit mir gesprochen. Wir brauchen eine persönliche Perspektive, Zitate und Informationen über die Generationen, die hier gearbeitet haben.« Er sieht mich verschwörerisch an, und das Muttermal auf seinem Adamsapfel hebt und senkt sich, als er schluckt. »Und alles, was Sie über die Familie bekommen können. Gustav hat mir Anekdoten erzählt, aber die waren alt und zumeist längst bekannt. Ihre Geschichten im *Posten* über die Menschen hier sind gut.«

Das Kompliment überrascht mich, was eventuell daran liegt, dass ich in diesem Ort nur sehr selten für meine Arbeit gelobt werde.

»Der Verlag braucht interessante Geschichten. Details, das Buch muss sich verkaufen«, sagt er.

»Die Rohre isolieren sich nicht von selbst«, murrt Andersson. »Heute Nacht sollen es minus zwanzig werden. Das steht im *Posten*.«

Diesen Wetterbericht hatte ich einer Göteborger Zeitung entnommen, und er ist schon zwei Tage alt. Da könnte Andersson ebenso gut den Finger anlecken und in die Luft halten.

»Nach Ihnen, Herr Andersson«, sage ich.

Wir gehen nach unten, und ich lege eine Hand auf Anderssons Schulter. Er zuckt heftig zusammen.

»Was?«, fragt er.

»Warum sind einige der Bilder umgedreht?«

»Wie können Sie das an einem Tag wie heute fragen?«

Gibt es jemanden, den die Familie nicht zu sehen erträgt? Jemanden, dem sie die Schuld an Gustavs Tat geben? Einen Arbeiter oder entfernten Verwandten? Einen Vorfahren?

»Warum sind die Bilder verhangen oder umgedreht?«, frage ich wieder. »Wessen Gesicht wollen sie nicht sehen? Ich habe Ihnen geholfen, als sie im Graben lagen. Und jetzt bitte ich Sie, mir zu helfen.«

Er dreht sich halb zu mir um. »Ich schulde weder Ihnen noch sonst wem was. Habe ich nie.«

Wir gehen durch den Torbogen in den dahinter liegenden Hof. Alles links von mir ist modern: ein eingeschossiges Wellblechgebäude mit Ladetoren und einem Blechdach. Rechts von mir liegt ein alter Holzschuppen, offen und den Elementen ausgesetzt bis auf das windschiefe Dach, unter das ich mich nicht wagen würde. Ich kann die Mauer von St. Olov und die dunklen Eiben sehen, die die Kirche umrahmen.

»Hier kommen die Arbeiter rein«, sagt Andersson. »Es gibt keinen Parkplatz auf dem Gelände.«

»Warum nicht?«

»Was denken Sie denn? Es ist so schon zu wenig Platz für die Transporter, die hier zum Be- und Entladen hinkommen. Da müssen sich nicht auch noch all diese koreanischen Kisten hier durchzwängen. Morgen Abend fahren Sie mit einem der Lieferwagen mit. Das hat Frau Grimberg organisiert. Unser ältester Fahrer nimmt Sie mit, dämlicher alter Bock. Er fährt den Wagen Nummer eins, und er kann Ihnen alles über diesen Teil des Geschäfts erzählen.« Er hustet und zeigt nach vorn. »Wir haben einen Parkplatz in der Straße, die an St. Olov vorbeiführt, und die Arbeiter gehen dann bis hier. Ist im Winter nicht sehr schön, aber es klappt ziemlich gut. Und einige von denen können die Bewegung gebrauchen.«

Er stapft durch den Matsch zu einer Tür, über der »Mitarbeitereingang« steht. »Nicht so trödeln«, sagte er. Drinnen stehen ein Schreibtisch und eine deckenhohe Stechuhr wie aus einem Museum. Überall sind kleine Stempelkarten eingesteckt, und in der Mitte prangt eine analoge Uhr.

»Funktioniert die Maschine noch?«

»Nur weil etwas alt ist, muss es nicht schlecht sein. Man kümmert sich eben um die Sachen.« Kopfschüttelnd öffnet er eine Tür rechts, sieht jedoch nicht hindurch.

»Toiletten«, sagt er.

Ah, danke. Ein Superstart, du gescheiterter Fremdenführer! Die Fliesen sind gesprungen und fleckig, die alten weißen Waschbecken haben braune Stellen, wo das Wasser auf das Porzellan trifft, auch wenn sie sauber wirken. Nun ja, so sauber, wie eine alte Gemeinschaftstoilette eben sein kann. Es gibt etwa ein Dutzend Türen am anderen Ende, und das sind keine anständigen Kabinentüren, wie unsereins sie sich wünschen würde, sondern diese halben Dinger, bei denen jeder von draußen den Kopf desjenigen sehen kann, der sie benutzt, wenn er sich auf die Zehenspitzen stellt, oder die Füße, wenn er sich hinabbeugt.

Wieder öffnet Andersson eine Tür, ohne hinzuschauen.

»Schließfächer.«

Ein Raum wie in einer stillgelegten Schule. Hunderte verbeulter Türen, ein langes Stiefelregal, Kleiderhaken. An einem Ende brummen Trockenschränke, in denen man nasse Sachen aufhängt und die immer nach Teenagern riechen.

Nahe der Tür befinden sich lauter Plastikkörbe voller Haarnetze, Schuhhüllen, Mundschutze und dünner Latexhandschuhe, wie sie in Krankenhäusern verwendet werden.

»Nicht nur angucken«, sagt Andersson. »Anziehen.«

»Und Sie nicht?«

»Ich muss Rohre isolieren.«

Also ziehe ich mir blaue Plastikschuhschützer über die Stiefel, ein Haarnetz über meinen Pferdeschwanz und beginne, in die Handschuhe zu schlüpfen.

»Sie schneiden oder stempeln ja nicht, da brauchen Sie keine Handschuhe. Kommen Sie schon!«

Er führt mich zu einer automatischen Doppeltür, die vor uns aufschwingt, und marschiert in die andere Richtung davon.

Ich gehe hinein.

Der große Raum ist sauber, trocken und steril, ein Fabrikraum. Der Boden ist irgendwie gummiert und zieht sich an allen Seiten circa einen halben Meter die Wände hinauf. Ich kann Edelstahlbehälter sehen, in denen vermutlich Lakritz zubereitet und mit Edelstahlblättern gerührt wird. Über uns sind Ventilatoren und Aluminiumrohre, die Luft nach oben in den großen Schornstein saugen. Überall sind Arbeiter, sie wirken wie ferngesteuert. Oder wie Ameisen. Oder Arbeiterbienen. Weiß gekleidete Menschen mit identischen Haarnetzen und identischen Schuhschützern wuseln umher, ohne aufzublicken oder meine Anwesenheit wahrzunehmen.

Ich gehe weiter.

Schwarze Lakritzschlangen werden durch Löcher auf ein Fließband gepresst und in einer Maschine gekühlt. Das alles lebt und hat etwas von viereckigen Rieseninsekten. Ich lese Schilder wie »Vorsicht: Kühlzone« oder »Starkstrom!«.

Überall sind Mitarbeiter. In diesem Teil des Raumes laufen sie mit Klemmbrettern herum, lesen von Anzeigen ab und machen sich Notizen. In der Mitte sehe ich Leute an langen Tischen, die erhöht stehen, sodass man von dort aus alles im Blick hat. Die meisten scheinen Frauen zu sein, was sich allerdings angesichts der uniformen Kleidung schwer sagen lässt.

Da sind zunächst die Schneider, die dünne schwarze Schlangen mit einer Fertigkeit und in einem Tempo zerschneiden, wie ich es sonst nur von einem Chirurgen oder Sternekoch erwarten würde. Mit einer skalpellartigen Klinge zerlegen sie die Schlange in kleine Scheiben, die danach auf dem Fließband zu den Stemplern fliegen. Von denen – es müssen insgesamt acht sein – drückt jeder einen Prägestempel, so wie ihn die Grafen im neunzehnten Jahrhundert für die Wachssiegel ihrer Briefe verwendet haben, auf die Scheiben, um das berühmte »G« hineinzustanzen. Und nun wird mir klar, was Holmqvist damit meinte, als er sagte, dass eine Modernisierung hier einiges verändern würde. Wäre ich Unternehmensberaterin oder Bankerin, was ich – gelobt sei der Herr – nicht bin, würde ich mir dies hier ansehen, im Geiste siebzig Prozent der Belegschaft wegstreichen und drei große Maschinen hinstellen, um mir dann ein siebenstelliges Gehalt auszahlen zu lassen.

Eine Stemplerin greift mit verhüllter Hand hinter sich, während sie blitzschnell weiterarbeitet, und reicht mir einen Lakritztaler. Schwarz und weich. Warm. Ich nehme ihn, danke ihr, und sie widmet sich wieder ihrer Arbeit. Unter dem Haarnetz sehe ich feuerrotes Haar, nicht rötlich oder rotblond, sondern so knallrot wie ein Sportwagen, blutrot gefärbt, wie ein glänzender Schneewittchen-Apfel.

Weiter zur Qualitätskontrolle. Reihen von Leuten berühren die Süßigkeiten mit ihren verhüllten Fingern und werfen die missratenen in eine Tonne. An einem Ende sehe ich drei Frauen, die wahllos Muster probieren.

Als Nächstes folgt die Packzone. Röhren, Schachteln und Plastiktüten, die großen, die man an drei Tagen in der Woche im Kino von Gavrik bekommt und die zu öffnen echt schwierig ist. Die verpackten Sachen wandern in Kartons und werden mit Gabelstaplern auf Paletten geladen, die dann durch die Doppeltüren hinten zu einer überdachten Laderampe fahren, wo die Retro-Lastwagen bereitstehen. Ehrlich gesagt würde ich solch ein Teil auf diesen Straßen im Februar niemals fahren wollen, so putzig sie auch aussehen. Diese Lkw jedenfalls bringen die Ware ins ganze Land.

Ich öffne die Tür mit der gesprungenen Scheibe und gehe durch zur Kantine. Hundert Gesichter blicken zu mir, um sich dann sofort wieder ihrem Kaffee und den Kardamomschnecken zu widmen. Auf einmal tippt mir Hausmeister Andersson fest auf die Schulter.

»Kommen Sie mit«, sagt er, hält lose meinen Arm und hustet würgend.

Ich schüttle seine Hand ab. »Sie haben mich hier allein gelassen.«

»Und jetzt bringe ich Sie zur alten Fabrik. Wir haben nicht alle Zeit der Welt.«

Er marschiert hinaus auf den Hof, während ich mir das Haarnetz abziehe, das sich in der erbärmlichen Spange verhakt, die ich benutze, um meinen Pferdeschwanz zusammenzuhalten. Und ich streife die Schuhhüllen ab, die ich in einen Behälter neben der Tür werfe.

Hausmeister Andersson betritt die Durchfahrt und zückt einen langen Schlüssel aus dem dicken Bund an seinem Gürtel. Mit dem schließt er die Tür direkt gegenüber dem Kantineneingang auf – mit einem Schlüssel, der so lang ist wie ein Schaschlikspieß. Dann winkt er mich hinein.

»Hier sind all die guten alten Sachen. Ist ein bisschen eng, aber kein Computer-Hokuspokus, nur reiner schwedischer Stahl. Die Familie hat mich gebeten, Ihnen das zu zeigen, also mache ich es.«

Der Raum ist genauso groß wie die Kantine auf der anderen Seite. Hier stehen riesige rostige Behälter, so groß wie Mammutbaumstämme, und gleich neben ihnen Holzschreibtische und jede Menge verstaubte Laufbänder.

»Die alten Büros und Schließfächer«, sagt er und zeigt in die Dunkelheit.

Wir gehen durch den Raum. Eine einzelne Neonröhre surrt und kämpft hörbar, diesen Ort zu erhellen. Es ist eiskalt. Offenbar wird hier nicht geheizt, weshalb es muffig und feucht ist. Ich sehe Schreibtische mit alten Wählscheibentelefonen, Schreibmaschinen, Aktenordnern und Tintenlöschern.

»Könnte eines Tages alles wertvoll sein, meinen Sie nicht?«, sagt Andersson. »Der alte Grimberg – möge er in Frieden ruhen, obwohl ich bezweifle, dass er je die Chance dazu bekommt –, Gustavs Vater, meine ich. War nicht beliebt, aber er hat auf mich gehört, mich nach meiner Meinung gefragt, mitbekommen, dass ich tatsächlich ein Hirn in meinem Schädel habe. Er hat hierin immer Museumspotenzial gesehen, eine Touristenattraktion, Sie wissen schon.«

Touristen? Durchreisende Touristen? Im Ernst?

Ich gehe hinüber zu den Schließfächern. Die sind in Dreierreihen nach oben angeordnet, dicht gedrängt. Einige haben gesprungene Spiegel in den Türen, von denen auch einzelne an den Wänden hängen.

»Und das da ist der südliche Ofen, aber der ist vor dem Zweiten Weltkrieg das letzte Mal angeheizt worden. Die Schornsteinmauern sind unten über zwei Meter dick.«

Es gibt zwei Türen in dem Raum, so groß wie die von meinem Pick-up, und die sind verriegelt.

»Darf ich da reinsehen?«

Er geht rüber, stemmt den Riegel nach oben und zieht an einer Tür.

»Gehen Sie da nicht rein. Das ist nicht sicher. Hier wimmelt es nur so von Ungeziefer bei all dem Zucker, also nur gucken.«

Ich spähe hinein, und es ist ein kleiner Raum, ursprünglich ein Kohle- oder Holzofen unten in dem runden Schornstein.

Wir treten zurück, und ich nehme etwas wahr. Etwas, das weghuscht. Eine winzige Maus oder ein sehr großer Käfer. Es flitzt hinter einen alten Stempeltisch und über eine glänzende schwarze Linie.

Eine feuchte Linie.

Da fließt dunkles Blut in den Ablauf am Boden.

12

»Sehen Sie mal«, sage ich und zeige auf das Blut.

Andersson meint: »Also, ich muss noch die Rohre ...«, verstummt aber sofort und reißt die Augen weit auf. Wir gehen um den Stempeltisch herum und nähern uns der glänzenden dunklen Linie.

Spinnweben hängen in der Luft.

Hier ist etwas richtig Schlimmes geschehen. Etwas Unumkehrbares.

Es ist eiskalt und komplett still.

Als wir am anderen Ende des Tisches stehen, sehen wir ein Stiefelpaar. Mir stockt der Atem, und ich zwinge mich weiterzugehen.

Ein Mann liegt auf dem Boden.

»Heilige Maria, Mutter Gottes«, murmelt Andersson vor sich hin.

Ich hocke mich neben den Mann, kann ihn aber in dieser erbärmlichen Beleuchtung nicht richtig erkennen.

Ich taste nach seinem Puls – nichts. Seine Haut ist kalt.

Nichts.

»Holen Sie Hilfe«, sage ich. »Rufen Sie einen Krankenwagen.«

Der Tote hat eine kleine Schnittwunde seitlich am Hals. Kein richtiger Schnitt, eher ein Stich. Sein Hals ist rot von seinem eigenen Blut, aber es fließt kein frisches mehr.

»Los!«, sage ich, als ich meine Stimme wiedergefunden habe. Und Andersson geht.

Die Augen des Mannes sind schwarz. Nein, nicht wirklich, sie sind abgedeckt. Beide Lider sind von schwarzen Scheiben verdunkelt. Zwei Grimberg-Lakritztaler. Aber die Lider sind nicht geschlossen. Seine Augen sind weit offen, und die Taler liegen direkt auf seinen schwarzen Pupillen. Meine eigenen Augen gewöhnen sich an das trübe Licht. Der Mann sieht verängstigt aus. Wie ein schreiender Toter aus einer anderen Epoche mit einem Pfennig auf jedem Auge. Ähnlich dem Mythos. Münzen, um den Weg über den Styx in die Unterwelt zu zahlen.

Hinter mir ertönt ein Geräusch.

»Geh zur Seite«, sagt Thord.

Ich weiche zurück, wobei ich darauf achte, nicht in das Blut zu treten.

»Wann hast du ihn gefunden?«, fragt Thord, dessen Finger sich am Hals des Mannes befinden.

»Vor wenigen Minuten«, antworte ich. »Er ist tot.«

Thord leuchtet mit seiner Taschenlampe in das Gesicht des Mannes, aber die Batterien scheinen zu schwächeln, denn das Licht geht immer wieder aus.

»Hast du irgendwas angefasst?«, fragt er.

»Nein.«

Die Lakritzaugen leuchten im sporadischen Kunstlicht, und ich kann das große »G« auf den Münzen sehen, ebenso wie die Wieselzüge des armen, verängstigten Mannes. Sein Mund ist weit aufgerissen, als hätte er Todesangst. Er hat kleine Ohren, die recht weit hinten sitzen, und buschige Koteletten. Es ist der Mann aus der Kantine. Er wurde überfallen. Ausgeblutet. Ermordet.

Sein Hemd ist durchnässt, aber nicht blutig. Die Taschenlampe geht aus, und wir stehen im Halbdunkel. Dann holt Hausmeister Andersson sein Handy hervor und schaltet das Licht ein. Er geht näher an die Leiche heran, und Thord bedankt sich murmelnd.

Die Wunde ist so klein wie die Narbe von einer Leistenbruchoperation oder einem entfernten Muttermal. Ein sauberer Schnitt, vielleicht einen Zentimeter lang. Aber er ist tief. Der Mörder hat eine Arterie oder Vene gefunden – ich weiß nicht genau, was was ist – mit der Präzision eines Herzchirurgen. Eine glänzende Linie hat sich auf dem Boden gebildet, und etwas steckt in der Wunde. Ein Zahn. Es sieht aus, als wäre ihm ein angespitzter Zahn in den Leib gerammt worden.

War ein Hund an diesem Angriff beteiligt? Ein Mörder und dessen Hund? Ein Wolf?

»Was zum ...«, sagt Thord und zieht sich Latexhandschuhe an.

Ich nehme an, dass er den Zahn herausholen will, doch er bewegt seine Fingerspitzen auf den offenen Mund des Mannes zu, und nun sehe ich, was er wirklich anstarrt. Da ist eine blanke schwarze Masse zwischen den Zähnen, als würde der Mann auf einen Kochapfel beißen, der viel zu groß für seinen Mund ist. Der Hausmeister richtet seine Handytaschenlampe darauf. Es müssen über ein Dutzend Lakritztaler sein, zu einem Klumpen geformt und teils vom Speichel des Toten aufgelöst. Ein graues Rinnsal zieht sich über sein kaltes, regloses Gesicht. Sein Mund ist so weit aufgesperrt, wie es überhaupt geht, und er ist gefangen in einem ewigen Schrei, mit schwarzen Augen, einer schwarzen Masse in seinem Mund und einem Tierzahn in seinem Hals.

Thords Atem bildet Wolken in der Luft, als seine Atmung schneller wird. Seine Miene sagt: »Das hier liegt über meiner Gehaltsklasse«, und er sieht panisch aus.

»Geht zurück und gebt mir etwas Platz«, sagt er.

Polizeichef Björn kommt mit der neuen Polizistin. Beide haben Taschenlampen dabei, und ihre funktionieren. Björn betrachtet die Szene und dreht sich zu seiner jungen Kollegin um. »Halte alle auf dem Gelände fest. Keiner kommt oder geht. Schaff die Leute ins Hauptgebäude und überprüf die Ausgänge. Ich komme zu dir, sobald ich kann.« Sie nickt, doch ihr Gesichtsausdruck fragt: »Warum schreit der Mann?« und »Wieso ist sein Mund so weit aufgesperrt?« Sie geht und bedeutet dem Hausmeister und mir, ihr zu folgen. Plötzlich will ich dringend weg aus dieser Fabrik und von diesem Ort und nie wieder zurückblicken.

13

Wir warten zwei Stunden in der modernen Fabrik, während die unangemessen kleine Polizeitruppe das Gebäude absucht und den Leichenfundort absperrt. Schließlich wird mir und Hausmeister Andersson mitgeteilt, dass wir uns auf der Wache einfinden sollen, um unsere Aussagen bei Polizeichef Björn zu machen. Thord hat bereits drei Viertel des Schauplatzes abgesperrt und kann es nicht erwarten, dass Verstärkung von außerhalb kommt. Der Polizeichef gibt sich offiziell, doch ich merke ihm an, dass sogar er erschüttert ist. Die präzise beigebrachte Wunde, der Hundezahn und die Lakritztaler auf den noch offenen Augen des Toten haben ihn genauso verstört wie uns. Ebenso wie die Angst im Gesicht des Toten. Und die Tatsache, dass ein kaltblütiger Mörder unter uns war. Unter uns *ist*.

Der Name des Opfers ist Gunnarsson. Per Gunnarsson.

Björn nimmt meine Aussage auf. Er fragt mich, wann ich Gunnarsson gefunden und ob ich sonst jemanden in der Nähe gesehen habe. Er will wissen, wo ich in den Stunden vor dem Leichenfund gewesen bin. Und ob ich wisse, wer der Mörder sein könnte.

Bevor ich die Wache verlasse, stelle ich dem Polizeichef noch ein Dutzend Fragen für die Zeitung, doch er sieht mich nur wütend an und knallt mir die Tür vor der Nase zu.

»Ich muss immer noch die Rohre isolieren«, sagt Hausmeister Andersson, der neben mir hustet. »Trotz all dem, was passiert ist.«

»Wer würde den Mann umbringen wollen?«, frage ich.

»Gunnarsson? Da gibt es reichlich Leute. Jeder kann zum Mörder werden – das ist eine Gratis-Information. Jeder trägt das in sich. Und er war nicht beliebt.«

Ich sehe ihn fragend an und stelle fest, dass sich mein Herz zwar eng und hart anfühlt, ich dringend weg von dem Toten will, der immer noch dort liegt, wo wir ihn gefunden haben, weil die Polizei ihn bisher nicht wegbringen ließ, aber ich muss noch mit Andersson sprechen. Es ist mein Job.

»Mir ist ein bisschen flau«, lüge ich, als wir uns dem Fabriktor nähern, wo drei Streifenwagen die Zufahrt versperren. »Ich brauche einen Kaffee.«

»Das Hotel hat geöffnet.«

»Sie wohnen doch gleich unten in der Fabrik. Kann ich auf eine Tasse mit zu Ihnen kommen? Nur fünf Minuten.«

Ich kehre der Fabrik und dem toten Gunnarsson mit seinen Lakritzaugen den Rücken, und es fühlt sich an, als würde ich vor einem Ostblock-Präsidentenpalast stehen und auf meine Untertanen herabblicken, von denen einer ein unerkannter Mörder ist. Vor mir erstreckt sich unser Kaff wie eine Albtraumversion eines Kinder-Straßenteppichs.

Wir kommen an der neuen Polizistin vorbei, und sie lässt uns durch. Ein Großteil des Geländes ist abgesperrt, aber der neue Fabriktrakt hat wieder geöffnet.

»Wie groß sind Sie?«, fragt Hausmeister Andersson und schaut zu mir auf.

»Überdurchschnittlich«, antworte ich.

»Dann passen Sie lieber auf.«

Die Fabrik steht auf einem Granithügel. Da der Hügel oben kein Plateau hat, hat man damals ein abgeschrägtes Untergeschoss gebaut, um die Neigung auszugleichen. Hinten links hat es normale Raumhöhe, wird aber zur Mitte des Gebäudes immer niedriger.

»Ist nichts Besonderes, aber Sie können reinkommen«, sagt er. »Die Polizei hat schon alles durchsucht.«

Es gibt eine Küche mit einem Wasserkocher, einem Zweiflammenherd, einer Großpackung Cocktailspieße, einem alten Kieferntisch und zwei Stühlen. An der Decke verlaufen in Folie gewickelte Rohre. Einige Kabel kringeln sich von einer Wand zur anderen, und dort stehen ein Kühlschrank, ein alter Fernseher und einige Gartenmöbel.

»Ist Ihnen jetzt noch wohl hier unten?«, frage ich.

»Ich habe sämtliche Schlüssel«, antwortet er und klimpert mit seinem Schlüsselbund. Er hat Arbeitshandschuhe aus diesem angeblich dornenfesten Gummi an, wie sie der Supermarkt in Zehnerpacks verkauft. »Hier kann mir keiner was anhaben. Aber warum hatte Gunnarsson diese Lakritztaler auf den Augen? War das Voodoo?«

»Keine Ahnung.«

»Mein Schlafzimmer ist gleich da.« Er zeigt zu dem niedrigeren Bereich. »Sicherheitshalber lege ich mir heute Nacht ein scharfes Norrland-Messer unters Kissen. Und da hinten durch ist meine Werkstatt.«

Er führt mich hinein und erzählt, dass die Grimberg-Kinder vor Jahren hier unten gespielt haben. Sein Verhältnis zu Karin beschreibt er als das eines guten Onkels.

In einer Ecke sind Flaschen mit Motoröl und eckige Terpentin-Dosen aufgestapelt. Ich blicke mich um, suche nach Ausgängen und spähe in die Ecken. Isolierband, blaues Nylonseil, ein Bolzenschneider, eine edle Flachzange, eine Großpackung Salzlakritz und ein abgesägtes Metallrohr.

Auf einem Werkzeugkasten liegt eine Lötlampe, die wie eine Waffe aussieht. Ich zähle sechs Poster an den Wänden. Es sind alte Werbeplakate für exotische Reiseziele wie den Grand Canyon, Mexico City und die Pyramiden von Gizeh.

»Da war ich nie«, sagt er, als er meinen Blick bemerkt. »Jedenfalls noch nicht. Ich habe acht Enkelkinder, und ein neuntes ist unterwegs. So Gott will, schaffe ich es eines Tages, mit ihnen allen hinzureisen.«

Die Posterränder sind gewellt, und das Papier ist von Schwarzschimmel gesprenkelt. Es sind kalte, klamme Poster von heißen, trockenen Orten. An einem Nagel hängt ein gerahmtes Foto: Hausmeister Andersson umgeben von seinen Enkelkindern, und am Rand muss ein Hund hocken, von dem allerdings nur die Schwanzspitze zu sehen ist. Der Raum hat auf einer Seite normale Zimmerhöhe, schrägt sich jedoch um etwa einen Meter ab, und das ist nicht mal das Schlimmste. Im niedrigeren Teil sind die Wände nass vom Grundwasser, und der Geruch hängt schwer in der Luft.

»Haben Sie hier Probleme mit Feuchtigkeit?«, frage ich.

»Was ich nicht weiß, macht mich nicht heiß«, sagt er.

»Wie bitte?«

»Na, Sie haben doch sicher schon den alten Spruch gehört.« Er hustet in seine Ellbogenbeuge. »Was ich nicht weiß, macht mich nicht heiß. So ist es eben.«

Was?

Ich bekomme in dem feuchten, abgeschrägten und fensterlosen Raum Platzangst, also wende ich mich wieder zu Andersson um. »Ich komme morgen wieder. Falls Ihnen noch irgendwas Wichtiges zu Gunnarsson einfällt, sagen Sie mir Bescheid.«

Er sieht mich an und gibt dieses Schnalzen von sich, das wohl so viel heißen soll wie: Ein Selbstmord und ein Mord in einer Woche, das hält man lieber aus den Zeitungen raus. Am liebsten vergräbt man es genau wie den armen Per Gunnarsson so schnell wie möglich.

Ich fotografiere ein Team von der Spurensicherung, die ihre weißen Anzüge überziehen und in die alte Fabrik gehen. Anna-Britta ruft mir vom Kantineneingang zu.

»Tuva!«

Sie winkt mich nach drinnen und geht die Treppe hinauf, also folge ich ihr. Oben öffnet sie die Tür zum Empfangsraum, der einen krassen Kontrast zu Anderssons unterirdischem Höllenloch bildet. Dann bedeutet sie mir, mich zu setzen.

»Wie ich höre, haben Sie ihn gefunden.«

Ich nicke.

»Es tut mir aufrichtig leid. Haben Sie unmittelbar vorher etwas Ungewöhnliches bemerkt? Jemanden bemerkt, den Sie hier noch nie gesehen haben?«

»Nicht, dass ich wüsste.«

»Das ist alles ziemlich delikat, wie Sie sich gewiss denken können.«

»Delikat?«, frage ich. »Ein Mann hat sein Leben verloren.«

Anna-Britta beißt sich auf die Unterlippe. »Zwei Männer.«

»Tut mir leid«, sage ich. Und das tut es wirklich.

»Bevor Sie gehen, Tuva, und ungeachtet der Frage, ob Gunnarssons Tod ein Unfall war oder etwas Abscheulicheres, geben Sie mir Ihr Wort, dass Sie die schaurigen Einzelheiten aus Ihrer Zeitung heraushalten? Andersson hat mir alles erzählt von den …« Sie blinzelt und sieht zu meinem Hals. »Wir müssen den Imageschaden begrenzen, das ist das Wichtigste. Arbeitsplätze sind in Gefahr.«

»Ein Unfall war das ganz sicher nicht. Und ich muss

berichten, was geschehen ist. Ich kann da nicht einfach etwas unterschlagen.«

»Können Sie nicht, oder wollen Sie nicht?«

»Ich habe eine Verpflichtung meinen Lesern und dem Opfer gegenüber, und Sie wissen, dass es sowieso rauskommt.«

»Meine Mitarbeiter werden nicht reden.«

Ich ziehe meine Augenbrauen hoch.

»Sie werden nicht reden«, wiederholt sie.

»Haben Sie Per Gunnarsson gekannt?«, frage ich.

»Kann ich nicht sagen.«

»Können Sie nicht, oder wollen Sie nicht?«

Sie beißt die Zähne zusammen.

»Okay«, versuche ich einzulenken, »falls ich zustimme, dies so sensibel wie möglich zu behandeln, beim Schreiben an die Fabrik und den Ort zu denken und den Einheimischen zu versichern, dass der Betrieb hier weitergeht, werden Sie mir dann meine Fragen beantworten und mir uneingeschränkten Zugang zur Fabrik wie auch zu Ihren Privaträumen hinter dieser Tür geben?«

Sie blickt zu der Tür mit dem Wappen über dem Rahmen, als befände sich dahinter eine vollkommen andere Welt, und schüttelt den Kopf.

»Das ist unser Zuhause, Tuva. Es wurde bereits von der Polizei durchsucht und in Unordnung gebracht.«

»Weiß ich. Und ich habe schon Hunderte Leute interviewt, um über sie zu schreiben, und ich kann ihnen nur gerecht werden, wenn ich auch ihr Umfeld mit betrachte. Ich habe einen Toten unter Ihrem Zuhause gefunden, und es war kein Unfall. Er wurde ermordet.«

»Meinem Mann hätte das nicht gefallen.«

»Aber jetzt haben Sie das Sagen«, erwidere ich und ringe mir ein Lächeln ab, um meine Worte abzumildern.

»Bedaure, Tuva, ich …«

Eine Gestalt in Schwarz stürmt aus dem Wohnbereich herein. Sie trägt einen kleinen schwarzen Schleier und hat einen aufgemalten Schönheitsfleck über der Lippe.

»Mutter«, sagt Karin Grimberg ruhig und fest. »Ich glaube, der ist von einem Hund.« Sie bleibt an der Tür stehen, und ich versuche, an ihr vorbeizusehen, einmal kurz in den Prachtsalon zu linsen. Doch aus diesem Winkel kann ich es nicht, weil ein dunkelroter Vorhang die Sicht verdeckt. Karin ignoriert mich völlig. »Es ist ein Hund.«

Anna-Britta reibt sich mit beiden Händen übers Gesicht, und ich bemerke, dass ihre edle Schweizer Armbanduhr nicht geht. Sie muss stehen geblieben sein, denn sie zeigt die falsche Zeit an. Und Anna-Britta wirkt verunsichert, so wie sie da auf der grauen Ottomane sitzt.

»Karin«, sagt sie zu angespannt und zu schrill. »Komm bitte rein. Schließ die Tür.«

Die Gestalt in Schwarz ist auf eine etwas angestrengte Weise hübsch.

»Ich habe Sie bei der Beerdigung gesehen«, sagt sie zu mir. Sie hält ein Holzkästchen in der Hand.

Anna-Britta schließt die Tür zu den Wohnräumen.

»Arbeiten Sie jetzt für uns?«, fragt Karin. »Haben Sie die Leiche gesehen?«

Anna-Britta sieht entsetzt aus. »Tuva hilft bei dem Buch«, sagt sie. »Sie wird uns zur Familiengeschichte interviewen.«

Karin stellt das Kästchen auf einen Schreibtisch, und mir fällt auf, dass ihr Schönheitsfleck kein Fleck ist. Es ist eine Spinne. Nun ja, eigentlich *ist* es ein Fleck, ein Muttermal, denke ich, aber sie hat es schwarz angemalt und vier kleine schwarze Mascara-Beine an jede Seite gezeichnet.

»Das könnte uns helfen herauszufinden, wer Per

Gunnarsson abgeschlachtet hat«, sagt Karin. »Die Polizei lässt mich nicht in die alte Fabrik, aber Andersson hat mir ein Foto von dem Ding in Gunnarssons Hals gezeigt.«

Er hat ein Foto gemacht? Warum hat er das mir gegenüber nicht erwähnt?

Anna-Britta sieht aus, als würde sie gleich ohnmächtig. »Weiß die Polizei, dass Andersson fotografiert hat?«

Karin schüttelt den Kopf. »Er sagt, das war aus Versehen, als er die Taschenlampenfunktion einstellen wollte. Er hat Dutzende Bilder gemacht. Und ich bin ziemlich sicher, dass es ein Hundezahn ist.« Sie öffnet das Kästchen. »Diese hier sind aus meinem Schrank.«

Sie hält eine kleine Schachtel in die Höhe, wie ein Juwelier sie benutzen würde, um eine Auswahl an Ringen oder wertvolle Steine zu präsentieren. In den schwarzen Samt sind kleine Kuhlen geschnitten, und in jeder befindet sich ein Zahn mit lateinischer Beschriftung.

»Diese hier kommen dem am nächsten, den Andersson fotografiert hat: Fuchs, Dachs und«, sie deutet auf einen größeren Zahn, »der hier ist von einem Wolf. Das im Hals der Leiche war ein Hundezahn, von einem großen Hund. Ich würde sagen, dass er von einem Deutschen Schäferhund stammt.«

14

»Einem Deutschen Schäferhund?«, frage ich.

»Der Größe nach zu urteilen«, sagt Karin. »Hier, vergleichen Sie das Bild mit dem Wolfszahn. Die sind sich nicht so unähnlich. Könnte auch ein Dobermann sein, aber ich würde sagen, es ist ein Deutscher Schäferhund.«

Ich muss sofort an David Holmqvists Hund denken, der von einem Bauernhof draußen in der Pampa »adoptiert« wurde.

»Sind Sie sicher?«, frage ich. »Studieren Sie Veterinärmedizin?«

»Bildhauerei und Malerei«, antwortet Anna-Britta für sie. »Aber Karin hat letztes Jahr einen Onlinekurs in Taxonomie gemacht. Und auch einen in Pathologie. Karin, wie wäre es, wenn du in meinem Büro wartest, solange Tuva und …«

»Ich habe die Bildhauerei aufgegeben, Mutter«, sagt Karin und sieht Anna-Britta an, bevor sie mir langsam den Kopf zuwendet. »Ich werde hier gebraucht.«

Ihre Mutter sieht aus, als wollte sie hundert Sachen schreien und als wäre es ihr verdammt unangenehm, dass ich hier bin.

Ein Klopfen an der Tür zum Flur ertönt, und jemand sieht herein. Rosige Wangen. Dünnes Achtzigerjahre-Haar. Es ist Agnetha Hellbom, die Chefsekretärin und Ehefrau von Gavriks einzigem teuren Anwalt.

»Frau Grimberg«, sagt sie. Ihre Stimme ist genauso dünn wie ihr Haar.

»Was gibt's?«

»Der Polizeichef muss Sie sprechen.«

»Bin unterwegs«, sagt Anna-Britta und fügt hinzu: »Wir müssen Gunnarssons Familie helfen, so gut wir können. Und wir müssen den Arbeitern seelischen Beistand leisten.« Sie spricht mit dieser gespielten Gesetztheit, die sich jeder neue CEO sofort aneignet, und blickt aus dem Augenwinkel zu mir, als wolle sie sichergehen, dass ich es höre. »Kann ich Ihnen das überlassen, Agnetha?«

Agnetha nickt stirnrunzelnd, benetzt sich die Lippen und geht zurück zu den Büros.

»Blutsaugender Parasit«, sagt Karin, und auf einmal mag ich diese junge Grimberg. Sie ist eine jüngere Version von mir, ein bisschen schräg, hat auch ihren Vater verloren und kann gut auf bescheuerte Leute verzichten. Ja, ich mag sie sehr.

Anna-Britta bedenkt ihre Tochter mit einem erbosten Blick, und mir fällt auf, wie blutig rot ihre Nagelhäute sind. Jeden Fingernagel umgeben winzige offene Wunden, Minifragmente, die aussehen wie rohes Hähnchenfleisch.

»Tuva, ich muss meine Aussage machen. Möchten Sie nach unten in die Kantine gehen und etwas essen? Die halbe Fabrik ist abgesperrt, und so wird es noch einige Zeit bleiben, aber wir dürfen die hintere Fabrik und die Kantine geöffnet lassen. Polizeichef Björn ist sehr verständnisvoll, da wir für den Ort so wichtig sind.«

Ich gehe nach unten. Ist der Mörder noch hier im Gebäude? Auf dem Dachboden oder in einem geheimen Lagerraum? In den Wohnräumen? Und wann wurde Gunnarsson ermordet? Ich will nicht hier sein, muss aber ergründen, was vor sich geht. Wer hat den Mann auf diese Weise umgebracht? Und warum?

Der Teppich ist fadenscheinig, und die Fotos an den Wänden sind beunruhigend, weil sie alle schwarz-weiß sind, sodass die Gesichter zu bleich und die Augen zu dunkel wirken. Ich gehe nach rechts in die Kantine.

Hier sind schätzungsweise hundert Leute. Alle flüstern. Ist der Täter in diesem Raum? Versteckt er sich vor aller Augen? Ich nehme mir ein nasses Plastiktablett mit angeschlagenen Kanten und schiebe es über die Stahlstreben zur Essensausgabe. Eine Reihe Edelstahlmesser hängen an einer Magnetleiste hinter dem Personal. Ich blicke zu den Klingen hinüber und dann hinunter auf das Essen. Lasagne oder Lachs. Ich zeige auf die Lasagne, und ein durchweichtes Stück wird auf einen Teller geklatscht und mir gereicht, ohne dass die Bedienung mich ansieht.

»Danke«, sage ich.

Nichts.

Ich gehe weiter, nehme mir ein wenig von dem süßlichen schwedischen Fladenbrot, das aussieht wie ein rundes Nadelkissen, und greife mir ein Glas.

Das ist wieder wie in der Schule. Meine Schule in Stockholm war sogar ziemlich gut – in einem ruhigen Vorort gelegen, durchmischte Bevölkerung, interessante Kinder –, aber für eine taube Zwölfjährige war das Mittagessen immer schwierig. Und anscheinend habe ich meine damalige Überlebenstaktik dauerhaft verinnerlicht, denn ohne darüber nachzudenken setze ich mich zu den komischsten Leuten an den Tisch. Zwischen meinem zwölfjährigen und meinem heutigen Ich liegen Welten, denn längst kann ich mich vor Gericht oder im Chaos einer Pressekonferenz behaupten. Dennoch werde ich hier wieder zu diesem schrecklich unsicheren tauben Kind, das einfach nur darum kämpft zu verstehen, was in solch einem riesigen Raum gesagt wird, wo alle einen vollen Mund haben und zu viel Lärm herrscht.

Ich setze mich, und niemand sieht von seinem Teller auf. Vermutlich stehen sie noch unter Schock. Oder sie wissen nicht, was sie an solch einem Tag sagen sollen. Oder fürchten um ihre Jobs, ihren Lebensunterhalt. Um ihr Leben.

Nachdem ich mir aus dem zu großen Emaillekrug auf dem Tisch Wasser eingeschenkt habe, sage ich »Hej« zu der Frau neben mir. Sie brummelt etwas und schaufelt sich weiter ihr Essen in den Mund.

Die Lasagne trägt diese Bezeichnung in jeder Hinsicht zu Unrecht, aber ich esse sie trotzdem. Sagen wir, Dr. Atkins würde das Verhältnis von weich gekochten Nudeln, die nahtlos in die Béchamelsoße und das Fleisch übergehen, gar nicht gutheißen. Ich lasse meine Hörgeräte an, doch viel bekomme ich nicht mit. Die Leute reden nicht, schmatzen nur, und diese Geräusche übertönen so gut wie alles andere. Eine Hand legt sich auf meine Schulter.

»Setz dich zu uns«, sagt die rothaarige Stemplerin, die mir vorhin den Lakritztaler gegeben hat. Bei der Erinnerung an Gunnarssons Hals und seinen mit Unmengen Talern vollgestopften Mund würge ich fast.

Ich stehe auf, und die Frauen an meinem Tisch wirken erstaunt, als wäre ich soeben zu einer beknackten Cheerleaderin gewählt worden oder so. Ich setze mich zu den Stemplern.

»Bist du wegen Gunnarsson hier?«, fragt die Rothaarige.

»Nein, ich recherchiere nur zu einem Buch über die Geschichte der Lakritzherstellung.« Irgendwie stimmt das ja auch.

Die Rothaarige sieht mich skeptisch an und isst weiter von ihrem Lachs. Ihre Nase, ihr Mund und ihre Augen sind groß, und sie hat sehr reine Haut, ist sozusagen eine Nischenschönheit. Nun zeigt sie auf eine Frau, die sich gerade einen warmen Apfelkuchen an der Ausgabe holt.

»Die weiße Riesin«, sagt sie.

»Wie bitte?«

Ich warte, bis die Rothaarige noch eine Gabel voll von ihrem Lachs gegessen hat.

»Pst«, macht sie in Richtung der Frau, die sie als »weiße Riesin« bezeichnet hat, und das so laut, dass es der halbe Raum hört und sich zu uns umdreht. Die Rothaarige blinzelt der Frau an der Ausgabe zu, und die lächelt traurig und zögerlich. Ihre Zähne sind blendend weiß und größer als die von Thord, was einiges heißen will.

»Sie ist mit Gunnarsson zur Schule gegangen«, erklärt die Rothaarige. »Wie die meisten hier, und die meisten wurden auch irgendwann von ihm belästigt.«

Die Rothaarige isst weiter ihren Lachs, und ich bewege meine lauwarme Lasagne auf dem Teller hin und her.

»Implantate«, sagt die Rothaarige und schiebt ihren Teller von sich. »Von Gustav Grimberg bezahlt, weil sie eine der Verkosterinnen ist. Zwölf Jahre verkostet sie schon, deshalb hat sie keine eigenen Zähne mehr. Die wurden alle so schwarz wie Lakritz und genauso weich.«

Die Rothaarige und ich nehmen uns jede ein Schälchen mit warmem Apfelkuchen und ein wenig Sprühsahne. Alle beobachten, wie wir uns wieder setzen.

»Gunnarsson wurde die Kehle von einem Ohr zum anderen aufgeschlitzt«, sagt die Rothaarige und fährt dazu mit der Fingerspitze über ihren Hals. »Der Kopf ist fast abgetrennt.«

Ich korrigiere sie nicht.

»Bist du schon immer Stemplerin?«

»Ich bin die Schnellste hier, neunzig, manchmal

fünfundneunzig in der Minute. Der alte Grimberg hat immer gesagt, ich bin die Schnellste, seit meine Mutter damals hier gearbeitet hat.« Sie schnieft.

»Der alte Grimberg, der gerade gestorben ist? Gustav?«

»Sein Vater«, antwortet sie. »Er hieß Ludvig. Was für ein Lustmolch!« Sie schüttelt den Kopf, und ihre Augen werden dunkler. »Wie ein Pilz am Stammbaum, sagt meine Mutter.«

»Aha?«

»Du weißt schon, was ich meine.« Sie zeigt nach oben, hebt die Hand über ihren Kopf, um sogleich einen Finger zu krümmen und nach unten rauschen zu lassen, wo die Kuppe mit einem dumpfen Aufprall auf den Tisch trifft. Dann flüstert sie: »Alles Lustmolche, und die ziehen sich gerne geschickt aus der Affäre, wenn du verstehst, was ich meine.« Sie sieht mich an. »Hast du die Pissnelke schon kennengelernt?«

Bitte wen?

»Arbeitet im Büro und verdient dreimal so viel wie ich, dafür, dass sie Papier hin und her schiebt. Haar wie Zuckerwatte im Regenschauer.«

»Agnetha Hellbom?«

»Genau die. Die Pissnelke hat es auf diese Fabrik und das Geld abgesehen. Sie ist der Gierschlund Nummer eins in Gavrik, also sei ja auf der Hut.«

»Warum nennst du sie so?«

»Weil sie aussieht, als hätte sie sich gerade in die Hosen gepinkelt, deshalb. Gierige Kuh. Man sollte meinen, sie und ihre Ken-Puppe von Ehemann hätten inzwischen genug Geld. Du weißt doch, wer er ist, oder?«

Ich fühle, dass uns alle am Tisch zuhören, aber wahrscheinlich kennen sie die Antwort schon. So wie ich.

»Henrik Hellbom«, sagt sie. »Der Anwalt mit dem

polierten Gesicht und dem großen Mercedes-Jeep. Er hat das Grimberg-Haus am See gekauft, hast du das gewusst? Das gehört in deine Geschichte.«

»Ich werde alles festhalten«, sage ich.

»*Advokat* Hellbom und Gustav Grimberg sind zusammen zur Schule gegangen. Na ja, Hellbom hatte ja nie einen Vater. Und er war ungefähr so vermögend wie meine Familie, also gar nicht.« Mit dem Finger streicht sie den Rest der Sprühsahne aus ihrem Schälchen und leckt ihn ab. »Arm«, sagt sie. »Bettelarm, und Hellbom hat Gustav unglaublich gehasst. Er wollte alles, was der hatte.«

Ich bedanke mich bei der Rothaarigen für die Informationen, gebe ihr meine Visitenkarte, trage mein Tablett zum Gestell und gehe.

Auf dem Weg zurück nach oben bleibe ich bei jedem Foto stehen. Über einem hängt ein graues Tuch, das ich an einer Ecke lüpfe, und ich sehe, dass darunter gar kein Bild ist, sondern ein Spiegel. Ich gehe weiter. Oben betrete ich direkt den Empfangsraum. Der Kachelofen in der Ecke, so ein zylindrisches Ding, fühlt sich kalt an. Auf dem schmalen Sims liegen eine Eichel und eine kleine Schale mit Meersalz.

Ich mache mir Notizen zu dem Tag: Zeugennamen und Polizeidaten – mehr für die Zeitung als für das Buch. Dann sehe ich auf mein Handy, und die Hashtags #GavrikKiller, #Faehrmann und #LakritzMorde bekommen schon Zulauf. Heute ist ein Mann in diesem Gebäude gestorben, und es mutet obszön an, dass der Betrieb immer noch weiterläuft. Einfach nicht richtig.

Durchs Fenster blicke ich auf ein frostiges Gavrik mit dem typischen Februarverkehr, der gegen null tendiert. Ich sehe die Storgatan und die Rückseite vom Hotel Gavrik sowie den gesicherten Parkplatz der Polizeiwache. Ein kleines Stück weiter die Straße hinunter kann ich die Redaktion sehen, den Laden für Skilanglaufausrüstung und Björnmossens Jagdgeschäft und auch die größeren Grundstücke im Ort: den Supermarkt, das Fastfood-Restaurant und die Schlittschuhbahn oben auf dem Hügel. Ich kann sogar die Wohnblocks sehen, die in den Siebzigern gebaut wurden und aufragen wie Pilze aus dem Mulch. Sie mögen hässlich sein, aber zumindest sind sie warm und trocken, genau wie meine Wohnung, nicht so wie hier.

Anna-Britta kommt herein.

»Der Haken dort«, sagt sie.

Sie kommt zu mir ans Fenster und zeigt zu dem großen Stahlträger, der aus der Fassade ragt und an dessen Ende sich ein Haken befindet.

»Für das Rohmaterial. Wir benutzen heute schon Rohlakritz als Grundstoff, aber früher haben wir Süßholzwurzeln gekauft und wollten sie eigentlich hier oben lagern. Es gab noch einen ähnlichen Haken ein Stockwerk höher. Der wurde benutzt, um die Ballen hochzuziehen, damit sie durch dieses Fenster reingeholt werden konnten. An dem Haken, den Sie da sehen, wurden die Wurzelballen bei Anlieferung gewogen.«

»Aber die Wurzeln wurden nicht hier gelagert?«

»Hier ist das Raumklima falsch. Wir stehen zwar auf Fels, doch der führt Wasser. Es hat mit dem Grundwasserdruck zu tun. Jedenfalls wurden die Wurzelballen unten in der Scheune gelagert.«

Karin kommt herein. Sie hat den Schleier über die Augen gezogen und trägt ein mit einem Geschirrtuch bedecktes Tablett.

»Kannst du dich hierum kümmern, solange ich mit Tuva rede?«, fragt Anna-Britta sie.

Karin nickt, und ich versuche zu erkennen, was sich auf

dem Tablett befindet. Es sieht aus wie zwei mit Milch gefüllte Untertassen, ein Schälchen mit Salz, ein Kiefernzapfen und eine in irgendwas Rotes getunkte Feder.

»Ich wollte Sie noch fragen«, sagt Anna-Britta ein wenig lauter und deutlicher. »Können Sie mich gut hören?« Dazu macht sie eigenartige Handbewegungen wie jemand, der sich als Pantomime versucht. »Tut mir leid, ich kann keine Gebärdensprache.«

Ja, das sehe ich.

»Ich auch nicht«, antworte ich. »Jedenfalls nicht besonders gut.«

Sie räuspert sich.

»Können wir dort drinnen reden?«, frage ich und zeige auf die Tür zu den Privaträumen.

»Nein.«

»Okay.«

»Die Polizei hat mir geraten, nicht über das zu sprechen, was heute geschehen ist. Aber ich hole Ihnen alte Zeitungsausschnitte, die Gustav ...« Ihre Stimme bricht. Wieder räuspert und entschuldigt sie sich. »Die mein verstorbener Mann aufbewahrt hat, auch Muster früherer Bestellformulare und Rechnungen. Für das Buch. Wir haben auch einige interessante Zollformulare aus dem neunzehnten Jahrhundert, alle möglichen Briefmarken von Ländern, die es gar nicht mehr gibt.«

»Faszinierend«, sage ich. »Aber David möchte, dass ich mich auf den menschlichen Aspekt konzentriere, die Geschichten der Familienmitglieder und die Rolle, die sie in der Gemeinde spielen.«

»Mir fällt die Zusammenarbeit schwer mit ...« Weiter spricht sie nicht.

Karin, die nahe dem Kachelofen mit dem Kiefernzapfen hantiert, schnaubt, als sie das hört.

»Sie können jetzt mit mir arbeiten«, sage ich. Immer noch denke ich an den Hundezahn in Gunnarssons Hals. Aber der kann nichts mit Holmqvist zu tun haben. Die Hälfte aller Leute in der Gegend halten Deutsche Schäferhunde, und wir wissen noch nicht mal, ob der Zahn von einem stammt. »David ist nicht das Monster, als das die Leute ihn darstellen.«

»Ich möchte nicht über ihn reden.«

Sieh an.

»David ist bloß anders«, beharre ich.

»Nun, Karin und ich sind froh, jetzt mit Ihnen zu tun zu haben, nicht wahr, Schatz?«

Karin nickt und stellt ein Salzschälchen unter die Ottomane. Jetzt sehe ich, dass dort bereits so etwas wie ein spitzer Bildhauermeißel liegt.

»Vor allem nicht nach dem, was heute passiert ist«, sagt Anna-Britta. »Ich würde mich nicht sicher fühlen, hätte ich den Mann täglich hier.«

»Darf ich fragen, was das mit dem Salz und dem Zapfen auf sich hat?«

»Vorsichtsmaßnahmen«, antwortet Anna-Britta. Draußen muss der Wind auffrischen, denn die Fenster klappern, und der Kronleuchter flackert. Wir schauen alle nach draußen, wo sich der Himmel bleigrau färbt. Dann ist Donnergrollen zu hören, aber kein nennenswerter Blitz zu sehen. Es beginnt zu schneien. »Dies ist zwar eine Fabrik, aber auch unser Zuhause«, ergänzt Anna-Britta. »Heute hat uns das Böse hier aufgesucht. Altes Übel. Unwillkommenes. Wir treffen so viele Sicherheitsvorkehrungen wie möglich.«

15

Draußen wird es dunkel. Die Temperatur ist gefallen, und die einäugige Katze, die ich auf Lilla Ludos Grab gesehen habe, faucht mich an, als ich durch das Fabriktor hinausgehe.

Ein Krankenwagen fährt ohne Blaulicht vor. Drei Leute in weißen Schutzanzügen kommen durch das Tor, und uniformierte Polizisten entfernen das Absperrband. Dann wird ein Leichensack herausgebracht und in den Krankenwagen geschoben. Schneeregen fällt in dicken nassen Flocken, und alles ist gedämpft. Irgendwo in der Nähe läuten halbherzig Kirchenglocken und verstummen kurz darauf wieder. Im Februar ist es zu kalt für Glockengeläut. Ich komme an einer Fernsehreporterin aus Stockholm vorbei, die mit einem Golfschirm über ihrem Kopf bei schlechtem Licht zu filmen versucht. Im Vorübergehen höre ich »verdächtige Umstände« und »die Polizei gibt derzeit noch nichts Näheres bekannt«.

Ich packe meinen Kram in den Pick-up, und weil ich nur noch ungefähr zwei Mikrowellengerichte und überhaupt nichts mehr zu trinken im Haus habe, gehe ich hinüber zu Ronnies. Noch ein Donnergrollen. Ich brauche einen Drink, den bräuchte in dieser Situation jeder. Vor vier Jahren in London hätte ich mir in einem Eckladen oder einem Supermarkt eine Flasche gekauft. Hier hat der Systembolaget sonntags geschlossen. Den ganzen verdammten Tag. Der Staat glaubt, wir würden uns sonntags zu Tode saufen, und ich würde sagen, dass er damit richtigliegt.

Bei Ronnies Bar leuchten draußen zwei Kerzen zu beiden Seiten des Eingangs, und es wurde bereits der Schnee geräumt und gestreut. Es sieht einladend aus. Das blaue Neonschild über der Tür summt. Ich öffne die Tür, und mir schlägt warm-feuchte Luft nebst einer Rockballade aus den Siebzigern entgegen, an deren Titel ich mich nicht mehr erinnere. Irgendwas aus dem amerikanischen Mittelwesten.

Der Boden schwimmt von Schmelzwasser, und die Garderobe quillt über vor schweren Daunenjacken und Fleece in allen Farben. In dieser Gegend ist es nicht unüblich, dass Garderobenhaken nachgeben. Die Jacken und Mäntel wiegen zu viel, wenn sie nass sind. Es müssen dreißig oder vierzig Einheimische hier sein, und es herrscht diese gesetzte Ruhe, die typisch für einen Sonntagabend um sechs Uhr ist. Nur dass die Leute heute über Halswunden und Ausgangssperren reden.

Ich setze mich an die Bar.

»Tuvs«, sagt Ronnie. »Was kann ich dir bringen?«

Ich liebe ihn dafür, dass er mir eine normale Frage stellt. Inzwischen dürfte er sämtliche Details zum Schauplatz kennen. Wenn jemand Bescheid weiß, dann er. Aber als erfahrener Barkeeper weiß er auch, dass ich einen Drink brauche.

»Malibu und Cola, bitte, gerne stark.«

Er schenkt ein und sieht wieder zum Fernseher an der Wand, wo irgendein Eishockeyspiel übertragen wird, über das ich wahrscheinlich in der nächsten Ausgabe schreiben werde.

»Hast du noch was gehört …«, sagt Ronnie, und ich

versuche, ihn zu verstehen oder von seinen Lippen in dem graublonden Barthaar zu lesen, aber es geht nicht.

Ich trinke einen großen Schluck. Meine Adern weiten sich, meine Stirnfalten verschwinden, und meine angespannten Kiefer lockern sich.

»Was?«, frage ich.

Er sieht zu mir, doch jemand am anderen Ende der Bar hebt eine Hand, also geht Ronnie hin, um ihn zu bedienen.

Mir gefällt dieses Lokal sehr. Es riecht nach Bier und verschwitzten langen Unterhosen, doch die Beleuchtung ist so, dass man sich hier gut verstecken und vergessen kann, dass man in einem elenden Kaff ist. Ich schreibe Tammy und lade sie ein, auch herzukommen, und sie antwortet, sie würde noch eine Stunde arbeiten, dann ihren Van verriegeln und mich hier treffen. Ich schicke ihr drei Küsse.

Ich bin ganz in meinem Element, habe einen Drink in der Hand und beobachte stumm die Leute. Die beobachteten Exemplare legen ihre ausgeprägten nordischen Hemmungen dank Wodka und kaltem dänischen Bier ab. Sie reden, spielen Billard und tratschen wie verrückt. Ein Kerl zeigt auf seine Augen und anschließend auf seinen Hals. Ich beobachte ihn, doch vor allem lese ich Lippen.

Die Gespräche sind faszinierend. Natürlich bekomme ich nicht alles mit, manchmal sogar nur sehr wenig, aber ich kann die Lücken füllen, indem ich ihre Blicke oder ihre Körperhaltung deute.

Die Kassiererin aus dem Supermarkt ist hier – die hübsche. Sie ist mit drei Typen zusammen, die sich anscheinend sehr viel besser um ihre Haut kümmern als ich. Da läuft ein komplizierter Flirt zwischen ihnen allen, und ich kann die Dynamik nicht recht entschlüsseln, aber einer der Typen ist ganz klar im Vorteil. Es ist der Kfz-Lehrling, der zweimal im Jahr meine Reifen wechselt.

Nils sitzt hinten in der Ecke und hat ein Bier und einen Kognak vor sich stehen, doch ich möchte nicht mit ihm reden und er ganz sicher auch nicht mit mir. Er sitzt mit einem seiner maximal langweiligen Eishockeykumpels zusammen. Beide tragen XXL-Trikots, und Nils' gegeltes Haar schimmert im Schein der Billardlampe.

An einem Tisch ganz in meiner Nähe hocken ein Typ, der vor ein paar Jahren pleitegegangen ist, und eine Frau, die früher im Fastfood-Restaurant gearbeitet hat, heute aber bei diesem Sommer-Wassersport-Ding draußen am Stausee mithilft, zu dem ein Campingplatz gehört. Ich nippe an meinem Drink und höre sie über die Leiche reden und dass Gunnarsson allem Anschein nach von einem tollwütigen Hund zerfleischt wurde. Sie wechseln jedoch bald zu dem Schnee, vergleichen ihn mit dem vom letzten Jahr und sprechen über die Vorhersage für nächste Woche. Der Typ sagt, dass ihm bald das Feuerholz ausgeht, und die Frau meint, bei ihr wäre es dasselbe. Sie sind sich einig, für den nächsten Winter den doppelten Vorrat anzulegen. Im Februar darf einem das Brennholz nicht ausgehen. Das ist buchstäblich ein Todesurteil. Er sagt, dass er morgen seine Kinder wegen des blutrünstigen tollwütigen Hundes nicht zur Schule schicken wird. Tollwütiger Hund? Dann erzählt er der Frau von seiner Bronchitis, und sie signalisiert kurz Mitgefühl, ehe sie anfängt, über ihre jahreszeitbedingte Depression zu sprechen und über die Vitamin-D-Tropfen, die sie nimmt, die aber nicht richtig helfen. Er sagt, dass er etwas in seinen Wänden hat, und zuerst begreife ich es nicht, bis mir aufgeht, dass in seinen Wänden Mäuse leben. Und sie fragt: »Wer hat die nicht?« Ich trinke aus und bestelle noch einen Drink.

»Entschuldige, wir wurden unterbrochen«, sagt Ronnie und kratzt sich an seinem Backenbart. »Hast du noch was gehört über …« Er zeigt in Richtung Lakritzfabrik.

»Nicht viel«, lüge ich. »Du?«

Achselzuckend blickt er wieder zu dem Hockeyspiel im Fernsehen.

»Es ist von Drogen die Rede«, sagt er. »Gunnarsson hatte mit einigen Leuten drüben in Munkfors zu tun.« Er sieht mich an. »Dieses Augending ist eine Botschaft.«

»Was für eine?«

»Ich habe auch gehört, dass Gunnarsson um Gustav rumgelungert hat«, sagt er, ohne auf meine Frage einzugehen. »Vielleicht hat er ihn irgendwie zu dem Sprung gedrängt, ihn erpresst oder schikaniert, bis er nicht mehr konnte. Das erzählt man sich.«

»Ich bin mir nicht sicher, dass man jemanden überreden kann, sich das Leben zu nehmen, Ronnie.«

Er betrachtet mich nachdenklich. »Vielleicht hast du recht. Vielleicht aber auch nicht. Aber jetzt haben wir einen Mord. Eventuell zwei. Da denke ich so bei mir: Was ist, wenn der Mörder an meiner Bar sitzt oder an meinem Tisch Billard spielt?« Jemand auf der anderen Seite der Bar will Essen bestellen, also wischt er den Wasserrand von meinem Glas weg und geht, um die Bestellung aufzunehmen. Ich blicke auf die laminierte Speisekarte, die auf dem Tresen klebt: Sandwiches, Hotdogs, Nachos, Hamburger. Ronnie hat eine sorgsam zusammengestellte Auswahl an Fertiggerichten, die nur in die Mikrowelle geschoben werden müssen. Alle kosten hundert Kronen, was in meinen Londoner Studientagen noch zehn Pfund entsprochen hätte. Heute könnte ich für zehn Pfund alle vier kaufen.

Ich lehne mich zurück und lese zwei Typen von den Lippen, die über die Vorzüge verschiedener Porno-Websites reden. Mein Handy vibriert. Tammy schreibt, dass sie zehn Minuten später kommt. Und dann erscheint die neue Polizistin.

»Was kann ich dir bringen?«, fragt Ronnie sie.

»Zwei Gin Tonic, bitte, doppelte. Einer mit Eis.«

»Ist gut«, sagt er.

Ich bin direkt neben ihr, und dies wäre der Moment, in dem ich mich vorstellen und sie etwas Kluges zu dem Mordfall fragen müsste. Aber ich kann nicht, bin wie erstarrt. Sie grüßt mich nicht und ich sie nicht. Es wird unangenehm. Jetzt kann ich nicht mehr Hallo sagen, weil schon zu viel Zeit vergangen ist. Sie riecht nach Honig und auch etwas Warmem, Würzigem wie Muskatnuss oder vielleicht Sandelholz, zart und beruhigend. Dann geht sie mit einem Mann weg, den ich aus der Papiermühle kenne, irgendein junger Abteilungsleiter-Clown, dem der Bizeps aus dem T-Shirt quillt. Sie wendet sich ab, lächelt mir jedoch zu. Ich erwidere das Lächeln zu spät und nehme an, dass sie es nicht mitbekommen hat. Und jetzt ist sie weg.

Tammy, komm sofort her!

Ich versuche, lässig zu wirken, hier so ganz allein an der Bar, in meiner Jeans und dem Fleecepullover, mit ungewaschenen Haaren. Dabei rücke ich diskret den Barhocker zu der Stelle, an der sie gestanden hat. Ich atme die Luft ein und bemühe mich, ihren Duft herauszuriechen, was mir auch gelingt. Jetzt ist er indes schon sehr durchmischt, nur noch der Geist eines wunderschönen Geruchs.

Ich leere meinen Cola-Rum und bestelle einen Wodka.

Einer von den beiden Porno-Kritikern verstellt mir die Sicht auf die neue Polizistin, weshalb ich gezwungen bin, seine Lippen zu lesen, und nun redet er über seine Großmutter, die vor ihrem Haus auf dem Eis ausgerutscht ist und sich die Hüfte gebrochen hat. Er plant, sie täglich zu besuchen, bis sie wieder aus dem Krankenhaus ist, um sie zu beruhigen, vor allem wenn ein gestörter Mörder frei herumläuft. Ich fühle mich innerlich leer und erbärmlich, weil ich meine Mutter nicht häufiger besucht habe, als sie noch lebte – so schrecklich und frostig jene Besuche auch waren –, und weil ich jetzt ihr Grab nicht besuche. Der Pornoseiten-Typ bekommt es hin, aber ich nicht? Es gibt besonders lang brennende Grablichter, die man im Supermarkt für zwei Kronen neunundneunzig kaufen kann. Dutzende, wenn nicht Hunderte dieser Kerzen brennen jetzt gerade auf allen Friedhöfen des Landes, doch meine Mutter hat keine einzige.

Ich sitze gebeugt auf meinem Barhocker, als Tammy mich von hinten umarmt, mich auf die Wange küsst und eine Tüte Krabbenchips auf den Tresen fallen lässt.

»Ich weiß, ich weiß, Ronnie«, sagt sie. »Die habe ich mitgebracht, und das ist hier nicht erlaubt, aber das war ein beschissener Tag, und sie sind soooo lecker!«

Ronnie zuckt mit den Schultern. »Nur, wenn ich welche abbekomme.«

Tammy reißt die Tüte auf, und Ronnie gibt ihr ein Leichtbier. Nach ungefähr drei Minuten haben wir die Chips aufgegessen, wobei Ronnie und ich die meisten verputzen.

»Wie geht es dir?«, frage ich.

»Einerseits habe ich achtzig Prozent meines Umsatzzieles geschafft, was nicht schlecht ist, wenn man bedenkt, dass die meisten meiner Kunden Angst haben und es draußen gewittert. Ein Blödmann hat mir sein Curry zurückgebracht, weil es dem Weichei zu scharf war. Na ja, ich habe letztes Jahr mal gehört, wie er ein Mädchen eine Hure genannt hat, also habe ich es ein bisschen stärker gewürzt und gehofft, dass ihm sein Mini-Käsepimmel davon abfällt.« Sie trinkt einen Schluck Bier. »Ist er vielleicht. Jedenfalls habe ich achtzig Prozent. Andererseits läuft ein Psycho herum, und ich arbeite abends alleine in einem Van am Rand der

Welt.« Sie nickt hinüber zu der neuen Polizistin. »Wer ist das?«

»Die neue Polizistin.«

»Die können wir hier gut gebrauchen. Wie lange hat die letzte durchgehalten?«

»Sechs Wochen. Ich frage mich, ob ihr die Leute hier nicht zugesagt haben.«

Tammy lacht.

»Pool?«, fragt sie.

»Klar. Bau du schon mal auf. Ich gehe pinkeln.«

Hinten vor den Toiletten ist eine Schlange, trotz des ruhigen Sonntagabends. Was einerseits daran liegt, dass es nur zwei Kabinen gibt, andererseits aber auch an der zusätzlichen Zeit, die man braucht, um seine langen Unterhosen und die Bodys aus Merinowolle auszuziehen, die man drunter trägt. Und vergessen wir nicht, wie lange es dauert, das Mützenhaar und die februarbedingte Echsenhaut halbwegs in Form zu bringen. All diese Minuten summieren sich. Ich rücke nach und nach auf und kann schließlich in eine Kabine. Ist die Person nebenan normal oder eine Halsaufschlitzerin?

Tammy wartet am Billardtisch, als ich wieder rauskomme. Über dem Tisch hängt eine Pendellampe, deren eine Seite die Werbung der Papiermühle ziert und die andere die irgendeiner Brauerei aus der Region. Tammy stößt an.

»Hast du gesehen, wie sie heute die Leiche rausgetragen haben?«, fragt sie.

»Tam, der Hausmeister und ich haben ihn gefunden!«

Sie lässt ihren Queue auf den Tisch fallen und kommt näher.

»Die Leiche?«, fragt sie stumm.

Ich nicke.

»Scheiße, geht es dir gut?«, fragt sie und legt eine Hand auf meine Schulter.

Wieder nicke ich.

»Wieso warst du denn da?«

»Ich recherchiere für David Holmqvist zu einem Buch und habe mir die alte Fabrik angesehen.«

»Für den Ghostwriter Holmqvist?«

Abermals nicke ich und verfehle eine Kugel, die ein leichter Eckstoß gewesen wäre, den ich ohne Adrenalin oder Alkohol im Blut hingekriegt hätte.

»Was für ein Buch?«

»Über die Grimbergs.«

»Oder was von denen noch übrig ist«, sagt Tammy, lehnt sich vor und führt ihren Stoß aus. »Sind ja nur noch die drei Hexen jetzt, oder? Natürlich habe ich keine von denen je kennengelernt, weil sie Millionäre sind und sich garantiert nie runter zu meinem Van verirren würden, um sich das beste Essen in diesem Dreckskaff zu holen.« Sie sieht mich an und senkt die Stimme. »Hast du tatsächlich die Leiche gesehen? Die Leute sagen, das war so eine Drogennummer.«

»Die Leiche«, flüstere ich, »hatte Lakritztaler auf den Augen und im Mund und einen Hundezahn in einer Halswunde.«

Sie verfehlt die weiße Kugel und zerreißt beinahe das Tuch auf dem Tisch, bevor sie näher kommt.

»Echt jetzt?«

»Ich bin nur froh, dass ich nicht alleine war, als ich ihn gefunden habe. Ich weiß, dass Gustav Grimbergs Tod ein Selbstmord war, aber trotzdem fühlen sich zwei Tote am selben Ort nicht richtig an.«

»Sind sie auch nicht«, sagt sie. »Meinst du, es hat mit dem Grimberg-Geld zu tun? Die Leute reden, dass es bei denen von Picassos, Marmormöbeln, Flügeln und allem Drum und Dran nur so wimmelt, wie in einem Palast oder so. Und der Schmuck! Die haben alles für über hundert Millionen versichert, wird geredet.«

»Ich würde auf zweihundert tippen.«

Sie sieht mich an. »Du verarschst mich, oder?«

Ich nicke, mache mich zum Stoß bereit und versenke eine Kugel.

»Ich kann deren Lakritz nicht essen. Ist mir zu salzig«, sagt sie.

Mir misslingt ein heikler Stoß, und ich denke an die geschmolzene Lakritzmasse in Gunnarssons Mund.

Eine Hand legt sich fest auf das Ende meines Queues, sie ist violett von der Kälte und hat weiß lackierte, abgestoßene Nägeln.

»Eine mündliche Verwarnung«, sagt die rothaarige Stemplerin. »Von Anna-Britta Grimberg persönlich, weil du gegen das Protokoll verstößt.«

»Wie bitte?«, frage ich, und ich sehe, wie Tammy sich hinter mich stellt.

»Nächstes Mal halt dich von mir fern, wenn ich arbeite.« Die Rothaarige hat einen Weinkarton unter dem Arm, der seitlich aufgerissen ist, sodass ich die Plastiktüte darin ausmachen kann, die sich vorwölbt wie die Eingeweide eines unglücklichen Tiers. »Und du hältst den Mund, wenn dir irgendwer irgendwas umsonst gibt. Willst du, dass die mir antun, was sie mit meiner Mutter gemacht haben? Soll das auf deinem Gewissen lasten?« Ihre Augen sind blutunterlaufen, und sie rotzt die Worte förmlich raus. »Sonst habe ich dir nix mehr zu sagen.« Jetzt reckt sie das Kinn und kratzt sich am Hals. »Wenn du noch mal in der Fabrikhalle auftauchst ...« Sie nimmt die schwarze Achterkugel auf, lässt sie in die Ecktasche fallen und geht.

16

Beim Aufwachen fühlt sich mein Mund an wie eine Achselhöhle. Mein Kopf ist im Eimer, und das ist eine üble Art, in die neue Woche zu starten. Ich greife nach meinem Handy und versuche, auf das Display zu sehen, aber meine Wimpern sind verklebt. Ich reibe und reibe, und schließlich kann ich die Zeitanzeige auf meinem Handy erkennen, die mir 8:10 Uhr meldet. Ich habe verschlafen.

Das passiert mir nicht. Nie. Ich krabble aus dem Bett. Mein Magen ist leer, und zugleich fühle ich mich aufgedunsen. Filmfetzen von letzter Nacht laufen wie Kurzvideos in meinem Kopf ab. Ich spritze mir kaltes Wasser ins Gesicht, dusche und benutze alles, was ich an Peelings habe, um mich wund zu schrubben.

Mein Frühstück besteht aus einer halben Flasche Fanta und einer Vitamintablette, die mit einer neongrellen Hartnäckigkeit am Glasgrund vor sich hin sprudelt, sowie zwei Riegeln Marabou-Schokolade direkt aus dem Kühlschrank.

Hinter meiner Stirn wütet ein bohrender Schmerz.

Ich parke ein und bin nur zehn Minuten zu spät, fühle mich aber dennoch wie eine Schulschwänzerin. Draußen vor der Fabrik arbeiten zwei Fotografen. Ich öffne die Tür zum *Gavrik Posten*, die Glocke über mir schellt. Zum Glück kann ich sie nicht hören, weil meine Hörgeräte noch in meiner Tasche sind. Das ist der Vorteil, wenn man gehörlos ist, man muss sich nicht mit den scheußlichen Geräuschen herumschlagen, wenn man so erbärmlich verkatert ist.

Lena ist in ihrem Büro, Nils hinten in seinem Küchenbüro, und Lars kommt erst später. Ich ziehe all meine Sachen aus, setze mich an meinen Schreibtisch und stecke meine Hörgeräte ein, stelle sie aber sehr leise. Mein Herzschlag ist ungesund schnell, und ich nehme mir fest vor, mich bei irgendeinem Iron-Man-Freiluft-Fitnessclub anzumelden, wenn ich in Malmö bin, und mich nur noch von Spinatsaft und Bio-Smoothies zu ernähren.

Ich scrolle mich durch Twitter und die Nachrichtenmeldungen. Der Lakritzmörder ist überall, nur sind über Nacht alle Hashtags zu einem einzigen verschmolzen. Oder vielmehr hat einer die anderen übernommen: Hashtag Fährmann. Der alte Mythos. Die Taler auf den Augen. Zitate, aufgeschnappte Gesprächsfetzen und Interviews mit Einheimischen. Keiner weiß wirklich etwas. Gunnarsson war ein Einzelgänger ohne Familie oder engere Freunde. Ich werde mich auf die Ermittlung, auf den Fall konzentrieren, muss mir allerdings auch Zeit für seinen Nachruf nehmen. Was wiederum bedeutet, dass ich Material brauche, um zu zeigen, dass er ein echter Mensch war, bevor seine Halsschlagader aufgeschlitzt wurde.

Es gibt eine Schlagzeile, die sich nicht auf den Fährmann bezieht. Ein altes Ehepaar wurde erfroren in seinem Wagen eine Autostunde nördlich von hier gefunden. Wegen des Mordes erregt diese Meldung wenig Aufmerksamkeit, während sie sonst für Wochen die größte Story gewesen wäre.

Eine E-Mail von einer pensionierten Lehrerin trifft ein. Sie schickt mir hin und wieder irgendwelche Sachen.

Gestern hat sie einen erfrorenen Hirsch in der Mitte eines kleinen Sees hinter dem Utgard-Wald gefunden. Sie hat drei Fotos angehängt, die eine schaurige Eisskulptur zeigen: die eine Hälfte eines weißen Hirsches ragt starr aus dem Eis, die andere Hälfte befindet sich unter Wasser. Wahrscheinlich wird es so bleiben, bis richtiges Tauwetter einsetzt. Ich sehe einen Vogel auf einer Geweihstange sitzen, als wäre es ein beliebiger Zweig. Wurde der Hirsch vielleicht von einem Wolf umkreist? Kann ein Raubtier seine Beute zu einer solch fatalen Entscheidung treiben? Ist es Gustav genauso ergangen? War ein Wolf in der Nähe? Ich habe eine Nachricht von Anna-Britta und sieben E-Mails von David Holmqvist. Anna-Britta schlägt vor, dass ich ihren ältesten Fahrer auf seiner Tour begleite. Angeblich weiß er alles über die Fabrik, was es zu wissen gibt. Ich werde es tun, es könnte hilfreich sein. Holmqvist erklärt mir die Regeln für die Buchrecherche, wo ich nachforschen soll und was ich auslassen kann. Er ist sehr genau und will, dass ich mehr über den Fährmann-Killer mit reinnehme.

Den längeren Nachruf auf Gustav Grimberg lese ich jetzt nicht, weil ich keine Zeit dafür habe, und widme mich stattdessen Per Gunnarsson. Er hatte eine Wohnung nahe der Eriksgatan, die ich online finde, war siebenunddreißig Jahre alt und Single. Seine Kreditwürdigkeit war miserabel. Den sozialen Medien und unserem Archiv entnehme ich, dass er Hobby-Ahnenforscher war und im Laufe der Jahre mehrfach wegen geringfügiger Delikte unter Alkoholeinfluss verhaftet wurde.

Ich trinke heißen Kaffee und rufe Thord an, der mir sagt, dass er zu tun hat.

Lars kommt pünktlich. Er tritt durch die bimmelnde Tür und braucht circa zwanzig Minuten, um sich aus seiner großen grauen Jacke mit dem Kunstfellbesatz an der

Kapuze und seinen Moonboots mit Reißverschluss aus dem Supermarkt zu schälen. Schon beim Zugucken werde ich kribbelig. Er murmelt mir ein »Morgen« zu, doch abgesehen davon spielt sich vor mir ein Stummfilm ab, und zwar einer in Zeitlupe. Schließlich geht er hinüber zum Fenster, neben dem der große Stapel *Posten*-Ausgaben zum Verkauf für Leute ausliegt, die über den Tag vorbeikommen – es werden eine ganze Menge sein. Lars betrachtet das Außenthermometer, wie er es täglich macht.

»Kalt?«, frage ich.

»Mittelmäßig«, sagt er und schlurft zu seinem Schreibtisch vor Lenas Tür, wo er die Temperatur in sein kleines schwarzes Notizbuch einträgt. Dieser Laden wird mir fehlen.

Ich ziehe meine Jacke wieder an und öffne die Tür zur Straße. Auf der gegenüberliegenden Straßenseite sind sie alle aufgereiht. Es ist wie ein Bild von vor zehntausend Jahren, von heidnischen Urahnen, die von der Sonnengöttin aus ihren Höhlen gelockt wurden. Optiker und Friseure stehen da, Thermosbecher in der Hand, neigen die Köpfe nach hinten und halten ihre Gesichter in die wärmenden Sonnenstrahlen. Niemand spricht. Sie tauen auf, ihre Gedanken lockern sich, ihre Haut heilt, ihre Hoffnung kehrt zurück. Ich gehe zwischen ihnen hindurch, um mir zwei Kopenhagener und eine Flasche Cola beim Zeitungsladen zu holen. Beides deponiere ich kurz auf meinem Schreibtisch, um dann gleich weiter zur Wache zu gehen. Doch dann bleibe ich stehen. Meine Stiefel stecken in grauem Schneematsch, und mir wird klar, dass die neue Polizistin dort sein könnte. Ich hole mein Handy aus der Tasche und schalte die Kamera ein, um mich anzusehen. Grinsend überprüfe ich meine Zähne, bausche mein Haar auf und zwacke mir in die großporigen Wangen.

Die Wache ist leer. Am Empfang sitzt niemand, und niemand wartet. Aus dem Nummernautomat schaut die Nummer sechzehn heraus, und auf dem Bildschirm überm Tresen leuchtet die Sechzehn, also reiße ich die Nummer ab und drücke die Klingel.

Polizeichef Björn kommt heraus, sieht mich und dreht sich wortlos wieder um.

»Thord«, sagt er, »Besuch für dich.«

Die Tür geht zu und wieder auf, und ich kann kurz die Silhouette von Henrik Hellbom im Maßanzug ausmachen. Der Lautstärke nach zu urteilen, müssen noch mindestens sieben oder acht weitere Leute dort sein.

»Was macht Hellbom da hinten?«, flüstere ich.

Thord hält einen verbrannten Toast in der Hand, auf dem sich anscheinend Scheiben von gekochtem Ei und Dorschrogen aus der Tube befinden.

»Morgen, Tuvs«, sagt er und beißt ab.

Ich bedeute ihm, er solle meine Frage beantworten, doch er schüttelt den Kopf und sagt: »Er macht seinen Job, kümmert sich um seinen Mandanten.«

Ein Verdächtiger? »Wurde jemand verhaftet?«, frage ich und ergänze tonlos: »Wer?«

Er antwortet stumm: »Nein.«

Ich sehe ihn verwundert an.

»Hast du Informationen für mich?«

»Ist jemand verhaftet worden?«, flüstere ich.

»Habe ich doch schon gesagt. Nein.«

»Ist die Neue hier?«

»Noora? Nein, sie hilft der Spurensicherung. Es ist nicht einfach, einen Bereich abzusperren und gleichzeitig die Fabrik offenzuhalten, aber wir haben es hinbekommen. Warum?«

»Ich habe einige Fragen zu Gunnarsson, aber ich habe

mir schon gedacht, dass du zu viel anderes zu tun hast, jetzt wo du eine leitende Aufgabe hast.«

Er richtet sich auf und überlegt. Dann beißt er wieder von seinem Toast ab und hält eine Hand in die Höhe, was so viel heißen soll wie: »Entschuldige, eine Sekunde.«

»Dein Abschiedsumtrunk ist am Donnerstag, nicht?«, fragt er, nachdem er fertig gekaut hat. »Soll ich sie mitbringen?«

»Nur, wenn du willst.«

Er nickt, schluckt und leckt sich die Lippen.

»Bis dahin können wir alle einen Drink gebrauchen, so wie diese Woche läuft.«

»Das Paar«, sage ich. »Das alte Ehepaar, das tot oben bei der Papiermühle gefunden wurde. Bekomm ich da ein Statement von der Polizei für die Zeitung?«

Abermals leckt er sich die Lippen.

»Ich habe hier alle Hände voll mit dem Mord zu tun, aber wir sagen dasselbe wie jedes Jahr, Tuvs. Wer rausgeht, soll die Wettervorhersage beachten, nirgends hinfahren, wenn er sich nicht sicher ist, jemandem Bescheid sagen, welche Strecke er fährt, richtig ausgerüstet sein, sich vergewissern, dass der Wagen fahrtüchtig ist, und niemals das Auto verlassen.«

»Die zwei haben ihr Auto nicht verlassen«, sage ich. »Es hat ihnen nichts genützt.«

Er sieht mich verwundert an und schüttelt den Kopf.

»Die waren zu alt, um im Februar unterwegs zu sein. Die Tochter liegt mit einer Bronchitis im Krankenhaus, sie ist insgesamt ziemlich runtergewirtschaftet. Wie auch immer, die beiden dachten sich wohl, dass sie nach Norden fahren sollten, obwohl sie in den letzten zehn Jahre kaum noch gefahren sind. Nicht gerade die hellsten Köpfe. Also sind sie viel zu früh von der E16 runter, keine Ahnung, ob sie dement waren oder so, und alles, was sie bei sich hatten, waren ein paar Süßigkeiten und dünne Decken. Ihr 87er-Volvo ist geradewegs von der geräumten und gestreuten Straße geschlittert und im Graben gelandet. Sie waren innerhalb von zwei Stunden tot, würde ich sagen. Als Noora sie gefunden hat, waren sie zwei Eis am Stiel, guckten immer noch geradeaus durch die Windschutzscheibe.«

»Darf ich das so zitieren?«

»Wag es ja nicht«, sagt er und tippt an seine Handschellen.

»Ich fahre mal hin und fotografiere die Stelle, wenn ich Zeit habe. Es ist in der Nähe von dem alten Bauernhof mit dem Silo, stimmt's?«

Er nickt.

»Nimm dein Handy und dein …«

Ich falle ihm ins Wort: »Ja, mache ich.«

»Hast du noch den Hilux?«

»Ich verlängere den Mietvertrag morgen.«

Wieder nickt er. »Fahr vorsichtig da draußen, Tuvs.«

Ich gehe. Die Sonnenanbeter sind wieder nach drinnen verschwunden. Drei Fernsehreporter nehmen kleine Beiträge auf, und ein Fotograf vom *Göteborg Posten*, den ich kenne, knipst den Torbogen der Fabrik. Ich schnappe mir meine Cola und mein Gebäck und fahre zu Gunnarssons Wohnblock. Er hat im ersten Stock gewohnt, und ich versuche hineinzukommen, aber die Haustür ist mit einem Code-Schloss gesichert. Von der Straße aus kann ich nichts sehen, deshalb rede ich nur kurz mit einem Nachbarn und fahre wieder.

Auf der E16 ist so viel los wie immer. Nach Gavrik verirrt sich kaum jemand, doch diese Autobahn verbindet wichtigere Städte wie Karlstad im Süden und Östersund im

Norden. Wir sind bloß der Lakritztaler neben der Straße, an dem die mit Kiefernstämmen beladenen Laster vorbei zur Papiermühle fahren.

Ich gehe am Wellblechbau des Stripclubs vorbei, drücke zwei Paracetamol aus der Folie und schlucke sie.

An der Tankstelle brummt das Geschäft. Ich fülle den Tank zu einem Drittel auf, weil es Quatsch ist, der Autovermietung bei der Rückgabe Geld zu schenken, und kaufe mir zwei Schachteln Tampons, eine Tüte Weingummis und etwas grellblaues Enteiserspray für die Windschutzscheibe.

»Alle Welt redet über diesen Fährmann, der frei herumläuft«, sagt die Frau in dem Pudel-Pullover, die mich bedient. »Aber haben Sie von dem armen alten Ehepaar gehört?«

»Nur ein Stück weiter die Straße hinauf«, bejahe ich. »Eine traurige Geschichte.«

»Ja, die bringt einen ins Grübeln.« Sie tütet meine Einkäufe ein.

»Tut sie«, sage ich.

Ich fahre zur Ausfahrt und esse dabei Weingummis. Manchmal lasse ich sie genüsslich schmelzen, vor allem die weißen mit Birnengeschmack, manchmal zerkaue ich zwei oder drei zu einem alkoholfreien Cocktail. Ich kann mich nicht genau erinnern, wie ich letzte Nacht nach Hause gekommen bin, und weiß nur noch, dass Tam da war. Sie hat auf mich aufgepasst. Ich werde sie so sehr vermissen, dass ich gar nicht weiß, wie ich es aushalten soll.

Radio Värmland berichtet über Per Gunnarsson. Sie erzählen alles: Wie alt er war, dass er hobbymäßig über die Familiengeschichten wichtiger Leute recherchiert hat und dass er Vorarbeiter in der Qualitätskontrolle war. Viel mehr gibt es zu dem Mann nicht zu sagen. Danach geben sie eine langfristige Unwetterwarnung für die nächste Woche raus:

mögliche Schnee- und Eisstürme, die aus Russland heranziehen und hier vielleicht am Mittwoch oder Donnerstag zuschlagen. Und sie erinnern daran, sich mit Brennholz und Kerzen zu bevorraten.

Ich fahre an dem Bauernhof mit dem Silo vorbei. Der Wagen ist weg, doch er hat Spuren hinterlassen. Überall sind Reifenspuren. Einige sind tief und breit, von Abschleppwagen und Traktoren, andere sind normal, sie stammen von den Kranken- und den Streifenwagen. Und dann sind da noch die schmalen, in dem Durcheinander kaum sichtbaren, die von einem 87er-Volvo. Fast sehen sie aus wie die Spuren von einem Motorrad. Könnte der Volvo von jemandem von der Straße abgedrängt worden sein? Wäre das möglich?

Das Gras an der Unfallstelle ist freigelegt und tot – gelb und platt. Und der Boden ist so hart gefroren, als würde er nie wieder grün. Aber eigentlich ist es keine Unfallstelle, sie sind schlicht bei wenig Tempo in den Graben gefahren. Und haben dann angehalten. Und sind gestorben. Mein Hilux hätte es in unter fünf Sekunden wieder rausgeschafft, und vielleicht haben die beiden darüber gesprochen, auszusteigen und Hilfe zu holen, oder haben diskutiert, ob sie bleiben sollen, gestritten oder sich geeinigt. Eventuell ließen sie den Motor laufen, eventuell auch nicht. Und dann sind sie ruhig gestorben. Vierundachtzig und neunundachtzig Jahre alt.

Ich steige aus meinem Pick-up, lasse aber den Motor laufen. Jemand hat ein Holzkreuz in den Schnee gerammt, doch es neigt sich, weil es eigentlich in der Erde befestigt werden müsste, nur ist die betonhart. Wer immer es auch hier hingestellt hat, muss gedacht haben: »Mehr kann ich nicht tun.«

Meine Wangen brennen vor Kälte, und meine Auspuffgase

wabern über den Boden wie Trockeneis in einem Nachtclub. Ich sehe zwei Blumensträuße, noch in der Zellophanhülle von der Tankstelle – beide herabgesetzt. Einer besteht aus kleinen Rosen, der andere ist ein bunter Strauß. Unter Letzterem liegt eine Rolle von irgendwas, und ich gehe näher heran, um es zu erkennen, wobei ich den rechten Fuß auf den steilen weißen Abhang zum Graben setze. Es handelt sich um ein Päckchen Grimberg-Salzlakritz. Die alten Leute hier in der Gegend lieben es und sind die Hauptkunden der Firma, wie Anna-Britta mir erzählt hat.

Ich fotografiere alles. Allein mit meinem brummenden Motor und meinem Atem.

Alles ist milchig weiß, und das Einzige, was ich sehe, das einzig Auffällige ist ein Flugzeug. Wie ich an den Kondensstreifen erkenne, ist es eine Passagiermaschine, ein Jumbo mit vier Motoren, der leise und geschmeidig hoch über mir hinweggleitet, wo es sogar noch kälter ist als hier unten. Lautlos. In Gavrik gibt es keinen Fluglärm, weil die Maschinen zu weit oben sind. In einer echten Stadt wie Chicago, Manila oder Johannesburg hört man den ganzen Tag Fluglärm, weil wichtige Orte Flughäfen haben. Wir nicht. Die Flugzeuge sind immer hoch über uns und immer still, wenn sie die unbekannte Lakritzstadt überfliegen.

Einmal rutsche ich fast ab, was nicht weiter dramatisch klingen mag, doch in einer Gegend wie dieser kann es das Todesurteil sein. Letztes Jahr starb ein Mann auf einem Bauernhof unweit von hier, als er sich auf Glatteis den Knöchel brach, draußen bei seinem Hühnerstall. Er hatte kein Handy bei sich. Zu der Zeit war der Mann allein, denn seine Freundin besuchte Freunde in Munkfors. Es waren zwanzig Grad unter null, und er war nur kurz rausgegangen, um nach seinen Vögeln zu sehen. Bloß ein gebrochener Knöchel, nichts Dramatischeres, kein Tropfen vergossenes Blut, doch er war steif gefroren, als die Freundin am nächsten Tag nach Hause kam. Eine Mischung aus Schock und Unterkühlung. Und das war's dann. Sie sagte, dass er aussah wie eine verängstigte Vogelscheuche, die im Winter auf einem Feld vergessen wurde. Seine Miene und seine Haltung wirkten verloren und zusammengesackt, er war lediglich in einen Bademantel gehüllt. Eine verängstigte, umgekippte Vogelscheuche.

Ich blicke nach unten und sehe einen einzelnen lila Handschuh im Graben, dessen Finger von Eiskristallen überzogen sind, festgefroren und in solch absurde Richtungen verdreht, dass ich wegsehen muss.

Auf der Heimfahrt lasse ich Radio Värmland laufen. Inzwischen sind meine Kopfschmerzen fast weg. Es ist der Lärm, der mir zusetzt. Und die Abwesenheit von Lärm. Die Stille ihrer Tode – des alten Paares, des Mannes mit der Halswunde in der alten Fabrik, seine von schwarzen Lakritzen bedeckten Augen, seine blockierte Kehle. Und der Lärm von Gustav Grimbergs Todessprung, dieses laute Bersten wie von einer Wassermelone. Es wird viel über die Würde des Sterbens gesprochen und darüber, wie manche Leute mit Krebs kämpfen. Ich bin mir nicht sicher, ob meine Mutter wirklich gekämpft hat, denn es war nuancierter als ein Kampf, und für mich ist nicht erkennbar, dass sie verloren hat. Im Grunde geht es nicht um Gewinnen oder Verlieren. Es ist ja kein Sport. Sie hatte ein elendes Leben, doch Krebs ist ein fieser Mist, der zu ihr kam, sie wieder in Ruhe ließ und sie schließlich so schnell erledigte, dass mir nicht mal Zeit blieb, ihr zu sagen, dass ich für sie weiterleben werde, dass ich meine frühe Kindheit gut fand oder dass ich ihr vergebe. Dass ich sie liebte. Vielleicht ist Liebe das falsche Wort. Ich hätte eher sagen sollen, dass ich sie verstand. Dass ich allein überleben würde.

Weil die Familie und die Arbeiter meine beste Informationsquelle sind, was Gunnarsson und mögliche Verdächtige betrifft, fahre ich zur Fabrik. Ich beschließe, dass ich mich nach meinen Interviews mit den Grimberg-Frauen mit einem doppelten Cheeseburger aus dem Drive-thru belohnen werde, und das zaubert mir ein Lächeln auf mein schuppiges Gesicht.

In der Fabrik läuft alles beinahe wie immer, obwohl die Lastwagen noch nicht in den abgesperrten Bereich dürfen, weshalb sie vor den laufenden Kameras der Presse beladen werden. Ich steige die Treppe zum Empfangsraum hinauf. Manche der Gesichter auf den Fotos kommen mir plötzlich bekannt vor, deshalb bleibe ich stehen. Ich kenne diese Leute nicht, bin ihnen nie begegnet, dennoch erkenne ich ihre Züge aus der Kantine und der Fabrik wieder, daher schätze ich, dass sie die Mütter, Großmütter und Urgroßmütter von der Rothaarigen, der weißen Riesin und Per Gunnarsson sein müssen. Sie alle sind hier in Gavrik geblieben.

Ich gehe in den Bürotrakt.

»Nein, der Vorfall hat sich nicht mal in der Nähe unserer Fertigungsanlagen ereignet«, sagt Agnetha Hellbom ins Telefon und schickt gleichzeitig ein stummes »Raus« in meine Richtung, das ich mühelos lesen kann. Doch ich zucke mit den Schultern, als würde ich nichts verstehen, und lausche weiter dem Gespräch. »Es war in einem ganz anderen Gebäude.« Sie stockt. »Ja, wir arbeiten rund um die Uhr, um die Unterbrechung auszugleichen. Grimberg Liquorice möchte Ihnen einen Nachlass von fünfzehn Prozent für Ihre März-Lieferung als Geste des guten Willens anbieten …« Erneut stockt sie und rümpft die Nase. »Also wirklich, ich denke, solch eine Ausdrucksweise ist unnötig.« Sie legt den Hörer auf.

»Hi, ich …«

»Sie haben hier nichts verloren«, fällt sie mir ins Wort.

»Ich bin Tuva Moodyson und habe einen Termin …«

»Ich weiß, wer Sie sind. Sie sind das Zeitungsmädchen.«

»Probleme mit einem Kunden?«, frage ich.

»Warten Sie im Empfangsraum, denn dafür ist er da – um Besucher zu empfangen. Ich werde nachsehen, ob Frau Grimberg abkömmlich ist.«

Okay, sie ist tatsächlich eine Pissnelke.

Ich gehe zurück zu dem eleganten Raum mit dem flackernden Kronleuchter und dem Kachelofen. Die Tür zu den Privaträumen öffnet sich einen Spalt weit, und dann sehe ich einen gestreiften Ärmel, ein Handgelenk voller unterschiedlich breiter Armreifen, eine Uhr so groß wie eine Teetasse und dunkelblau lackierte Fingernägel.

Sie kommt herein.

17

Ihr Haar ist zur Größe einer Ananas aufgeplustert, allerdings silbrig grau. Lächelnd bewegt sie sich auf mich zu und sagt: »Na, dann kommen Sie.« Ich lasse mich von ihr zur Tür führen, die sie öffnet. Dann stellt sie sich hinter mich und drückt mir ihre Hände fest auf die Augen, bevor sie mich durch den Vorhang schiebt.

»Was tun Sie?«, frage ich.

»Wollten Sie das nicht?«, erwidert sie.

Ich will nicht mal in diesem Gebäude sein, vor allem nicht mit zugehaltenen Augen. Aber ich brauche Informationen von ihr, Erkenntnisse. Meine Sinne sind in Alarmbereitschaft, und durch die unebenen Spalten zwischen ihren Fingern kann ich kaum etwas sehen. Ihre Hände riechen intensiv nach Zitrone. Wir sind in einem großen Raum. Ich glaube, es ist ein Wohnzimmer oder ein Salon, ungefähr so groß wie meine ganze Wohnung, nein, Moment, größer. Doppelt so groß. Der große Salon wird seinem Namen gerecht.

»Cici«, sagt sie leise. »Sie dürfen mich Cici nennen.«

»Ich bin Tuva.«

»Natürlich sind Sie das. Ich beobachte Sie schon seit Jahren. Sie sind mir eine der Liebsten.«

»Ist das wirklich nötig?«, frage ich, denn meine Kopfschmerzen melden sich zurück. Mir ist klar, dass ich ihre

Greisenhände jederzeit von meinem Gesicht wischen kann, wenn ich will.

»Sie wollen Sie nicht hier drinnen haben«, erklärt sie. »Aber mein Dachgeschoss gehört mir, und dahin kann ich einladen, wen ich will.«

Inzwischen haben wir den Raum durchquert, und ich konnte einen Esstisch und einen riesigen Apothekerschrank von der Größe einer Squash-Hallenwand sowie einen Käfig in der Ecke sehen, aber keine Details – ich bin desorientiert. Dann höre ich ein schrilles Quäken, wie von einem Neugeborenen in einiger Entfernung.

»Was ist das für ein Geräusch, Cici?«

»Das Heulen?«

»Ja.«

»Die Lüftung«, sagt sie. »Man kann nicht mit ihr leben, aber auch nicht ohne sie.«

Ich versuche, Bilder oder Einrichtungsgegenstände zu erkennen, doch ihre Hände liegen zu fest auf meinem Gesicht. Neben dem Tisch glänzt irgendwas, eine silberne Bowlenschale vielleicht? Cici legt eine Hand auf meine Schulter und dreht mich nach links.

»Jetzt dürfen Sie wieder gucken, aber nicht nach hinten«, sagt sie, während sie ihre Hände nach unten nimmt.

Eine Treppe. Cici geht an mir vorbei.

»Kommen Sie«, sagt sie, nimmt meine Hand und geht nach oben.

Sie trägt ein langärmeliges gestreiftes T-Shirt und zehn oder elf Ketten sowie eine Brosche in Form einer Bärentatze mitten auf ihrem Rücken, dazu einen Rock oder ein Tutu aus mehreren Schichten Organza, eine Netzstrumpfhose und schwarze Stiefel mit einem kleinen Absatz. Ihr Haar ist unglaublich, eine Art Sechzigerjahre-Turmfrisur, aber gedreht und mit Nadeln und Schmetterlingsspangen fixiert. Ganz oben steckt einer dieser komisch verschlungenen Trinkhalme.

Wir erreichen das Dachgeschoss.

»Willkommen bei Cici«, sagt sie und vollführt eine einladende Geste mit dem Arm.

Ich kann nur mit offenem Mund dastehen und staunen. Das Dachgeschoss zieht sich über die gesamte Länge der Fabrik und ist in etwa so groß wie ein Fußballplatz. Dutzende ausgeblichener Schaufensterpuppen stehen in Gruppen zusammen, als würde sie sich bei einer Gedenkfeier unterhalten. Alle haben Handschuhe an, manche aus Spitze, manche aus Samt, andere aus Seide. Abgesehen von einem kleinen Zimmer am anderen Ende sind die einzigen Trennelemente die beiden Schornsteine, die den Raum zu dritteln scheinen. Sie sind rund wie Leuchttürme.

»Schauen Sie sich um«, sagt Cici. »Sehen Sie sich alles an, solange ich mich umziehe.«

Umziehe? Sie geht in den Bereich zwischen den Schornsteinen, der über der Durchfahrt liegen muss, und ich versuche, alles in mich aufzunehmen. Hunderte Male bin ich an diesem Gebäude vorbeigegangen und habe nach oben gesehen, und stets hatte ich geglaubt, hier würden Farbtöpfe, Klappstühle und alte Skisachen lagern, denn solche Sachen bewahren Leute doch auf ihrem Dachboden auf, nicht?

Acht Fenster gehen zur Storgatan hinaus und acht nach hinten zum Hof und den Wurzelscheunen. Ich stehe in der Nähe des letzten Fensters, dem großen geneigten, das ich vom Friedhof aus gesehen habe. Als ich hinausblicke, kann ich das Familiengrab sehen. Es ist jemand dort unten, jemand in Schwarz, wahrscheinlich ein Schreiberling, der an seinem Fährmann-Artikel arbeitet und den frischen Erdhügel auf Gustav Grimberg fotografiert.

»Meinetwegen müssen Sie sich nicht umziehen«, rufe ich.

»Mache ich auch nicht Ihretwegen«, entgegnet sie.

Es ist wie in einer Scheune, lauter freiliegende Rohre, Dachsparren und Balken, die je eine Tonne wiegen müssen. Hier oben ist nichts isoliert, doch es sind Dutzende alte elektrische Heizkörper unter den Fenstern angebracht. Kalt ist es trotzdem, aber nicht eisig.

Ich zähle vierzehn Zitronen, dann höre ich auf. Sie baumeln an Schnüren von den Dachsparren, zusammen mit papiernen Knoblauchzehen, in denen Messingheftzwecken stecken, und verkehrt herum aufgehängten Hufeisen. Logisch. Vor dem schrägen Fenster steht eine Grabkerze, eine von den wetterfesten, und erleuchtet ein antikes Kasperltheater mitsamt einer gemalten Kulisse von Gavrik. Ich kann die zwei Schornsteine ausmachen. Daneben steht ein sehr altes Paar Schlittschuhe, deren Kufen so stramm mit rotem Haar umwickelt sind, dass es wie Kupferdraht aussieht.

»Was meinen Sie?«, fragt Cici, als sie auf mich zukommt.

Sie stolziert wie eine Sechzehnjährige. Ich möchte sie nach Gunnarsson und dem Selbstmord ihres Sohnes fragen, zwinge mich jedoch zu warten. Cici tänzelt einen selbst gemachten Laufsteg aus Linoleum mit Schachbrettmuster hinunter, lächelt strahlend und dreht sich.

»Ich konnte nicht widerstehen«, sagt sie. »KK ist mein einziges Publikum, seit mein Mann gestorben ist, und nicht mal sie kommt noch oft hier rauf.«

»KK?«

»Karin, meine Enkelin.«

»Sie sehen fantastisch aus«, sage ich, und es stimmt. Sie trägt eine bodenlange orange Jacke mit Fransen unten, eine an den Knien eingerissene Jeans, eine Kette, die aus drei schwarzen Christbaumkugeln zu bestehen scheint, und immer noch die Turmfrisur.

»Lässiger Business-Look«, sagt sie, lacht wieder und gibt mir einen Klaps auf den Arm. »Kommen Sie.« Sie hakt sich bei mir unter und führt mich durch das Dachgeschoss. »Dies hier ist die eine Hälfte meine Sammlung. Den Rest habe ich weggegeben. Meine Kapsel hier oben, an die fünftausend Teile.«

»Ihre Kapsel?«, frage ich. Wieder versetzt sie mir einen Klaps und zwinkert.

»Nichts Teures«, sagt sie. »Wäre der Kram hier teuer gewesen, hätte ich einen dreitürigen Kiefernschrank wie jeder andere. Nein, es ist alles hübscher Krempel, und der Wert des Trödels liegt circa bei null.«

»Tja, mir gefällt es sehr gut.«

Sie bleckt die Zähne und bläst mir einen Kuss zu. »Wusste ich es doch. Kann ich Ihnen etwas zu trinken anbieten?«

Sie geht zu einem der vielen Heizkörper und greift nach einer Thermoskanne, die danebensteht.

»Ich habe das alles über die Jahre auf meinen vielen Reisen zusammengesammelt. Das Schöne an Lakritz ist, auch wenn ich das Zeug selbst nicht anrühre«, sie rümpft die Nase, »dass es an den schönsten Orten wächst.«

»Sie reisen?«

»Früher, Schätzchen. Mein Mann Ludvig und ich sind drei-, viermal im Jahr gereist. Ägypten, Persien, die Türkei, China, Indochina, Syrien – einfach die wundervollsten Orte der Welt. Wir haben dort Bauern gesucht und Verträge ausgehandelt. Damals gab es keine E-Mail, Tuva. Auch keine Faxgeräte.«

Ich schaue zu ihrem Nähtisch, auf dem eine Vielzahl von Nadeln und Häkelnadeln sowie Rollschneider liegen. Außerdem Garn und Filzscheren.

»Ich ändere Sachen, nähe, stricke und füge dies und das hinzu, bis ich zufrieden bin.«

»Wie kommt es, dass ich Sie nie im Ort sehe?«, frage ich.

»Schick gemacht und nicht zur Party geladen, meinen Sie, Schätzchen? Ich mag es hier oben, und seit Ludvig gestorben ist, fast zwanzig Jahre ist das her, verbringe ich die meiste Zeit auf diesem Dachboden. Ach, haben Sie ja kein Mitleid mit mir! Ich liebe es. Und ich schätze, dass ich hier über sechs Meilen am Tag laufe, das hält mich jung. Ich habe Sie übrigens beobachtet.«

»Ja, das sagten Sie.«

»Ich beobachte jeden.«

Mir läuft ein kalter Schauer über den Rücken, und ich versuche, hinter die Kleiderständer und die Schaufensterpuppen zu sehen. Anscheinend sind wir die Einzigen hier, doch bei der Unordnung könnte sich ein halbes Dutzend Mörder in den dunklen Nischen verstecken.

Sie führt mich an der Hand zu einem Fenster mit Blick auf die Storgatan.

»Sehen Sie mal da unten.«

Ich schaue hin.

»Dies ist mein Theaterplatz.« Sie nimmt ein Opernglas von der Wand. »Ich gebe den Leuten, die ich nicht erkenne, Namen und folge ihnen jahrelang täglich. Ich sage ihnen, wohin sie gehen und was sie tun sollen. Manchmal gehorchen sie mir, manchmal nicht. Sie waren Elisabeth, als Sie hier ankamen.«

»Elisabeth?«

Sie zuckt mit den Schultern.

»Wenn man genau hinsieht, kann man sehr vieles herausbekommen. Und ich habe ein Auge auf den alten Puss, den Kater meines Enkels. Ich sorge mich, dass er auf die Straße läuft.« Sie lehnt das Opernglas an die picklige

Scheibe. »Ich habe sogar einen Freund da unten, den ich von Zeit zu Zeit sehe, was ziemlich nett ist. Nur einen albernen alten Ghul.«

»Ghul?«, wiederhole ich.

»Bloß ein alberner alter Kerl. Und ich habe Sie gesehen, wie Sie ins Zeitungsbüro und rüber zur Polizeiwache gegangen und in dem großen Wagen rumgefahren sind, deshalb wusste ich schon vor dieser fürchterlichen Sache, dass Sie Reporterin sind.«

»Medusa?«

»Das Schlimmste, was in dieser Stadt passiert ist, seit dieses Paar in seinem Bett ertrunken ist.«

»Welches Paar?«

Sie richtet eine ihrer Haarsträhnen und hängt das Opernglas wieder an die Wand.

»Die Geschichte müssen Sie doch gehört haben. Die alten Leute, die ertrunken sind, als sie den Stausee draußen vor der Stadt bauten.«

Ah, okay.

»Ja, ich habe davon gehört, aber war das nicht in den Sechzigern?«

»Sechsundsiebzig«, antwortet sie. »Als sie das Dorf fluteten, hatten sie vorher doppelt und dreifach überprüft, dass alle Häuser leer sind. Aber Sven und Petra Kristersson hatten sich zurück in ihres geschlichen. Sie hatten alles geplant und hatten Hilfe. Ihr Bett hatten sie mit Ziegelsteinen beschwert und sich Steine und Bleigewichte auf die Decken gelegt. Dann haben sie sich fest aneinandergebunden und sind unter dem ganzen Wasser begraben worden.«

»Wie schrecklich.«

»Tja, das sagen Sie. Aber ihm ging es furchtbar mit seinem Darm, und sie war so arthritisch, dass ihre Hände wie Möwenkrallen aussahen, das arme Ding. Also haben sie im

Grunde eine gemeinsame Entscheidung getroffen. Und obwohl es traurig für die Familie war, und ich weiß, wovon ich rede, haben sie es wenigstens zusammen getan. Was auf tragische Weise romantisch ist, finden Sie nicht?«

Wir setzen uns, und sie schenkt Tee in zwei Porzellantassen, von denen sie mir eine reicht. Er ist extrem süß. Weiter hinten erkenne ich Marionetten, sehr fein gearbeitete antike Marionetten mit rosigen Wangen, deren Fäden an Holzkreuzen von den Dachsparren hängen.

»Hilfe beim Sterben zu bekommen, kann ein Geschenk des Himmels sein«, sagt sie.

»Das mit Ihrem Sohn tut mir leid.«

»Mir auch.« Auf einmal wirken ihre Augen ein wenig älter. »Aber es war nicht seine Schuld. Ich gebe ihm kein bisschen Schuld.«

Sie holt einen Anhänger unter ihren anderen Ketten hervor. Es ist eine weiße Kaninchenpfote. Die streichelt sie mit ihren manikürten Fingern und blickt über ihre Schultern zu dem geneigten Fenster und St. Olov hinüber.

»Ich gebe ihm keine Schuld«, wiederholt sie.

Die Wolken lösen sich ein wenig auf, und Sonnenlicht fällt durch die Dachfenster. All die farbige Seide und die Blusen erzeugen ein Muster auf dem gebleichten Holzboden, wie man es sonst in Kirchen mit Buntglasfenstern sieht.

»Haben Sie irgendwelche Theorien zu Per Gunnarsson? Ist Ihnen durch Ihr Opernglas etwas Ungewöhnliches aufgefallen?«

Sie kratzt sich am Kinn und sagt stumm »Drogen«, um dann laut auszusprechen: »Was soll man machen?«

»Irgendwelche Theorien?«, hake ich nach.

Sie lacht. »Ich kleine Alte? Ah, aber da Sie es erwähnen. Es gab einen Moment vor ungefähr fünf Jahren, als ich sah, wie Gunnarsson da draußen mit Ihrer Freundin – die mit dem Wohnwagen, in dem sie Essen kocht – gestritten hat. Ich habe gesehen, wie sie ihn weggestoßen hat.«

»Tammy? Sie haben gesehen, wie Tammy Yamnim Gunnarsson weggestoßen hat?«

»Habe ich«, antwortet sie. »Und jetzt denke ich, wird es Zeit für mein Nickerchen.«

Sie greift sich einen langen bunten Pashmina-Schal, und wir gehen zurück nach unten. Dort bindet sie mir den Schal lose um das Gesicht und führt mich durch den Großen Salon. Wieder gibt es einen Buntglaseffekt, bloß diesmal direkt vor meinen Augen. Der Stoff streift beinahe meine Netzhäute. Die Lüftung heult schwach im Hintergrund. Wir gelangen zur Tür in den Empfangsraum. Cici nimmt mir den Schal ab und schiebt mich hinein.

18

Im Empfangsraum finde ich eine Nachricht von Anna-Britta, die sich entschuldigt, dass sie unseren Termin verpasst hat. Sie schreibt, sie werde es morgen wiedergutmachen. Sie erinnert mich daran, den Fahrer zur Abendtour zu treffen, damit ich ihren ältesten und erfahrensten Mitarbeiter interviewen kann. Ich gehe nach draußen und höre Stimmen aus dem Büro. Zwei Frauen streiten sich bemüht leise. Auf Zehenspitzen schleiche ich mich näher an die Tür. Die Rede ist von Lieferverzögerungen und Personalproblemen. Viel verstehe ich nicht, aber da findet eine gegenseitige Schuldzuweisung par excellence statt.

Ich wähle.

»Tam«, sage ich.

»*Hej*«, erwidert sie.

»Hast du dich jemals mit Per Gunnarsson auf offener Straße gestritten?«

Zunächst herrscht Stille. »Ich bin ihm so gut wie nie begegnet. Er hat ein- oder zweimal bei mir bestellt, war aber kein Stammkunde. Warum?«

»Ist egal.«

Die Sonne geht unter. Uns bleiben noch zwei Stunden fahles, wolkengefiltertes Licht, bis die eisige Dunkelheit zurückkehrt und sich abermals eine lange, einsame Nacht über den Ort legt. Ich brauche einen Drink. Lars ist im

Büro, als ich hereinkomme, und schiebt seine Gleitsichtbrille in sein schütteres Haupthaar. »*Hej, hej*«, sagt er.

»*Hej, hej*«, antworte ich und ziehe die dicken Sachen aus.

Dann rufe ich Thord an und frage nach Gunnarssons Obduktionsergebnis, doch er sagt, es wäre noch nicht da. Ich bin jetzt nicht in der Stimmung für den doppelten Cheeseburger, also ziehe ich die unterste Schublade meines Aktenschrankes auf und hole eine Instantnudelsuppe heraus – extra würzig, was letztlich gar nichts besagt – und gehe damit in die Küche.

»Deine letzte Woche«, sagt Nils und lehnt sich auf seinem Bürosessel aus hundert Prozent Kunstleder zurück. »Deine letzte Woche, und dann passiert das alles.«

»Ja.«

»Wenigstens verkaufen wir Zeitungen«, fährt er fort. »Leider kann ich am Donnerstag nicht zu deinem Umtrunk kommen, bin beim Eisangeln. Und ohne mich wird es nur halb so schön sein.«

»Da hast du recht.«

Ich gieße kochendes Wasser auf meine Instantnudeln und rühre alles mit einem Plastiklöffel um.

»Lass mich dir ein Bier ausgeben, bevor ich mir's auf dem Eis gemütlich mache. Um der alten Zeiten willen.«

Ich blicke zurück. Der würzige Glutamat-Dampf kitzelt in meiner Nase, sodass mir die Tränen kommen.

»Okay.«

An meinem Schreibtisch esse ich schlürfend und scrolle mich durch die Online-Wohnungsangebote. Aus dem Augenwinkel beobachte ich den genervten Lars. Er hasst alles Duftende oder Geräucherte und glaubt, er hätte eine Parfümeurnase oder so einen Quatsch.

Die Wohnungen im Süden sind mindestens doppelt so teuer wie meine hier in Gavrik, bei gleicher

Quadratmeterzahl. Ich ziehe in eine andere Kleinstadt, doch die befindet sich näher an einer richtigen Stadt. Ein gewaltiger Unterschied. Ich schließe die Website, schlürfe die letzten Nudeln und werfe den Plastikbecher in den Müll.

Nun schreibe ich für meine letzte Druckausgabe. Ich nehme mir das, was ich brauche, aus dem letzten Polizeibericht und bau es in meine Story ein. Hauptsächlich konzentriere ich mich auf Gunnarssons Leben und nutze alles, was ich an Einzelheiten und Aussagen von Kollegen sowie von einem Nachbarn bekommen konnte. Mein Google-Alarm blinkt. Die Polizei hat eine neue Information zu Gunnarssons Verletzungen veröffentlicht. Es handelt sich um ein stumpfes Schädeltrauma von einem Hammer, einem Schlagstock oder etwas in dieser Art. Ich rufe Thord noch einmal an.

»Polizei Gavrik, Noora am Apparat.«

»Kann ich bitte Thord sprechen? Hier ist Tuva vom *Posten*.«

Sie bedeckt das Mundstück mit ihrem Ärmel, und als Nächstes höre ich seine Stimme.

»Ich dachte mir schon, dass du anrufst.«

»Stumpfes Trauma?«, frage ich. »Danke für den Tipp. Wurden irgendwelche Waffen gefunden? Gibt es irgendwelche Verdächtigen?«

»Nichts, worüber ich reden kann.«

»Ach, komm schon!«

»Hast du was für mich?«, fragt er. »Denk dran, das ist keine Einbahnstraße.«

»Es gibt Gerüchte über Drogenprobleme, offene Rechnungen und einen Dealer aus Munkfors, der irgendeine Botschaft schicken wollte.«

»Irgendwas, das ich noch nicht weiß?«, fragt er. »Irgendwas mit Wahrheitsgehalt?«

»Habt ihr euch seine Schulzeit angesehen? Angeblich soll Per Gunnarsson damals die anderen Kinder tyrannisiert haben.«

»Wissen wir.«

»Ich melde mich, wenn ich etwas finde, versprochen«, sage ich. »Also, was hast du für mich?«

Er seufzt. »Du wirst es bald offiziell erfahren, aber erst mal behältst du das für dich. Der Schnitt an Gunnarssons Hals stammt von einer außergewöhnlich scharfen Klinge, einem Skalpell oder so. Das erkennen sie am Gewebe.«

»Wir suchen nach Dr. Death?«

»Du suchst nach niemandem. Björn ist immer noch sauer auf dich, weil du dich in den Medusa-Fall eingemischt hast.«

Er sagt, dass er losmuss.

Am liebsten würde ich mich ganz auf den Mord konzentrieren, aber die Einheimischen werden auch die Story von dem alten Ehepaar im Graben hören wollen. Niemand hier stand Gunnarsson nahe, während das alte Paar Kinder, Enkelkinder, Freunde und Nachbarn gehabt hat. Sie waren Teil des komplexen Gavrik-Spinnennetzes. Ich lade die Fotos herunter, die ich von der Unfallstelle gemacht habe, bearbeite und sortiere sie, lösche eines der Bilder von dem lila Handschuh. Dann sehe ich mir an, was es online zu den Opfern gibt. Sie hatten eine Tochter: Die Frau, die sie im Krankenhaus besuchen wollten. Und einen Sohn, der bei der hiesigen Feuerwehr arbeitet. Ich suche seine Kontaktdaten heraus, stecke eine Plastiktüte vom Supermarkt in meine Jackentasche und gehe hinaus zu meinem Wagen.

Auf der Kühlerhaube liegt etwas, direkt vor den Scheibenwischern.

Es sieht aus wie ein harmloser Schneeball, ist aber keiner.

Ich schaue mich um. Eine Frau zieht ihren Wochenendeinkauf auf einem Kinderschlitten nach Hause. Als ich am Vorderrad stehe, erkenne ich den Schnee-Skalle, der vor meiner Windschutzscheibe steht, das Gesicht zum Fahrersitz.

An diesem ist kein Preiselbeer-Blut, doch irgendwie ist er schlimmer. Er hat Lakritzaugen und eine Kugel in der Mundhöhle, die nach zerkautem Lakritz aussieht. Mit diesem faustgroßen Schädel auf meiner Motorhaube kann ich nicht fahren, ich kann ihm einfach nicht in die schwarzen Augen blicken. Ich möchte das Ding wegschlagen oder mit einer Schaufel zerschmettern, wie es der Hausmeister auf dem Fabrikgelände getan hatte. Aber das tue ich nicht. Ich greife nach dem Ding und halte es vorsichtig in meiner verhüllten Hand. Es ist hart, vereist. Als ich es von der Haube nehme, bemerke ich unten einen kleinen spitzen Zahn. Mir wird übel, und ich will weglaufen. Werde ich gerade beobachtet? Von Cici? Von jemand anderem? Der Zahn ist von einem Tier, einer großen Ratte vielleicht oder einem Nerz. Scharf. Ich überlege, den Skalle zu Thord zu bringen, hole mein Handy heraus, um ihn zu fotografieren, doch er fällt mir aus der Hand und löst sich auf dem gesalzten Asphalt auf. Seine Macht vergeht mit ihm. Ich drehe mich um und blicke durch meine Atemwolke hinauf zu den Büros, dem Empfangsraum und Cicis Dachgeschoss, aber dort ist niemand. Soll der Schneeschädel eine Drohung sein? Ich sehe, wie Hausmeister Andersson aus seiner Kellerhöhle kommt, mir ohne zu lächeln zunickt und hustend durch den Torbogen in Richtung Wurzelschuppen geht.

Mein Herz wummert gegen meine Rippen, als ich den Motor anlasse. Es waren nur Kinder. Wahrscheinlich haben sie Schneeschädel auf sämtliche Motorhauben in der Storgatan gelegt.

Auf den Straßen ist viel los. Radfahrer sind mit Spikes an den Reifen unterwegs, und die Autos haben Schneematratzen auf den Dächern, wie dicke Puderschichten, die noch Wochen so bleiben können, wenn wir nicht mehr Sonne bekommen oder die Fahrer auf der E16 zu schnell unterwegs sind.

Ich komme am Wollgeschäft vorbei, das einmal meine Zuflucht war, aber es nicht mehr ist, und fahre zwischen dem Fastfood-Restaurant und dem Supermarkt hindurch. Als Nächstes komme ich an den Eishockeytribünen aus hiesiger Kiefer und den Flutlichtern vorbei, die für die Papiermühle werben. Dahinter biege ich ab. Mein Herzschlag normalisiert sich wieder. Ich muss weiter Fragen stellen und herausfinden, wer Per Gunnarsson ermordet hat.

Der Feuerwehrmann Johan Linderberg wohnt in der Nähe der Feuerwehrwache, bei der er arbeitet.

Vor seiner Haustür ist nicht geräumt, was ich verständlich finde. Tiefe Fußspuren vernarben den Vorgarten, und eine sehr flauschige Katze, vielleicht eine Maine Coon, vollführt Ballettsprünge von einem Abdruck zum nächsten, weil ihre Beine nicht lang genug sind. Minischneebälle haften unten an ihrem Bauch wie weiße Pompons.

Ich benutze ebenfalls die alten Stiefelabdrücke und klingle. Ein gruseliges Geräusch. Draußen lehnt ein toter Weihnachtsbaum an der Mauer, an dessen kahlen Zweigen noch Reste von Lametta hängen. Ich greife nach einem Fadenrest, als ein Gesicht in dem Fenster neben der Tür auftaucht.

Die Tür geht auf.

»Ja?«

Rasierausschlag am Hals, breite Schulter, gerötete, kaum geöffnete Augen.

»Hallo, Herr Linderberg, ich bin Tuva Moodyson vom

Gavrik Posten. Mein aufrichtiges Beileid zu Ihrem Verlust. Ich schreibe etwas für die Zeitung, um an Ihre Eltern zu erinnern, und habe mich gefragt, ob Sie vielleicht etwas in Ihren Worten sagen möchten.«

Blinzelnd mustert er mich von oben bis unten.

»Ich habe nicht mal geduscht oder so.«

»Schon gut, ich auch nicht«, lüge ich. »Es ist die Jahreszeit, nicht wahr?«

Er nickt, kratzt sich das stoppelige Kinn und öffnet die Tür ein Stück weiter. Nun sehe ich, dass er eine Jogginghose, dicke Wollsocken und einen Weihnachtspulli mit einem großen Elchgesicht vorne drauf trägt. Er hat ein Teppichmesser in der Hand.

»Sie wollen, dass ich Ihnen Sachen sage, die Sie in der Zeitung schreiben können?«

Er sieht verwirrt aus. Der Fernseher ist stummgeschaltet, und auf den Sofas sind lauter Fotoalben verteilt.

»Können wir nicht einfach ein wenig über die Familie reden, und ich stelle Ihnen ein paar Fragen?«

»Ja, ich denke schon.«

Er schafft etwas Platz auf einem Sessel und einem Sofa, und ich habe den Eindruck, dass er auf dem Sessel sitzen will, denn er ist ziemlich durchgesessen. Also setze ich mich auf das Sofa.

»Möchten Sie Kaffee?«, fragt er.

»Sehr gern. Schwarz, ohne Zucker.«

Er geht in die Küche, und ich nehme ein Fotoalbum in die Hand, um darin zu blättern. Es ist aus den 80ern oder 90ern. Ich sehe schlimme Frisuren, stolze Schulabgänger und einen alten Typen bei einem Geburtstagsessen, der Blumen im Haar trägt. Eines der Mädchen kommt mir bekannt vor, aber ich kann es nicht zuordnen.

»Hier, bitte«, sagt er und stellt den Becher auf den

gleichen Ikea-Couchtisch, den ich in meiner Wohnung habe.

Ich trinke. Der Kaffee ist zu heiß, frisch aufgebrüht.

»Sie haben keine Schmerzen gehabt, hat die Polizistin gesagt.«

Ich nicke.

»Keine Schmerzen oder so was.«

»Das muss ein Trost sein.«

»Ist es ein bisschen.«

Ich nippe an dem Kaffee, der wirklich noch zu heiß zum Trinken ist, deshalb wärme ich vor allem meine Finger an ihm.

»Wissen Sie, warum die beiden an dem Tag mit dem Wagen unterwegs waren?«

Er sagt nichts, starrt bloß meinen Kopf an, was mir häufig passiert. Er begafft meine Ohren und versucht, nicht zu auffällig hinzusehen.

»Ich bin taub, aber ich kann Sie prima verstehen«, sage ich und zeige auf mein linkes Hörgerät.

»Das tut mir sehr leid.« Auch das erlebe ich häufig.

»Muss es nicht, mir geht es gut. Ihre Eltern?«

»Die letzten zehn Jahre sind sie gar nicht mehr gefahren, höchstens zum Supermarkt, und auch das nicht oft. Meine Schwester oder ich haben für sie eingekauft.«

Ich bitte ihn wortlos, weiterzureden.

»Zu ihr wollten sie. Meine Schwester liegt mit einer Bronchitis im Krankenhaus in Dalarna.«

»Und Ihre Eltern wollten sie besuchen?«

»Wie gesagt, aber Mama konnte nicht besonders gut sehen, und Papa war im Winter schon immer ein lausiger Fahrer. Deshalb verstehe ich auch überhaupt nicht, warum sie mich nicht angerufen und gebeten haben, sie hinzufahren.«

»Möchten Sie, dass ich noch etwas in meinen Beitrag aufnehme?«

»Sie hätten mich bloß anzurufen brauchen. Ich hätte sie gefahren.«

Ich nicke.

Er sieht mich mit glänzenden Augen an. »Schreiben Sie nur, dass sie uns fehlen und wir sie geliebt haben. Und Sie können schreiben, dass wir der Fabrik dankbar sind für alles, was sie getan haben.«

Ich lächle und bemerke Kartons mit Weinschläuchen in der Ecke, die wie Bauklötze aufgestapelt sind.

»Die sind leer«, sagt er, als er meinem Blick folgt. »Für meine Nichte. Sie macht, na ja, sie macht Raketentreibstoff. Ich kann das Zeug nicht ausstehen. Sie nennt es roten Wodka, aber mir brennt es die Mandeln weg …« Er öffnet den Mund, um es mir zu demonstrieren. »Sie destilliert das in ihrem Badezimmer, hat sogar eine Lakritzsorte, die sie Schwarzes Übel nennt. Und sie verkauft es in diesen Kartons.« Er lächelt. »Ich trinke nicht so viel.«

Es ist verbreiteter, als man denken würde, besonders in den dunklen Monaten. Selbstgebrautes, Kartoffelschnaps, scheußliches Zeug.

»Haben Ihre Eltern früher in der Fabrik gearbeitet?«, frage ich.

»Mama einundvierzig Jahre und Papa circa zehn. Meine Schwester hatte weniger Glück. Sie hatte eine lausige Vorarbeiterin, wenn Sie meine Ausdrucksweise verzeihen.«

»Ihre Schwester?« Ich trinke von dem Kaffee, und er schaltet den Fernseher aus. Unwillkürlich habe ich von den Lippen der Leute auf dem Bildschirm gelesen.

»Sie war eine gute Stemplerin, eine der besten. Aber sie ist vor Jahren schon entlassen worden, und über Einzelheiten möchte ich lieber nicht reden.«

»Okay.« Ich hebe beide Hände. »Das mit Herrn Grimberg ist furchtbar, nicht? Und jetzt ist auch noch Gunnarsson tot in der alten Fabrik aufgefunden worden. Es ist ein sehr trauriger Februar für den Ort.«

»Es ist ein trauriger Februar für meine Familie«, sagt er und blickt zu den Fotoalben auf dem Ledersofa mit den unechten Mahagoni-Akzenten. »Richtig traurig.«

»Haben Sie mal in der Fabrik gearbeitet?«

Er lächelt. »Ich bin Feuerwehrmann. Dazu bin ich geboren. Aber meine Nichte ist Stemplerin da oben, tritt in Mamas Fußstapfen, könnte man sagen.«

Und dann wird mir klar, woher ich das Gesicht auf dem Schulabschlussfoto kenne.

»Hat sie leuchtend rotes Haar?«

»Wie ein verdammter Feuerlöscher«, bejaht er. »Entschuldigen Sie meine Ausdrucksweise.«

»Ich bin ihr begegnet«, sage ich. »Sie hat ihre Mutter erwähnt, also Ihre Schwester, dass sie es in letzter Zeit nicht leicht hatte.«

»Nicht nur in letzter Zeit«, antwortet er kopfschüttelnd. »Für sie ist es schon seit Jahren schwer.«

Ich schweige.

»Sie ist nicht über die Entlassung hinweggekommen, hat ihr Haus und ihren Wagen verloren, sogar ihren Ehering versetzt. Das Traurigste ist, dass meine Nichte, die Rothaarige, von der Sie gesprochen haben, die letzten sechs oder sieben Jahre nicht mehr mit meinen Eltern geredet hat. Meine Nichte übertreibt gerne ein wenig, so ist sie nun mal, und Mama und Papa haben ihr immer gesagt, sie soll den Mund halten, bevor sie noch den Job verliert. Das ist Jahre her. Tja, ich schätze, das ist so ein Generationending.«

Ich sage nichts, warte, aber diesmal funktioniert es nicht.

»Man sollte nie aufhören, mit der Familie zu reden. Für

meine Nichte ist es jetzt zu spät. Sie konnte sich nicht mehr von meinen Eltern verabschieden, obwohl ich weiß, dass sie die beiden im Grunde geliebt hat.«

Meine Augen brennen. Ich erinnere mich an die letzten Worte, die ich zu meiner Mutter gesagt habe, und die waren nicht ideal. Es waren nicht die, die ich hätte sagen müssen.

»Grimbergs haben Probleme, seit der Alte gestorben ist«, sagt er. »Bald wird jemand den Laden kaufen, glauben Sie mir.«

»Kaufen?«

»Der schwerreiche Anwalt mit dem Mercedes-Geländewagen. Jedes zweite Jahr holt der sich einen neuen, und er ist schon länger scharf auf die Fabrik. Ihm gehört die Hälfte der Läden in Gavrik, wahrscheinlich auch Ihre Redaktion. Und seine Frau arbeitet im Fabrikbüro. Er hat den Ort ganz gut im Griff, würde ich sagen.«

»Interessant.«

»Und ob«, sagt er und zieht das eine Hosenbein hoch, um sich die trockene Haut am Schienbein zu kratzen. Die Schuppen rieseln herunter wie weiße Funken. »Wenn er die Fabrik kauft, wird er die Hälfte der Leute feuern, und dann ist dieser Ort am Ende. Gavrik wird zum Zombie, zu einer verfluchten leeren Hülle.« Wieder betont er, dass ich seine Ausdrucksweise entschuldigen solle. »Meine Eltern haben mich angerufen, vor dem Unfall. Sie wollten über irgendwas reden, und ich vermute, es hatte mit der Fabrik zu tun. Mama klang aufgeregt. Besorgt. Und ich habe ihr gesagt, dass ich keine Zeit habe.« Er sieht mich an und blickt dann zu den Fotos. »Meine Schwester konnten sie ja nicht erreichen, weil die mit der Bronchitis im Krankenhaus liegt. Ich nehme an, sie wollten hinfahren, um ihr zu erzählen, was ihnen auf dem Herzen lag. Es ist meine Schuld. Ich hätte zuhören sollen. Vielleicht wären sie dann noch am Leben.«

Ich sehe ihn an, beschwöre ihn, mehr zu erzählen.

»Was glauben Sie, weshalb sie sich gesorgt haben?«

»Wegen der Fabrik.«

»Wegen etwas Bestimmten?«, frage ich ein wenig zu eifrig.

»Ich weiß, dass sie jeden Tag hingegangen sind. Es gehörte zu ihrer üblichen Runde. Stina, die Ärztin, hatte ihnen gesagt, dass sie täglich laufen müssen, egal wie langsam. Und sie waren beide sehr langsam. Jedenfalls haben sie mitangesehen, wie Grimberg von dem Schornstein gesprungen ist. Ich nehme an, sie waren erschüttert.« Er sieht zum Sofa. »Soll ich ein schönes Foto von meinen Eltern für die Zeitung raussuchen?«

»Das wäre wunderbar, danke.«

»Keinerlei Schmerzen, hat die Polizistin gesagt.«

Ich nicke, während er die Alben durchsieht.

»Schnell und schmerzlos«, sagt er.

Drüben auf seinem Sideboard befinden sich ein Schürhaken, ein Sammelalbum, noch ein Edelstahl-Cutter und ein Klebestift. Er hat Fotos ausgeschnitten und sie zu einer Collage zusammengestellt.

Vorsichtig zieht er ein Foto unter der klebrigen Zellophanabdeckung hervor, betrachtet es, lächelt und steckt es wieder zurück. Eine Weile lang sucht er weiter, ehe er zu mir aufsieht.

»In gewisser Weise ist es ein Segen, aber schreiben Sie das nicht in Ihrer Zeitung. Es ist ein Segen, wenn man in den Achtzigern ist, ein gutes Leben gehabt hat, wie die beiden, und dann ruhig und schmerzlos in seinem eigenen Wagen draußen in der Natur sterben darf. Verstehen Sie, was ich meine? Ich kann nicht gut Sachen erklären, aber wie ich meiner Nichte schon gesagt habe, ist es besser, so zu gehen, als im Abstand von Jahren zu sterben oder Wochen in einem Krankenhaus mit lauter Schläuchen und Kabeln zwischen piepsenden Maschinen zu verbringen, wo Leute an einem herumdoktern und tausend Tests mit einem machen. Ich würde sagen, auf eine sonderbare Art ist es ein Segen.«

Mein Bauch fühlt sich hohl an. Ich kann an nichts anderes denken als an die Blutergüsse auf der Hand meiner Mutter und in welchem Zustand ihre Venen am Ende waren.

»Ich finde, Sie haben recht«, sage ich. »Sie sind ein weiser Mann, Johan.«

Er winkt ab und sucht ein anderes Foto aus.

»Dies hier war Papas Siebzigster unten beim Stausee. Meine Schwester hatte ein Picknick für ihn ausgerichtet, mit Cidre und Hering und allem, was er am liebsten mochte.« Ihm kommen die Tränen. »Papa hat Senfhering geliebt.« Eine Träne läuft ihm über die Wange, und ich beobachte, wie sie auf seinem Pullover landet. »Senfhering musste für ihn einfach sein.«

Ich nehme das Foto und sehe es mir an.

»Danke, das ist perfekt.«

19

Die Auslage vom Systembolaget ist voll mit pinkem Sekt und Roséwein. Als wollte jeder vermeintlich romantische Kaltgetränke, bloß weil am Freitag Valentinstag ist.

Die Türglocke schellt, und ich eile zu den sterilen Gängen mit dem Bier, dem Wein und den härteren Spirituosen, nach Preis sortiert – als wäre die Entscheidung zwischen einem spanischen Rioja und einem australischen Pinot Noir mit einer einfachen Rechenaufgabe zu lösen. Außer mir ist noch Linus hier, der von der Fahrschule gefeuert wurde, und die weiße Riesin – die Verkosterin bei Grimberg mit den Implantaten. Und ich erkenne die Pelzmütze von Gavriks ureigenem Exhibitionisten, aber ich schätze, er ist jetzt im Ruhestand, oder es ist ihm einfach zu verflucht kalt.

Ich suche zwei Flaschen Rum aus und trage sie zu dem hübschen sudanesischen Mann mit dem makellosen Haaransatz, bei dem ich normalerweise bezahle. Wie immer im Februar herrscht reger Betrieb, deshalb muss ich mich anstellen.

»Ausweis«, sagt er.

Ich gebe ihm meinen Ausweis – und fasse es einfach als Kompliment auf. Er sieht kurz drauf, gibt ihn mir zurück und zieht die zwei Flaschen jamaikanischen Rum sowie eine Plastiktüte über den Scanner.

»Vierhundertsechzig«, sagt er.

Ich schiebe meine Karte durch den Schlitz und packe die Tüte in die noch größere vom Supermarkt, die ich aus dem Büro mitgebracht habe. So Gott will, wird mir das auch in Malmö helfen zu überleben.

Ein alter buckliger Mann trottet an mir vorbei, als ich hinaus in die Kälte gehe, und seine Kapuze ist so fest zugezogen, dass er durch eine Öffnung blicken muss, die höchstens die Größe einer geschlossenen Faust hat. Er hat einen Gehstock dabei, dessen Griff aussieht wie eine polierte Granitkugel.

Ich lasse die Flaschen in meinem Pick-up. Gefrieren werden sie nicht, weil der Alkoholgehalt zu hoch ist. Vielleicht ist das mit dem Alkohol die Lösung, vielleicht habe ich gerade etwas dazugelernt.

Als ich zur Arbeit zurückkehre und mir meine dicken Sachen ausziehe, liegt eine Ausgabe der *Wermlands Tidningen* auf meinem Schreibtisch.

»Wieso wissen die das und wir nicht?«, fragt Lena stirnrunzelnd, als sie aus ihrem Büro kommt und den Reißverschluss ihrer Fleecejacke bis zum Kinn hochzieht.

»Was wissen?«

»Eine Anzeige gegen Per Gunnarsson vor sieben Jahren. Jemand hat angegeben, gesehen zu haben, wie Gunnarsson eine Minderjährige verführen wollte.«

»Er hatte Kinder gefragt, ob sie sich von ihm fotografieren lassen«, sagt Lars aus seiner Ecke. »Es gibt schon seit Jahren solche Gerüchte über ihn.«

»Können wir in deinem Büro reden?«, frage ich sie.

Drinnen schließe ich die Tür hinter mir und setze mich.

»Wer waren die Minderjährigen? Wer hat ihn angezeigt?«, frage ich. »Hat die Polizei irgendwas dazu gesagt?«

»Das müsstest du mir eigentlich sagen können, Tuva.«

»Ich werde es herausfinden. Ich hätte dir noch etwas erzählen sollen. Diese Woche jongliere ich noch mit einem anderen Auftrag, und ich weiß, dass du wütend wirst, aber ich verspreche dir, dass es mir hilft, einen besseren Zugang zur Fabrik zu bekommen. Es hilft mir, die Geschichte von innen zu packen.«

»Was für ein anderer Auftrag?«, fragt Lena und verschränkt die Arme vor der Brust.

»Ich recherchiere freiberuflich für Holmqvist, den Ghostwriter aus dem Utgard-Wald. Das beeinträchtigt meine Arbeit hier nicht, versprochen. Ich interviewe die Grimbergs für ihn in meinen Mittagspausen, und das gibt mir einen besseren Zugang zur Story. Vorausgesetzt, das ist für dich okay.«

Ihr Gesichtsausdruck wandelt sich von Verwirrung in blanke Wut.

»Wir haben es mit einem Mordfall zu tun, Tuva!«, sagt sie. »In Gavrik läuft ein sadistischer Mörder herum, und du nimmst einen Nebenjob an? Ruf ihn an und sag ihm, du kündigst, oder ich übernehme das für dich!«

Sie reicht mir ihr Telefon.

»Hör zu, ohne dieses Projekt bekomme ich keinen Zugang zu den drei Grimberg-Frauen. Und die wissen was, das ahne ich. Lass mich ein Minimum für Holmqvist erledigen, und es wird sich zigfach für diese Zeitung auszahlen. Vertrau mir.«

Ihr Kopfschütteln ist zustimmend, nicht abweisend.

»Enttäusch mich nicht, hast du gehört?«, sagt sie.

Ich nicke. »Keiner von denen redet viel.«

»Geh taktisch vor.«

»Ich muss vorsichtig sein. Sie sind alle in Trauer.«

»Und reden hilft«, entgegnet sie. »Du bist eine Gratis-Therapeutin.«

Ich beiße mir auf die Unterlippe.

»Hast du morgen Abend etwas vor?«, fragt sie.

»Ich ziehe aus meiner Wohnung aus und auf Tammys Sofa. Der Vermieter will meinen Vertrag nicht um noch eine Woche verlängern.«

»Nun, der neue Tuva Moodyson kommt morgen Nachmittag an, nicht um zu arbeiten, sondern um alle kennenzulernen, ehe er nächsten Dienstagmorgen deinen Schreibtisch übernimmt. Ich weiß, dass du reichlich mit dem Fährmann zu tun hast, aber wir drei sollten trotzdem kurz einen Kaffee trinken, okay?«

Armer Kerl.

»Okay.«

Ich kehre an meinen Schreibtisch zurück, und Lars bietet mir einen Kaffee an. Im Ernst, er trinkt an die fünf Liter pro Tag. Schweden sind, nach den Finnen, die größten Kaffeetrinker der Welt, womit schon so ziemlich alles über uns gesagt ist, was man wissen muss. Wir haben auch mit die schnellste Breitbandverbindung, essen die meisten Süßigkeiten, sind fast die größten Menschen, und unser Salzlakritz ist das salzigste, das man bekommen kann.

Ich schicke Thord eine Textnachricht wegen der Strafanzeige gegen Per Gunnarsson im Zusammenhang mit der Minderjährigen. Danach maile ich Holmqvist meine Bankverbindung und schreibe den Beitrag über das erfrorene Paar im Auto.

»Was weißt du über die Grimberg-Familie, Lars?«

Er sieht mich an, wie ein Faultier eine zu weit entfernte Beere betrachten würde.

»Sie tun eine Menge für den Ort.«

»Ist jemand von ihnen zu einem Mord fähig? Hast du sie mal persönlich kennengelernt?«

Lars überlegt und schüttelt den Kopf. Dann knallt ein

Schneeball gegen unser Fenster, dass es in seinem Rahmen erzittert, und Lars sagt: »Kinder!«

»Weißt du etwas von einer Stemplerin, die vor Jahren entlassen wurde? Die Schwester eines Feuerwehrmannes von hier?«

Stirnrunzelnd schließt er die Augen, und ich sehe ihn an. Die Wanduhr tickt.

Lars öffnet seine Augen wieder und sagt: »Es gab Gerüchte über eine Affäre.«

»Okay, gut. Mit wem?«

Er rümpft die Nase. »Einem der Grimbergs. Ich bin nicht mehr sicher, ob es der alte oder Gustav war, mögen ihre Seelen in Frieden ruhen. Angeblich waren Anwälte eingeschaltet, wenn ich mich richtig erinnere. Irgendeine Erpressung. Wahrscheinlich nur Klatsch.«

Als ich das Büro verlasse, bemerke ich einen zivilen Polizeiwagen vor dem Fabriktor. Ich blicke hinauf zum Dachgeschoss und versuche, Cici mit ihrem Opernglas auszumachen, aber dort ist nichts. Während ich meine Windschutzscheibe freikratze, wird mir bewusst, dass ich das hier bei meinem treuen Hilux morgen wohl zum letzten Mal machen werde. Ich werde zum Autohändler in der Nähe der Kläranlage fahren. Vermutlich werden sie den Mietvertrag für den Wagen um eine Woche verlängern, doch es könnte auch sein, dass sie mir ein neueres Modell oder einen Vorführ-Landcruiser andrehen wollen. Bei dem bloßen Gedanken wird mir schlecht.

Der Rum schwappt in den Flaschen auf dem Beifahrersitz, als ich nach Hause fahre, und ich bekomme Durst. Nach dem Gespräch mit Lena brauche ich einen Drink. Dringend. Ich rufe Anna-Britta im Fabrikbüro an, aber da geht Agnetha Hellbom ran. Immer noch schwappt der Rum. Ich kann ihn beinahe schmecken. Ich sage Agnetha, dass ich die Fahrt heute Abend mit dem Lieferwagen nicht schaffe.

Heute heißt es Abschied nehmen von der Wohnung, morgen von dem Hilux und am Donnerstagabend von meinen Kollegen. Am kommenden Montag dann muss ich mich am Bahnhof in Karlstad von Tammy verabschieden. So viele Abschiede von einem Ort, an dem ich nie sein wollte.

Ich gehe in meine Wohnung und schließe die Tür von innen ab. Dann stelle ich Johnny Cash an und ziehe mich aus, streife buchstäblich alle Sachen ab, sodass ein warmer, klammer Haufen entsteht. Es knistert statisch. Ich werfe alles auf mein Sofa. Nun öffne ich den Rum, schlüpfe in meinen Pyjama, nehme die Hörgeräte heraus und lege mich aufs Bett. Mein Blick ist auf das Foto meiner Eltern gerichtet, das vor dem Unfall meines Vaters aufgenommen wurde, vor jenem fünfundzwanzigsten Juni, dem schwarzen Tag kurz nach Mittsommer, dem schlimmsten Tag in jedem Jahr, seit ich vierzehn war. Auf dem Bild sehen die beiden glücklich aus, jung, verliebt und unbeschwert, sodass ich mich hier in diesem kaum funktionierenden Leben noch einsamer fühle. Leerer Kühlschrank, leeres Sparkonto, kein Partner. Ich schätze, dass die Generation meiner Eltern schneller erwachsen wurde, doch mich erfüllt eine tiefe, sehr reale Furcht, dass sich mein Leben niemals ändern wird: weiblicher Schreiberling auf der Durchreise mit zu großem Alkoholverbrauch und ohne Familie, bis auf eine Tante, die sie kaum kennt. Ich habe sie kurz vor Weihnachten bei der Beerdigung meiner Mutter kennengelernt, und sie sah aus wie meine Großmutter, nur mit schönerem Haar. Tante Ida mit der breiten Narbe quer über den Hals von irgendeiner Operation in den 1970ern. Tante Ida, die ich mal besuchen sollte.

Ich sehe in den Kühlschrank und nehme eine von diesen fertig gemixten Mojito-Dosen heraus, deren Inhalt ich mit Rum mische. »Walk the Line« läuft jetzt in Endlosschleife, und auch wenn ich Johnny nicht hören kann, weiß ich, dass er da ist.

Im Packen bin ich nicht gut. Wenn ich verreise, bügle ich meine Sachen nicht, falte sie nicht zusammen und lege sie nicht in Seidenpapier mit Rosenknospen und Lavendelzweigen. Ich stopfe alles in die Tasche oder den Koffer und drücke wie ein Profi-Rugbyspieler, der Geschäftsleute in eine Tokioter U-Bahn quetscht. Dann schließe ich den Reißverschluss, und gut ist.

Also packe ich meine Klamotten, mein Make-up und all die Kabel von Digitalkameras, die ich schon vor Jahren kaputt gemacht habe, aber sie könnten ja eines Tages noch gebraucht werden, wer weiß? Ich werfe ein halb leeres Shampoo weg, das mal mittelteuer war, mein Haar jedoch in einen Helm für Bahnradfahrer verwandelt hat. Und dann bin ich fertig. Dreieinhalb Jahre Leben stecken in drei schwarzen Rollkoffern.

Ich trinke und sehe in meine E-Mail. Eine lange Nachricht von David Holmqvist. Er bewertet meine bisherige Arbeit und macht mir ziemlich klar, dass mehr Dramatik vonnöten ist, soll sich dieses Buch verkaufen, und »es muss sich verkaufen«, wie er meint. Und er erklärt mir, dass sogar ein historisches Sachbuch über eine schwedische Industriellenfamilie Konflikte, Höhepunkte, Tiefen, Herausforderungen, Triumphe sowie ein Dutzend anderer leerer Schlagworte brauche.

Wieder trinke ich einen Schluck und antworte, dass ich behutsam anfange, weil die Familie leidet. In Wahrheit bin ich natürlich mit dem Gunnarsson-Mord beschäftigt, aber ich erzähle Holmqvist, dass ich bei längeren Geschichten immer zunächst mal Vertrauen aufbaue, um mich von anderen Journalisten abzuheben und die bessere Story zu bekommen. Er solle es ruhig mir überlassen, ich würde das schon machen.

Die Wohnung fühlt sich kalt an, deshalb gehe ich duschen und wärme mir einen fertigen Reispudding auf, den man in Schweden in einer kondomähnlichen Plastikverpackung bekommt, setze meine Hörgeräte vorsichtig wieder ein und lausche Johnny und seiner Gitarre, während ich falsch herum auf dem Bett liege, den Kopf am Fuß- und die Füße am Kopfende, und mir das Leben der neuen Polizistin ausmale und überlege, welche Filme und welches Essen sie mag oder nicht mag, wie sie sich morgens die Zähne putzt, wie sie in einem Bademantel aussieht. Ich denke an ihr Haar und ihren Nacken. Das Licht im Zimmer verändert sich. Blaue Blitze zucken über meine weißen Wände. Ich trete ans Fenster und sehe einen Krankenwagen in Richtung Stausee fahren. Eine Minute später fährt ein Streifenwagen mit Blaulicht von der Wache los.

Ein Mojito, extra stark. Wahrscheinlich kann ich noch fahren. Ich muss. Ein Streifen- und ein Krankenwagen, das könnte wichtig sein. Es könnte sich um einen weiteren Fährmann-Angriff handeln.

Ich ziehe die Sachen an, die ich aufs Sofa geworfen hatte, gurgle mit Mundwasser und steige in meine Stiefel. Dann schalte ich Johnny Cash aus und laufe hinaus in die Nacht.

20

Durch die Windschutzscheibe ist kaum etwas zu erkennen, aber zum Kratzen bleibt keine Zeit. Das Gebläse und die blaue Enteiserflüssigkeit beginnen zu wirken, doch meine Scheibenwischer kleben am Glas. Ich fahre achtzig, verlangsame in den Kurven, wie wir es in der Fahrprüfung mit Papp-Elchen lernen, denen wir auf Eisbahnen ausweichen müssen. Hat dir aber nicht geholfen, was, Papa?

Ich kann weder den Krankenwagen noch den Streifenwagen sehen, aber es gibt nur die eine Straße in dieser Richtung. Die Scheibe wird klar, und ich beschleunige. Gleichzeitig nehme ich mir eine Handvoll Weingummis vom Beifahrersitz und stopfe sie mir in den Mund. Eine Atombombe von Fruchtaromen. Weiter vorn sind Blaulichter zu sehen. Bitte nicht noch ein Fährmann-Opfer! Keine Salzlakritzaugen mehr. Kein weiteres Blut.

Ich tippe die Bremse in einer Kurve an, und meine Reifen schlittern in die falsche Richtung, sodass ich gegenlenke, auch wenn es mir intuitiv widerstrebt, weil es sich anfühlt, als würde ich den Wagen in den Graben steuern. Aber er findet wieder in die Spur, und ich fahre weiter. Inzwischen erfassen meine Scheinwerfer den Krankenwagen, dessen Auspuffgase in der minus vierzehn Grad kalten Schwärze umgehend gefrieren. Sie erstarren zu schweren grauen Wolken, die tief in der Luft hängen und darauf warten, dass ich durch sie hindurchfahre.

Die Sirenen gehen an. Das machen sie für mich, um mir zu sagen, dass sie hier sind, als wüsste ich es nicht bereits. Dann leuchten die roten Bremslichter in kurzen Intervallen auf, als sie vorsichtig bremsen, langsamer werden und praktisch mitten auf der Straße anhalten. Ich fahre hinter ihnen an den Straßenrand. Jetzt sehe ich den Streifenwagen weiter vorn, dessen Blaulichter den Schnee in dieser trockenen nordischen Tundra blinkend abtastet.

Ich steige aus, ziehe meine Jacke an und gehe um den Krankenwagen herum. Ein Transporter liegt im Graben. Schon wieder. Der Streifenwagen steht so, dass die Scheinwerfer alles wie in einem Freilufttheater beleuchten. Bei dem qualmenden Wagen handelt es sich um einen Grimberg-Lieferwagen, einen dieser Retro-Kastenwagen mit schmalen Reifen, die zwar niedlich aussehen, aber im schwedischen Winter wahrlich nichts verloren haben.

Die Polizistin steht beim Wagen und spricht durch die verbeulte Tür mit dem Fahrer. Beruhigt ihn mit sanften Worten. Ein dunkelroter Schmierstreifen ist auf dem Fenster zu sehen. Die Sanitäter kommen zu ihr, und gemeinsam schaffen sie es, die Tür aufzuziehen. Vorsichtig heben sie einen kleinen Mann aus dem Wagen und auf eine Trage, die sie auf dem weichen Pulverschnee bereitgestellt haben. Das Gesicht kommt mir bekannt vor. Blut läuft ihm über die eine Wange. Die Sanitäter legen ihm eine Halskrause an. Eines seiner Beine weist in die falsche Richtung, und die Sanitäter schauen sich bedeutungsvoll an, während sie eine Aludecke über ihm ausbreiten.

Meine Kamera ist im Hilux, und dies ist einer jener Momente, in denen das, was ein Journalist tun sollte, und das, was das Richtige wäre, nicht deckungsgleich sind. Ich müsste fotografieren, aber hier draußen sind nur wir fünf in dem Minus-vierzehn-Nichts, also muss die Kamera warten.

»Kann ich helfen?«, rufe ich.

»Warten Sie in Ihrem Wagen«, brüllt Noora.

Ich ignoriere es und schaue zu, wie die Sanitäter den Mann mit der Präzision und Umsicht altgedienter Uhrmacher hinten in den Krankenwagen laden. Da ist nicht der Anflug eines Bebens oder Zuckens zu sehen. Sie schließen die hinteren Türen und fahren los.

»Steigen Sie wieder in Ihren Wagen, und suchen Sie sich einen anderen Weg«, sagt Noora.

»Ich bin Tuva.«

»Diese Straße bleibt noch mindestens eine Stunde gesperrt, vielleicht länger. Sie müssen anders fahren.«

Sie geht zu ihrem Polizei-Volvo, holt eine Rolle blau-weißes Absperrband heraus und wickelt es um eine Kiefer. Zum Glück ist der Wagen nicht gegen den Baum gekracht.

»Tuva?«, fragt sie. »Haben Sie gesagt, dass Sie Tuva heißen?«

»Ja.«

»Tuva, tun Sie mir einen Gefallen, und gehen Sie wieder zu Ihrem Wagen. Und wenn Sie meinen Rat hören wollen, wenden Sie und fahren Sie nach Hause. Es wird spät, und hier draußen wartet nichts Gutes. Jetzt gehen Sie.«

Ihre Haut sieht gut mit Feuchtigkeit versorgt aus, nicht ausgetrocknet wie meine. Ich tue, was sie sagt.

Beim Wenden knirschen meine Reifen in dem verharschten Schnee am Straßenrand. Nun ist der Polizei-Volvo im Rückspiegel zu sehen, und mir wird bewusst, dass ich nicht um einen Kommentar gebeten oder irgendwelche Einzelheiten notiert habe, wie ich es gelernt habe. Langsam setze ich auf dem Eis zurück, was ich hasse, zumal ich irgendwie

Angst habe, dass ich versehentlich aufs Gas trete statt auf die Bremse und Noora überfahre. Sie verletze. Sie töte.

Ich steige aus dem Wagen.

»Entschuldigung, ich hätte mich richtig vorstellen müssen«, sage ich.

Sie sieht mich an, als wäre ich high.

»Ich bin Tuva Moodyson, Reporterin beim *Gavrik Posten.*«

»Ich weiß, wer Sie sind, Tuva. Ich habe nur nicht gewusst, wie Sie aussehen.«

Ich glaube, dass ich rot werde, aber das fällt ihr gewiss nicht auf. Sie könnte ebenso gut denken, dass es am Frost liegt.

»Thord und der Chef haben mir alles über Sie erzählt«, sagt sie. »Und jetzt muss ich einen Unfallort sichern und Papierkram erledigen.«

»Kann ich ein Statement für die Zeitung bekommen. Bitte, dann lasse ich Sie auch in Ruhe, versprochen.«

»Nein.«

Sie hat ein kleines Loch unterhalb ihrer Unterlippe. Eine alte Piercing-Narbe.

»Wird der Fahrer wieder?«, frage ich.

Ich kann kein Rot im Schnee sehen, doch es sind Löcher da, winzige Löcher, in denen sich Tropfen von etwas Warmem bis zur Permafrostschicht durchgearbeitet haben.

»Das hoffe ich«, antwortet sie und bläst sich eine lose Haarsträhne aus dem Gesicht. »Hören Sie, inoffiziell.« Sie verstummt und zurrt das Absperrband fest um den Lieferwagen. »Der Fahrer … das ist inoffiziell, klar? Er sagt, dass er keine Schuld hat. Er glaubt, jemand hat etwas an seinem Wagen manipuliert.«

Sie ist fertig mit der Absperrung und steckt die Rolle in ihre Jackentasche.

»Manipuliert?«

Ihrem Blick nach bereut sie bereits, etwas gesagt zu haben.

»Inoffiziell«, wiederholt sie.

»Wer hat vor sieben Jahren gemeldet, dass Gunnarsson eine Minderjährige bedrängt hat? Haben Sie einen Namen? Ist das eine Spur?«

»Ich darf nicht über sie reden«, sagt sie.

Nun weiß ich immerhin, dass es eine Sie war.

»Sonst noch etwas?«, frage ich. »Irgendwelche Einzelheiten? Etwas, das ich benutzen darf?«

»Etwas, das Sie zitieren können? Wie wäre es damit, dass man das Tempo im Winter um dreißig Prozent drosseln sollte? Dass Fahrten bei Nacht oder widrigen Witterungsbedingungen vermieden werden sollten, es sei denn, sie sind unbedingt nötig. Zitat Ende.« Sie zeigt zu meinem Wagen. »Wir sind fertig.«

Ich umrunde den Lieferwagen auf dem Rückweg. Die vordere Beifahrerseite ist zerstört, tief eingedellt, und auf dem Schild über der Windschutzscheibe steht »No 1«.

Mir wird übel.

Ich hätte heute Abend in diesem Lieferwagen sein sollen. Unten in dem Graben, auf der eingedellten Seite des Wagens. Wäre der von meinem Vater geerbte Durst nicht gewesen, könnte ich jetzt tot sein.

Ich fahre nach Hause und nehme meine Rumflasche mit ins Bett.

Der Morgen ist dunkel. Ich brauche drei Gänge, um die Recyclingtüten zu den Tonnen zu bringen, und hinterher habe ich altes Bier an den Händen, das aus einem winzigen Loch gelaufen ist. Ich würge, übergebe mich aber nicht. Die Tüten sind so schwer, dass ich sie die Treppe hinunter und durch den körnigen Schneematsch zu den Containern ziehen muss. Ich stecke das Glas durch die Öffnungen, das drinnen zerbirst, weshalb ich meine Hörgeräte leise gestellt habe. Das Altpapier ist eine Herausforderung, weil der ganze verdammte Container gerappelt voll ist mit Kartons von Weinschläuchen, in denen billiger Wein war, der noch nicht mal so gut ist wie der aus Flaschen mit Schraubverschluss. Meine Landsleute schlucken das Zeug das ganze Jahr, doch während der weißen Monate entwickeln sie eine besondere Vorliebe dafür.

Ich fahre zur Arbeit, und Lena ist da. Nachdem ich sie begrüßt habe, schenke ich mir einen Kaffee ein und schnappe mir eine Plastikschachtel mit Profiteroles aus dem Kühlschrank, auf dem das Abtropfgestell steht. Mein Mund ist trocken, und mein Kopf hämmert. Ich bin ein Wrack. Mit einer Plastikgabel spieße ich die Profiteroles einen nach dem anderen auf und esse sie im Stehen neben Nils' Schreibtisch.

Danach setze ich mich an meinen PC, nehme das Telefon und wähle.

»Polizei Gavrik.«

»Morgen, Thord, ich bin's.«

»Tuvs.«

»Hast du etwas über den Lieferwagenunfall letzte Nacht? Den Zustand des Fahrers?«

Es entsteht eine Pause, als würde er seine Hand über den Hörer legen und mit jemandem sprechen.

»Was sagst du?«

Ich halte den Hörer mit dem achteckigen Schutz gegen Rückkoppelungen, der in meiner ersten Woche hier angebracht wurde, anders an mein Ohr.

»Der Lieferwagenunfall letzte Nacht«, sage ich.

»Oh, der lebt. Es war Andersson. Er ist der Onkel von meinem Nachbarn, dem Kerl mit dem Frisbee im

Ohrläppchen. Geschockt und angeschlagen, einige innere Blutungen, leider. Er musste wieder zusammengeflickt werden. Du warst draußen an der Unfallstelle, stimmt's?«

»Hausmeister Andersson?« Nein, das kann nicht sein. Er soll gefahren sein? »Es war der Hausmeister?«

»Die haben in der Fabrik gerade eine Pechsträhne.«

»Es war der Hausmeister?«, frage ich wieder. Mein Herz rast.

»Sie haben einige Tests im Krankenhaus gemacht«, sagt er. »Denn Noora konnte ihn letzte Nacht nicht pusten lassen. Er war stocknüchtern.«

»Aber es war der Hausmeister von der Fabrik?«

»Einer seiner Brüder, denkt der Chef. Der Onkel von meinem Nachbarn. Pech.«

Ich sehe zur Fabrik hinüber. Hat jemand den Pick-up von der Straße gedrängt? Ich habe Thord schon gefragt, ob er glaubt, das alte Ehepaar könnte in den Graben gerammt worden sein, und er hat gesagt, dass es keine Hinweise darauf gebe. Nur die Jahreszeit, sagte er. Aber dies hier ist ein zu großer Zufall. Und hat jemand gedacht, dass ich in dem Lieferwagen sitze und Andersson Fragen stelle, mein Diktiergerät fest in der Hand? War ich das Ziel?

»Pech«, stimme ich ihm zu und verdränge den Gedanken. Ich bin paranoid. Es muss am Kater liegen. »Zu der Spur, von der du mir nie erzählt hast. Die Beschwerde gegen Gunnarsson von der Minderjährigen.«

»Die kam nicht von dem Mädchen«, unterbricht er mich. »Eine Angestellte hatte es gemeldet, weil sie glaubte, etwas gesehen zu haben. Das Mädchen und die Eltern haben Gunnarsson entlastet. Übler Tratsch, sonst nichts.«

»Okay«, sage ich. »Du weißt, dass ich am Montag verschwinde, oder?«

»Ich komme nicht mit, falls du das fragen willst. Ich bin

ein Gavriker durch und durch, hier geboren und aufgewachsen. Und ich kann Großstädte auf den Tod nicht ausstehen.«

Ich lächle und fühle mich ein wenig besser.

»Was denn, du willst nicht mit mir durchbrennen? Stell dir doch mal vor, wie niedlich unsere Kinder aussehen würden!«

Ich höre dasselbe dumpfe Geräusch wie vorher. Er hat wieder die Hand über der Muschel.

»Ich muss Schluss machen, Tuvs.«

Nachdem ich über den Unfall geschrieben habe, notiere ich einige andere Schlagzeilenideen. Die Glocke über der Tür bimmelt, deshalb blicke ich auf. Es ist Nils, der eine von diesen gewachsten Tarn-Baseballmützen mit Fleece-Futter und großen Ohrenklappen trägt, die Björnmossen gerade für 299 Kronen im Angebot hat.

»Hübscher Kopfputz«, sage ich.

Er sieht nach oben, zieht die Mütze aus und enthüllt sein verwuscheltes, gegeltes und schwarz gefärbtes Haar.

»Gefällt sie dir?«

Er beginnt, sein Haar zu kleinen Stachelbüscheln zu zupfen.

»Wann willst du eigentlich die verstaubte Weihnachtsdeko aus dem Fenster nehmen?«, fragt er. »Ich kriege jedes Mal das Grausen, wenn ich die sehe.«

»Warum machst du es nicht?«, erwidere ich.

Er streckt seine Brust raus und geht hinüber zu seinem Büro. Die Träger seiner Skihose baumeln an seinen Knien.

»Ich bin derjenige, der euer Gehalt hier reinholt, vergiss das nicht.«

Mit dem ausgestreckten Mittelfinger reibe ich mir die Schläfe, und er macht eine Geste, als würde er auf mich schießen. Dann schließt er seine Tür, und ich mache mich wieder daran, Storys zu ordnen und eine To-do-Liste anzulegen. Nils' Tür fliegt auf.

»Wer hat meine Schokobällchen gegessen?«

Ich grinse. »Schuldig im Sinne der Anklage. Und die heißen Profiteroles.«

Er schüttelt den Kopf und knallt seine Küchenbürotür zu.

Nummer eins auf meiner Liste ist »Gunnarsson-Beschuldigungen«, weil ich immer noch herausbekommen muss, wer die Meldung gemacht hat und wer die Minderjährige war. Nummer zwei ist »Obduktionsergebnisse«, denn ich habe nach wie vor keine Einzelheiten, weil diese Autopsie nicht mit einem Dringlichkeitsvermerk versehen wurde.

Es wird helfen, dass meine nächsten Interviews mit den Grimbergs in ihren Privaträumen, genauer in dem großen Salon, stattfinden werden, denn wenn die Dinge ins Stocken geraten, kann ich sie auf irgendeinen Gegenstand oder ein Foto ansprechen – einer von Lenas Tricks, der die Leute gewöhnlich zum Reden bringt. Vielleicht kann ich sie in die Enge treiben, sie dazu bringen, sich zu öffnen. Die Grimbergs wissen mehr, als sie zugeben.

Mein Mittagsessen besteht aus dem doppelten Cheeseburger aus dem Drive-thru, den ich mir gestern versprochen hatte. Danach stelle ich den Wagen auf meinen Parkplatz und gehe mit meinem Laptop und meinem Diktiergerät rüber zur Fabrik.

Im Torbogen steht noch ein Polizei-Volvo von außerhalb. Er muss den Mordermittlern aus Karlstad gehören. Der Wagen blockiert die Tür zum alten Fabriktrakt. Ich dränge mich an ihm vorbei und will die Tür zum Treppenhaus und zur Kantine öffnen, doch die ist verriegelt, und jemand hat einen Aufkleber mit der Aufschrift »Zutritt strengstens verboten« angebracht. Also gehe ich weiter zu den Lieferwagen und dem Wurzelschuppen hinten. Der Haupteingang für das Personal steht weit offen.

Die Stempler arbeiten, und die weiße Riesin lächelt mir mit ihren Implantaten zu, als ich vorbeigehe. Ihre Zähne sind grau gefleckt vom Lakritzsaft. Die Rothaarige beachtet mich nicht, ist ganz in ihre Arbeit vertieft, hat den Kopf gesenkt und stempelt die Taler in einem Tempo, dass ihre Bewegungen beinahe verschwimmen. Sie sieht weniger schick aus als sonst, und mir wird klar, warum. Schließlich hat sie gerade ihre Großeltern verloren. In dem alten Volvo im Graben. Dieser einzelne lila Handschuh, dann die Tatsache, dass sie seit sechs oder sieben Jahren nicht mit ihnen geredet hat. Ich möchte ihr eine Hand auf die Schulter legen, aber das lasse ich. Stattdessen gehe ich durch die Kantine und über die Treppe hinauf zum Empfangsraum. Vom Fenster aus wirkt Gavrik finster, ganz wie ein einsames schwedisches Kaff an einem Dienstagmittag. Frauen sind auf Fahrrädern unterwegs, und Männer kaufen Zeitschriften übers Eisangeln und Snus-Tabak. Immer noch ist hier ein grausamer Mörder unterwegs. Ich drehe mich um, nähere mich der Tür zu den Privaträumen und klopfe.

Nichts.

Ich klopfe dreimal, richtig fest, und horche an der Tür.

»Wir unterhalten uns heute hier drinnen«, sagt Anna-Britta von der Treppe oben. »Im Empfangsraum.«

»Muss das sein?«, frage ich.

»Er hat Sie gebeten, uns Persönliches zu fragen, stimmt's?«

»Holmqvist?«

Bei seinem Namen verzieht sie das Gesicht.

»Die Sache ist die.« Sie kommt näher. Ihre Augenwinkel sind gerötet, und Rosenduft strahlt in Wellen von ihr ab.

»Wir kennen den Deal, den Gustav arrangiert hat, und wir halten uns daran. Das Buch muss ein vollständiger und ehrlicher Bericht sein. Ich kooperiere auch. Doch es gibt einige Dinge, bei denen ich eine Grenze ziehe, und das müssen Sie akzeptieren.«

»Als da wären?«

»Sie wissen, dass die Polizei wieder da ist, nicht wahr?«

»Ich habe den Wagen gesehen.«

»Meine Tochter kann nicht in ihrem eigenen Bett schlafen. Sie ist außer sich vor Sorge und erschöpft, und sechzehn meiner Mitarbeiter haben sich heute krankgemeldet. Sechzehn! Die sind nicht krank, sondern halb verrückt vor Angst.«

»Darf ich mir Notizen machen? Unser Gespräch aufnehmen?«

Sie runzelt die Stirn.

»Manchmal höre ich beim ersten Mal nicht alles, sogar bei jemandem, der so klar und deutlich spricht wie Sie.«

Anna-Britta zieht den Kopf ein. »Entschuldigen Sie vielmals. Ich vergaß, dass Sie …« Sie berührt ihr Ohrläppchen. »Selbstverständlich dürfen Sie das Gespräch aufnehmen. Nur zu.«

Wir setzen uns an den Schreibtisch, und ich schalte mein digitales Aufnahmegerät ein.

»Wissen Sie, wer einen Groll gegen Gunnarsson gehegt haben könnte? Hatte er Ihres Wissens irgendwelche Feinde?«

Sie hält eine Hand in die Höhe. »Ich werde für das Buch über die Fabrik reden, aber nicht über das, was unten passiert ist. Ich habe der Polizei alles erzählt, was ich weiß. Mir würde schlecht, müsste ich es noch einmal erzählen.«

»Okay«, sage ich. »Sprechen wir über Ihre Schwiegereltern.«

Sie nickt.

»Cecilia und Ludvig Grimberg.«

Wieder nickt sie, und ihre Wimpern sind so kurz und borstig wie das Fell einer sehr kurzhaarigen Ratte.

»Wie war Ihr Schwiegervater so?«

»Ludvig war ein schwieriger Mann«, sagt sie wie auswendig gelernt. »Er hat in Lund Medizin studiert, und als sein Vater starb, kam er zurück nach Gavrik und erweiterte die Fabrik um den Anbau hinten. Trotz seiner Rückenprobleme war er ein Mann der Tat.«

»Standen Sie und er sich nahe?«

»Mein Schwiegervater war nicht mit mir einverstanden. Ludvig wollte seinen Sohn unbedingt beschützen, müssen Sie wissen, weil Gustav solch eine schwierige Schulzeit gehabt hat. Aber Gustav machte seinem Vater klar, dass seine Zustimmung nicht erforderlich war.«

Auf dem Schreibtisch liegt ein Brieföffner mit Elfenbeingriff, dessen Klinge im Kronleuchterlicht blitzt. Anna-Britta greift nach einem dieser angestoßenen Wasserkrüge aus Emaille, die auch in der Kantine stehen, und schenkt uns Wasser ein. Das Ding sieht hier denkbar deplatziert aus. Ihre Nagelhäute sind so rot, als wären sie abgeschliffen.

»Er war bis in die Neunziger der Geschäftsführer, richtig?«, frage ich.

»Korrekt«, antwortet sie. »Bis er starb.«

»Woran ist er gestorben?«

Sie trinkt ihr halbes Wasserglas leer, behält mich dabei aber im Blick.

»Eine versehentliche Überdosis«, sagt sie. »Wir sind nicht sicher, ob Ludvig wusste, dass er zu viel von seinem Medikament genommen hatte. Wir waren im Haus am See. Er nahm die Tabletten, ist losgegangen und gestorben. Mein verstorbener Mann fand die leeren Packungen.«

»Glauben Sie, dass es wirklich ein Versehen war?«

»Ich *glaube* nicht, dass es das war, ich weiß es«, sagt sie, schlägt die Beine übereinander, um sie gleich darauf wieder nebeneinander zu stellen. Ihr schwarzgrauer Kostümrock rutscht ein wenig nach oben und enthüllt mehr von der blickdichten schwarzen Strumpfhose. »Gustav war am Boden zerstört, weil er uns auf diese Weise verlassen hat.«

»Hat Ihr Mann infrage gestellt, dass es sich bei der Überdosis um ein Versehen gehandelt hat?«

»Ich bitte Sie, das war Warfarin!«, sagt sie. »Man vergiftet sich nicht mit einem Herzmittel und spaziert dann in den Sonnenuntergang. So funktioniert das nicht. Es ist weder leicht noch schmerzlos. Da nimmt man Schmerz- oder Schlaftabletten.«

»Okay, verzeihen Sie, dass ich es angesprochen habe. Kommen wir zu Ihrer Schwiegermutter. Haben Sie beide ein gutes Verhältnis?«

Sie rutscht auf ihrem Stuhl hin und her.

»Nein, wir sind zu verschieden und beide sehr willensstark. Cecilia lebt da oben in ihrer eigenen Welt, spielt nach ihren eigenen Regeln. Als ihr Mann noch die Fabrik leitete, gingen die Geschäfte sehr gut. Schwierige Zeiten hat sie im Grunde nie gekannt.«

»Wie wird sie mit Gustavs Selbstmord fertig?«

»Nein«, antwortet sie.

»Sie wird nicht damit fertig?«

»Ich dulde dieses Wort in meinem Hause nicht.« Anna-Britta steht auf, geht hinüber zu dem kalten Kachelofen und berührt den Kiefernzapfen und die in Blut getunkte Feder auf dem Sims. »Ich dulde dieses Wort nicht …«

»Tut mir leid. Wie kommt Cecilia dieser Tage zurecht, mit dem Zwischenfall mit Gunnarsson und allem?«

Anna-Britta dreht sich zu mir um. »Sie verarbeitet es auf

ihre eigene Art, wie wir es alle müssen. Wir leben nicht wie andere Leute in Gavrik. Wir alle tragen eine lebenslange Verantwortung, diese Fabrik am Leben zu erhalten.«

»Am Leben?«

»Den Ort zu unterstützen und das Lakritz auf dieselbe Weise herzustellen wie schon seit hundertfünfzig Jahren. Das sind wir den Menschen hier schuldig.«

Agnetha Hellbom steckt ihren Zuckerwattekopf zur Tür hinein. In ihrer Dauerwelle steckt eine spitze silberne Nadel, als wäre sie attackiert worden.

»Entschuldigen Sie, Anna-Britta, die Polizei braucht Sie für zwei Minuten.« Dabei streckt sie zwei knochige Finger in die Höhe.

Anna-Brittas Wangen röten sich, und auf einer Seite ihres Halses bilden sich rote Hitzepickel.

»Ich komme«, antwortet sie.

»Danke für das Gespräch«, sage ich. »Könnte ich morgen bitte mit Karin sprechen?«

Anna-Britta blickt zu der geschlossenen Tür zu ihren Wohnräumen, dann wieder zu mir.

»Wir werden sehen. Karin ist momentan nicht sie selbst.«

21

Als ich ins Büro zurückkehre, steht eine Schachtel Grimberg-Salzlakritz neben meiner Tastatur auf dem Schreibtisch. Ich öffne den Deckel, und drinnen klimpern zwei schwarze Taler.

»Wer hat das abgegeben?«, frage ich Lars.

»Willst du es nicht? Dann nehme ich es«, sagt er.

Jemand mit einer Sturmhaube geht am Fenster vorbei und sieht herein. »Wer hat das abgegeben?«

»Sind sie dir zu salzig?«

Die Gestalt am Fenster ist fort. Da ist keiner mehr.

Ich werfe Lars die Pappschachtel rüber, und er fängt sie. Mit beiden Händen und geschlossenen Augen, aber immerhin fängt er und sieht dabei ziemlich zufrieden mit sich aus.

Beim Zeitungsladen gegenüber hole ich mir ein paar Falafel. Na ja, wenn das Falafel sind, bin ich ein bärtiger Bärenjäger mit einem Husky und einem ganzen Sortiment von Jagdmessern.

Ich schreibe meine Notizen zu Anna-Britta auf. Es ist fraglich, ob der Unfall des Lieferwagens irgendwie ihre Schuld war – Fahrlässigkeit – oder schlicht ein Unglück. Ich hatte Thord erzählt, dass ich gestern Abend in dem Wagen mitfahren und den Fahrer interviewen sollte, und er meinte, es wäre wohl mein Glückstag gewesen.

»Tuva«, sagt Lena, »Sebastian kommt um kurz nach zwei zu einem ersten Gespräch her. Das ist okay, oder?«

Sebastian? Schon jetzt fällt mein Urteil über den Typen. Der Name! Ich hasse ihn. »Kann ich später dazukommen? Ich muss noch zur Autovermietung draußen und meinen Vertrag verlängern.«

»Dein Pick-up kann warten.«

Also rufe ich bei dem Autohändler in der Nähe der Kläranlage an und sage dem Jugendlichen am Telefon, dass ich eine halbe Stunde später komme. Der Junge braucht dringend einen Crashkurs in Enthusiasmus. Man sollte denken, dass man für solche Dinge keinen Termin braucht, weil eine Werkstatt oder ein Autohaus den ganzen Tag geöffnet ist. Doch da irrt man sich. In Schweden sind solche Läden oft geschlossen, weil jeder zwischendurch immer mal wieder eine Kaffeepause einlegen muss. Und wenn sie zu haben, haben sie zu.

Die Türglocke bimmelt, und ein Typ, der aussieht wie der junge Dolph Lundgren, kommt lächelnd herein. Aus unerfindlichen Gründen setzen Lars und ich uns sofort gerader hin und erwidern das Lächeln.

»Hi, ich bin Sebastian. Ist Lena da?« Am Ende des Satzes geht seine Stimme nach oben.

Ich stehe auf und beuge mich über meinen Schreibtisch, um ihm die Hand zu schütteln.

»Ich bin Tuva.«

Lars kommt hinter seinem Schreibtisch vor, um Sebastian zu begrüßen.

»Ich bin Lars.«

Und dann stehen wir alle da, neben den Aktenschränken. Er ist ungefähr zweiundzwanzig, hat Wangenknochen wie von Picasso entworfen, perfekt geschwungene und unglaublich volle Lippen, ist vielleicht neun oder zehn

Zentimeter größer als ich, braun gebrannt von irgendeinem Urlaub oder einem Solarium, hat amerikanisch perfekte Zähne und riecht nach Cool Water von Davidoff.

»Du bist also der Neue«, sage ich. »Mein Ersatz.«

»Der bin ich.« Er drückt den Daumen auf seine Brust. Und Lars scheint es zu entzücken, mich mit meinem Nagellack und meiner obsessiven Art loszuwerden und dafür den Wangenknochentypen zu bekommen.

»Ah, Sebastian, gehen wir ein Stück, ja?«, fragt Lena, die aus ihrem Büro kommt, sich ihren langen schwarzen Mantel anzieht und ihre weite Mütze aufsetzt.

Der Dolph-Verschnitt ist einer von diesen sportlichen Typen, die selbst im tiefsten Winter gut aussehen. Ich weiß nicht genau, was es ist, seine perfekte Sportlerhaut oder die Tatsache, dass er in seiner Skijacke aussieht, als wolle er ernsthaft Ski laufen. Wir treten hinaus auf die Storgatan.

»Was ist das da?«, fragt er.

»Das, Sebastian, ist die Grimberg-Lakritzfabrik«, antwortet Lena. »Der größte Arbeitgeber hier.«

»Die Einheimischen nennen sie nur ›die Fabrik‹«, sage ich.

Wir gehen zu dritt nebeneinander, der Wangenknochentyp in der Mitte, ich an der Straße und Lena dicht an den Häusern. Der Gehweg ist zu schmal, weshalb wir immer wieder gegeneinanderstoßen.

»Hübscher Ort«, sagt er.

Ich sage nichts, sondern achte nur darauf, nicht in einen schneebedeckten Hundehaufen zu stapfen. Die sind in dieser Jahreszeit wie fiese amerikanische Eistörtchen, nur falsch herum: von außen gefroren und innen noch warm und weich.

»Wollen wir es im Hotel versuchen?«, fragt Lena.

»Oder im Fastfood-Restaurant?«, schlage ich vor.

»Probieren wir es im Hotel«, sagt Lena.

Das Schild vom Hotel Gavrik hängt ein bisschen schief. Am Eingang brennen zwei Windlichte, und in einigen Fenstern hängen noch sternförmige Weihnachtslichterketten. Neben einem der Windlichter liegt ein Schneeball, und unwillkürlich schaue ich genauer hin. Keine Augenhöhlen, kein Preiselbeerblut, keine Zahnstocherzähne und kein klaffender Mund. Es ist bloß ein Schneeball, sonst nichts. Wir gehen hinein.

»*Hej*, können wir bitte Kaffee bekommen?«, fragt Lena die Rezeptionistin.

»Unser Kartenleser ist kaputt«, antwortet sie. Aus ihrer Schürzentasche ragt eine runde Tabakdose. »Haben Sie Bargeld? Ansonsten kann ich heute leider nichts für Sie tun.«

»Wir haben Bargeld«, sagt Lena.

Der Dolph-Verschnitt blickt drein, als würde er ein Pflegeheim besuchen. Wir setzen uns in die Ecke nahe dem Tresen mit dem Kaffeespender, den Teebeuteln, Milchtüten und unangerührten Touristenbroschüren.

»Kaffee?«, fragt Lena den Wangenknochentypen.

»Pfefferminztee, bitte«, antwortet er, und wir beide sehen uns fragend an … *Was zum Teufel stimmt mit ihm nicht?*

Wir sitzen zusammen und sprechen über seine neue Rolle als einziger Vollzeitreporter beim *Gavrik Posten*. Lena erklärt, wie wichtig Printmedien hier draußen in der Einöde nach wie vor sind, wie sehr sich die Einheimischen auf unsere Berichterstattung verlassen und wie groß hier der Zusammenhalt unter den Leuten ist. Sie erklärt, dass die Beziehung auf Gegenseitigkeit baut: Die Leute in Gavrik zahlen ihre Abos und ihre Werbeanzeigen, von denen sie wissen, dass sie gesehen werden, und im Gegenzug bekommen sie ein gut geschriebenes, verlässliches Lokalblatt. Sie erzählt ihm, dass die Auflage um mehr als tausend gestiegen ist, seit ich dort zu arbeiten angefangen habe, und wie viel davon den Medusa-Mordermittlungen und meiner so gründlichen wie reflektierten Berichterstattung zu verdanken ist.

»Ich habe gelesen, dass du das Fährmann-Opfer gefunden hast«, sagt Sebastian.

»Habe ich.«

»Alle sagen, es war was Okkultes, weil so viele Hundezähne in seinem Hals steckten«, sagt er. »Könnte ein psychotischer Ex-Knacki-Motorradfahrer gewesen sein, oder?«

»Lösch das Bild sofort aus deinem Kopf«, befiehlt Lena streng. »Lösch es, und starte deinen Prozessor neu. Ich meine es ernst, Sebastian. Wenn du ein guter Reporter sein willst, wenn du auch nur halb so gut sein willst wie Tuva und eines Tages ein Angebot von einem renommierten Blatt in Skåne bekommen willst, wirf deine vorgefassten Meinungen und Klischees über Bord und fang an, jeden als Individuum mit einer eigenen und einzigartigen Geschichte zu behandeln. Zunächst einmal war es ein Hundezahn. Einer. Und der Mörder könnte ebenso gut eine Kindergärtnerin in den Vierzigern sein wie ein Biker in schwarzer Lederkluft. Widme allen Leuten Zeit, und hör ihnen doppelt so lange zu, wie du redest.«

Ich erinnere mich daran, wie Lena sich um mich gekümmert hat, als meine Mutter starb. Wie sie mir Zeit, Raum und Ruhe gab, um es zu verarbeiten. Wie sie mich fütterte und nie fragte, wann ich wieder zur Arbeit käme oder ob es nicht Zeit wäre, wieder in den Alltag zurückzukehren.

»Sie hat recht«, sage ich und trinke von meinem schwarzen Kaffee. »Mehr zuhören als reden. Lena weiß Bescheid.«

»Werde ich«, antwortet er, und plötzlich ist er in der Defensive.

Wir beide nicken, und ich bemerke einen Ring an seinem kleinen Finger mit einer Art Wappen, das einen Elchkopf mit Geweih zeigt.

»Ich habe im Studium gelernt, mit Leuten zu reden«, sagt er, und wieder geht seine Stimme am Satzende nach oben. Ein Anflug von einem australischen Akzent. »Und dann während meines Masters in Karlstad. Da habe ich eine Menge praktische Fertigkeiten gelernt.«

Lena und ich verkneifen uns ein Augenverdrehen.

»Hast du jemals in einem Ort wie Gavrik gelebt, Sebastian?«, fragt Lena. »Wo verbringst du deinen Urlaub?«

»Meine Eltern haben ein Sommerhaus in Gotland, aber im Winter sind wir früher immer nach Thailand gereist.«

Demnach ist er reibungslos durchs Leben gerauscht, geölt von Privilegien und Mamas Kronen.

»Tja«, sagt Lena, »willkommen in der Realität. Hier sprechen wir über eine Bevölkerung von insgesamt neuntausend Leuten. Tuva, erzähl es ihm.«

Ich sehe erst sie an, dann eine Minute lang in den Raum. Sie bereiten alles für den Valentinstag vor, deshalb stehen staubige rote Plastikrosen auf dem Empfangstresen. Die Ikea-Teelichte in den Ikea-Laternen sind blutrot und warten darauf, angezündet zu werden. Ein rotes Schleifenknäuel liegt auf dem Kasten mit der Speisekarte, in dem gerade keine Speisekarte hängt, und hinter der Rezeption steht ein Engel mit Pfeil und Bogen, der offensichtlich gebraucht gekauft wurde und noch halb in einer Luftpolsterhülle steckt.

Ich wische mir die Nase mit dem Ärmel ab. »Gavrik ist abgeschnitten, Sebastian. Wir sind umgeben von dichtem Wald und wenig Ackerland. Der Ort ist nicht so isoliert wie viele andere in Schweden, aber man bleibt hier sehr für sich. Es gibt keinerlei Touristenattraktionen, keine echten zumindest, und die Langlaufloipen sind in einem Dutzend anderer Orte in Värmland besser als bei uns. Wirtschaftlich hält sich die Region gerade mal so über Wasser, und die meisten Geschäftsleute müssten dringend investieren und warten verzweifelt auf einen kleinen Anschub von außen. Für die Leute, die hier aufgewachsen sind, ist es unvorstellbar, woanders hinzuziehen, und abgesehen von uns dreien haben sich die meisten nicht ausgesucht, hier zu sein. Aber es wimmelt von Geschichten und interessanten Menschen, und ich würde sagen, für den Start in eine Journalistenkarriere ist dieser Ort so gut wie jeder andere.«

»Meine Familie wohnt in Karlstad, also werde ich an den Wochenenden bei ihnen und nicht hier sein.«

Im Ernst? Das ist seine Reaktion auf meine Worte?

»Die meisten Wochenenden wirst du mit den Leuten reden, im Supermarkt die Ohren spitzen, Schlagzeilen für Lena schreiben oder bei einer Schulaufführung fotografieren«, sage ich ein bisschen zu scharf. »Du musst dich vom ersten Tag an voll reinhängen. Die Einheimischen müssen dich sehen und dir vertrauen. Du musst einige verlässliche Quellen in der Gemeindeverwaltung, in den Schulen, bei der Polizei und den großen Arbeitgebern finden.«

»Ich komme schon klar«, sagt er.

Er besitzt das Selbstbewusstsein des hübschen Jungen, den noch nie ein Mädchen abgewiesen hat, und ich beneide, bemitleide und verachte ihn gleichermaßen.

»Tuva hat recht«, pflichtet Lena mir bei. »Du denkst vielleicht, die Nachrichten hier sind aufregend, weil alle Welt über den Fährmann und so redet, aber hauptsächlich drehen sie sich um Gemeinderatstreffen und Artikel über neue Fahrradwege. In deiner ersten Woche werde ich wie ein zweiter Schatten an dir kleben. Wir machen alle Interviews zusammen, fahren gemeinsam herum und schreiben deine ersten Storys zusammen. Keine Sorge, dein Name erscheint auch. Ich werde es genauso halten wie bei Tuva. Ich stelle dich den Leuten vor und sage ihnen, sie sollen dich auf dem Laufenden halten, und ich werde mich bemühen, dir die hiesigen Gepflogenheiten zu erklären.«

Wir zahlen und gehen, und seinem Gesichtsausdruck nach zu urteilen, bereut er seine Bewerbung schon, als wir an der Polizeiwache vorbeigehen. Doch der BMW, der auf dem *Posten*-Parkplatz steht, lässt vermuten, dass Mami und Papi ihn trösten werden, wenn er heulend nach Hause kommt, weil Benny Björnmossen ihn einen College-Blödmann genannt hat oder ihm aufgeht, dass es keine richtigen Restaurants in Gavrik gibt.

Er spricht noch mit Lena in ihrem Büro, und ich fahre zum Toyota-Händler außerhalb der Stadt, vorbei an der Eishockeybahn und der Feuerwehr. Mein Armaturenbrett zeigt minus drei Grad an.

Nebel wabert über der Kläranlage, als ich an ihr vorbeifahre, und das Umspannwerk gleich daneben surrt leise. Ich sehe das Autohaus mit seinen Glaswänden und den schön blitzenden, brandneuen Limousinen und Pick-ups. Gleich dahinter steht das alte Gebäude, eine Backsteinruine, das schwarze Lagerhaus, das nun verrammelt und verriegelt ist. Letztes Jahr habe ich einen Artikel darüber geschrieben. Einige Einheimische halten es für unsicher und wollen, dass es abgerissen wird.

Die Tür piept, als ich hindurchgehe, und drinnen riecht es intensiv nach Neuwagen. Ich atme tief ein. Dann sehe ich einen Teenager mit ziemlich missratenen gegelten Dreadlocks, die ihm pfeilgerade aus dem Kopf staken, im Büro sitzen.

»Ah, kommen Sie doch noch!«

Ich drehe mich zu der Stimme um und sehe Jan-Östnäs auf mich zukommen. Er trägt eine zu enge Jeans mit einer Gürtelschnalle so groß wie ein iPhone und eine Wildlederjacke.

»Tut mir leid, ich wurde bei der Arbeit aufgehalten. Ich hatte aber angerufen.«

»Haben Sie die Schlüssel?«, fragt er. »Irgendwelche Probleme mit dem Hilux, etwas, das ich wissen sollte, bevor wir die Papiere fertigmachen?«

»Haben Sie meine Nachricht nicht bekommen? Ich muss den Mietvertrag bitte noch bis Montag verlängern. Ich brauche den Wagen noch bis Montag.«

Er schüttelt den Kopf und beginnt, sich mit einem Zahnstocher die Zahnzwischenräumen zu reinigen.

»Glauben Sie, es gibt eine Regel für Sie und eine andere für den Rest von uns?«, fragt er.

»Nein, aber ich brauche ihn noch sechs Tage länger, bitte.«

»Glauben Sie, Ihre Zeit ist wichtiger als meine?«

Ein Arschloch sondergleichen.

»Es tut mir leid, dass ich zu spät bin. Kann ich bitte den Mietvertrag um einige Tage verlängern? Sie würden mir einen Riesengefallen tun. Ich zahle natürlich auch.«

Er zeigt zu dem Dreadlock-Jungen, der am Computer sitzt. Neben dem Schreibtisch steht eine offene kleine Reisetasche, und darin sehe ich eine dieser langen amerikanischen Taschenlampen, an deren Ende ein Plastikbeutel mit Gummiband befestigt ist. Hinter ihm befindet sich ein Regal mit Spraydosen für Lackausbesserungen in Farben wie »Schwarze Perle«, »Bronze-Metallic«, »Seiden-Aquamarin«, »Segeltuch-Weiß« und »Champagner matt.«

»Mein Junge übernimmt den Hilux. Ich habe ihm den

versprochen. Falls Sie einen anderen Hilux wollen, habe ich noch sechs, aber Sie müssten kaufen. Die sind nicht zu vermieten.«

Ich merke, wie Wut in mir aufbrodelt.

»Bitte, Jan-Östnäs, kann ich denn nicht meinen Pick-up, den ich drei Jahre lang unfallfrei gefahren habe und für den ich immer pünktlich bezahlt habe, nicht noch sechs Tage länger mieten?«

»Liegt nicht bei mir, sondern bei meinem Sohn.«

Seufzend winke ich dem Jungen zu, und er kommt in einer Jeans zu uns, die ihm passt. Aber die massigen Gürtelschnallen scheinen Familientradition zu sein.

»Die Dame hier will wissen, ob sie den Hilux noch ein paar Tage länger mieten kann.«

Der Dreadlock-Junge grinst kopfschüttelnd. »Ist jetzt mein Pick-up«, sagt er mit einer Kinderstimme, obwohl er schon längst durch den Stimmbruch sein müsste. »Ich fahre mit meinen Kumpels zum Eisangeln.«

»Kann ich einen anderen Wagen mieten?«

»Eigentlich nicht«, sagt Jan-Östnäs und leckt sich über die frisch gesäuberten Zähne. »Ich könnte Ihnen den Tacoma geben, aber mit dem Süßen müssen Sie richtig vorsichtig sein.«

»Dem Süßen?«

»Achtundneunziger Tacoma, läuft traumhaft, ist aber ein alter Vogel, und ich hänge sehr an ihm.«

Wir gehen auf den Hof hinten, vorbei an blitzblanken Neuwagen mit Sommerreifen im Kofferraum. Jan-Östnäs zieht seine Handschuhe an. Überall liegen weggeworfene Zahnstocher, die wie Kiefernnadeln oder alte, von der Sonne ausgedörrte Reptilienknochen aussehen. Er zeigt auf einen weißen Pick-up, ein altmodisches Modell, das kleiner und eher wie ein moderner Kombi aussieht.

Die Radkästen sind ungefähr zu siebzig Prozent verrostet, und auf den Rädern befinden sich keine Kappen. Auf dem Dach liegt eine dicke Schicht Altschnee, und ich sehe Starthilfekabel aus der Motorhaube ragen, was nie ein gutes Zeichen ist.

»Wirf sie doch mal an«, sagt Jan-Östnäs zu seinem Sohn.

Der Dreadlock-Junge zieht sich eine Jacke an, auf deren Reißverschlussanhänger ein Bild von einer Berghütte prangt. Außerdem baumeln ein Messerset, Autoschlüsselanhänger und Multifunktionswerkzeuge daran. Er öffnet die Fahrertür – mit dem Schlüssel. Wie putzig. Eine Tonne Schnee fällt vom Dach auf ihn herab. Der Junge flucht und ächzt, dann versucht er, den Motor anzulassen, doch der bedeutet ihm, dass er zur Hölle fahren soll.

»Wir geben ihm Starthilfe, und dann müssen Sie ihn rund eine Stunde fahren, damit die Batterie wieder Saft hat. Wollen Sie ihn?«

»Habe ich eine Wahl?«

»Sie können zurück trampen. Hier kommen jeden Tag ungefähr zehn Autos vorbei, also haben Sie vielleicht Glück.«

Ich schüttle den Kopf.

»Taxi? Soll ich Viggo Svensson anrufen?«

Nun schüttle ich den Kopf noch energischer.

Sie geben ihm mit einem nagelneuen marineblauen Geländewagen Starthilfe, einem dieser wuchtigen amerikanischen, der circa doppelt so hoch und doppelt so breit ist wie mein neues Fahrzeug. Ich unterschreibe einen Mietvertrag und bezahle für sechs Tage, dann steige ich in den Pickup und blicke wehmütig zurück zu meinem schönen Hilux – vier Jahre alt, achtzigtausend Kilometer auf der Uhr. Ich löse die Handbremse, und der Tacoma rollt los.

»Er hat zwei anständige Reifen«, brüllt Jan-Östnäs von

draußen. Ich kann seine Lippen lesen. »Jetzt passen Sie gegenseitig auf sich auf.«

Das Ding ist ein Wrack, eine Leiche, eine Katastrophe. Kein Thermometer auf dem Armaturenbrett, und der Drehzahlmesser geht nicht. Es ist zwar ein Automatikgetriebe, doch die Gänge kreischen höllisch, von Beschleunigung kann keine Rede sein, und das Heizgebläse funktioniert zwar, aber eine Sitzheizung gibt es nicht. Ich möchte einfach nur sterben!

22

Der rostige Pick-up klappert, und die Bremsen reagieren so gut wie gar nicht. Mit zwanzig Stundenkilometern knirsche ich die dürftig geräumte Landstraße entlang, das Gebläse läuft auf Hochtouren, und ich umklammere das Lenkrad, als würde ich mich dem höchsten Punkt einer Achterbahn nähern.

Es mag der Eindruck entstehen, dass ich zu viel Aufhebens um den Pick-up mache, und so ist es wohl auch. Doch lebt man hoch im Norden, wo die Winter lang und wenig Leute unterwegs sind, ist der Wagen wie ein Familienmitglied. Man verlässt sich auf ihn, wie sich unsere Vorfahren auf ihre Hunde und Pferde verlassen haben. Ich brauche einen anständigen Wagen, und dies hier ist keiner.

Links von mir dampft die Kläranlage leise vor sich hin, und ich biege auf den Parkplatz ein, lasse den Motor aber laufen. Wenn ich den ausstelle, hänge ich auf dem Scheißhof fest.

Wenigstens geht die Heizung. Doch während es im Wageninnern warm wird, beginnt es penetrant nach Öllappen und Overalls zu stinken, nach abgestandenem Schweiß, Schmieröl und Zigaretten. Auf dem Beifahrersitz liegt eine offene Packung Rasierklingen – von der Sorte, die in kleine Papierumschläge verpackt sind. Ich taste die Lenksäule nach allen Hebeln ab, weil ich Bescheid wissen will, wenn ich mit neunzig Sachen auf der E16 fahre. Na ja, wohl eher mit sechzig auf der Kriechspur. Der Zigarettenanzünder fehlt, und das Radio wurde herausgerissen. Die Fenster bedient man mit einer Kurbel, und die Rückbank wurde ausgebaut. Hinter mir ist nur ein Fenster, durch das man auf die Ladefläche sieht.

Und vor mir befindet sich ein Becken voller Gavrik-Fäkalien. Eine sprudelnde, dampfende Kotsuppe, zu der Benny Björnmossen vom Jagdgeschäft ebenso beigetragen hat wie Fredrik, der Schuhverkäufer, Anna-Britta Grimberg und Hausmeister Andersson. Die Dungwärme hat den Schnee um das Becken herum geschmolzen. Es ist ein warmer Scheißeteich, der von Edelstahlrudern gerührt wird, wie sie auch in der Fabrik für pechschwarzes Lakritz benutzt werden. Alles Weiß drum herum ist geschmolzen, und träge steigt ein giftiger Nebel in die kalte Luft auf.

Ich rufe Thord an.

»Polizei Gavrik.«

»Ich bin es.«

»Genau richtig. Wir haben das Obduktionsergebnis.«

»Und?«

»Ich darf dir neunzig Prozent erzählen. Keine Fingerabdrücke am Körper oder auf den Lakritztalern. Der Mörder muss Handschuhe getragen haben. Keine brauchbaren Fasern oder DNS. Sie haben in dem alten Fabriktrakt nach Abdrücken gesucht, aber es war eine matschige Soße, und nichts ist deutlich genug. Der Zahn …«

»Hund?«, frage ich.

»Ein großer Hund«, sagt er. »Deutscher Schäferhund. Der Schnitt am Hals wurde mit einem Skalpell oder so ausgeführt, und der Zahn wurde erst reingeschoben, als das Opfer bereits tot war, schätzen sie. Wäre er schon reingesteckt worden, ehe Gunnarsson verblutet war, hätte ihn der

Blutfluss laut den Raketenforschern unten in Linköping direkt wieder rausgespült.«

»Mist«, sage ich.

»Kann man wohl sagen. Ach, und die Kopfverletzung. Stumpfes Trauma am Hinterkopf, ist vor der Halswunde entstanden, wahrscheinlich mit einem Schlagstock oder einer Metallstange.«

Im Geiste sehe ich die Metallrohre in der Wohnung des Hausmeisters. Die schweren Rohrstücke neben seiner Lötlampe und das Textilfaserband in seinem Keller. Aber wir haben die Leiche gemeinsam gefunden. Wir waren zusammen dort.

»Okay«, sage ich. »Danke, dass du mich auf dem Laufenden hältst.«

»Der Chef will in eurer nächsten Ausgabe einen Zeugenaufruf bringen. Und eine anonyme Hotline, bei der man anrufen kann.«

»Anonym?«, frage ich. »In dieser Stadt?«

»Ja, das sagte ich.«

»Was ist mit den anderen zehn Prozent?«, frage ich.

»Wie bitte?«

»Du hast gesagt, dass du mir neunzig Prozent erzählen kannst. Aber mich interessieren vor allem die restlichen zehn.«

Stille am anderen Ende. Ich schaue hinaus zur Dampfwolke über dem Klärbecken.

»Ist dir ein nasser Fleck auf Gunnarssons Brust aufgefallen, als du ihn gefunden hast?«, fragt er.

»Ja, warum?«

»Hast du sonst noch etwas auf seiner Brust gesehen? Irgendwas Merkwürdiges?«

»Nein.«

»Ich muss Schluss machen, Tuvs. Vielleicht kann ich dir

morgen mehr sagen. Noora schickt euch den Aufruf für die Zeitung rüber.«

Ich fahre weiter, teste die Bremsen und tippe, dass die Beläge erneuert werden müssen, denn das Teil ruckelt, wenn es langsamer wird. Mit diesem Gefährt ist wahrlich Vorsicht geboten.

Ich fahre auf die E16 in nördliche Richtung. War das auf Gunnarssons Brust Schnee? Wurde er von draußen hereingezerrt? Oder hat ein Schneeschädel auf seiner Brust gehockt und ihn angestarrt, während sich sein Gefäßsystem durch die saubere Halswunde bis auf den letzten Tropfen leerte?

Auf einem Hügel stehen einige Windräder, die eingefroren wirken. Ihre Flügel bewegen sich kaum merklich. Sieht man ganz genau hin, kann man es wahrnehmen, aber sie sehen zu kalt, zu steif und zu gequält aus. Weiße Turbinen auf weißem Schnee unter weißem Himmel.

Der Tank ist voll, deshalb fahre ich am Utgard-Wald vorbei und weiter bis zur Papiermühle mit den Bergen von Baumstämmen. Dahinter biege ich ab und fahre in einer Schleife zurück auf die Autobahn in Richtung Karlstad. Diese Strecke bin ich früher gefahren, um meine Mutter im Hospiz zu besuchen. Jetzt ist es der Weg zu ihrem Grab, ihrem und dem meines Vaters. Sie liegen Seite an Seite, teilen sich einen Stein, in dem einige ältere Worte eingemeißelt sind und einige neue, aber es ist noch Platz für mehr. Der Friedhof liegt etwa einen Kilometer vom Vänern-See entfernt.

Seit ich die Panik in Gunnarssons Gesicht gesehen habe, seine noch offenen Augen mit den Lakritztalern, denke ich häufiger über den Tod nach. Über diesen schmerzhaften Übergang vom Leben zum Tod. Meine Mutter hat diese Fragen nicht ausgelöst, aber der Fährmann. Der Tod meiner Mutter fühlt sich immer noch wie das Ende einer langen beschwerlichen Reise an, eine traurige Erlösung, ein unausweichlicher, vollkommen vorhersehbarer Schluss. Wenn ich an sie denke, denke ich nicht an den Tod, sondern daran, wie zur Hölle ich es schaffe, nicht ihr Leben zu leben, sondern mein eigenes, und das gut. Mir ist klar, dass ich über mein Schicksal selber entscheide, und trotz des Alkoholproblems meines Vaters und dem Elend meiner Mutter wähle ich das Glück. Ich muss nur noch herausfinden, wie ich es erreiche.

Gavrik wird dunkel, als ich zurückkomme. Die blassweiße »Grimberg Liquorice«-Aufschrift auf den Fabrikschornsteinen ist kaum noch zu erkennen.

»Lars, hast du noch diesen Erhaltungslader in deiner Schublade?«

»Der ist zu Hause«, antwortet er.

»Erhaltungslader?«, fragt Nils aus seinem Küchenbüro heraus. »Soll ich dein rettender Ritter sein, holde Maid?«

»Was?«

»Ich kann dir Starthilfe geben. Draußen?«

Ich gebe ihm die Schlüssel. »Danke. Es ist der antike Toyota.«

»Dann geht der erste Drink heute Abend auf dich«, sagt Nils und zeigt zu Ronnies Bar schräg gegenüber.

»Abgemacht.«

Ich kann ihn schon fast schmecken.

Nils kommt wieder herein. »Hübschen Rasenmäher hast du da«, sagt er, als könnte das witzig sein, als könnte ich darüber lachen. »Die Batterie wird einige Stunden brauchen. Wollen wir?«

Wir sparen uns die Mühe, Lars zu fragen, denn er ist ein Oberlangweiler und war noch nie dabei. Dann aber denke ich, was, wenn doch?

»Lars«, sage ich, »kommst du mit auf einen schnellen Drink?«

»Heute Abend kann ich nicht«, antwortet er.

Es ist gut für ihn, ehrlich zu sein. Er tut, was er will. Null Kompromisse.

Wir gehen nach draußen, und es ist merklich wärmer geworden, was komisch ist, weil die Temperaturen abends eher fallen. Ein Mann humpelt an uns vorbei und schleppt sich den Hügel nach St. Olov hinauf. An einigen Stellen ist das Pflaster zu sehen, dort wo der Schnee geschmolzen ist, und darunter liegen tonnenweise salziges Streugut, Schichten von brackigen Granitscherben, die im April weggefegt werden müssen.

Das »Ronnie's«-Neonschild ist leuchtend blau. Wir gehen hinein, ziehen unsere Jacken und Schals aus und hängen sie auf.

»Für mich Bier bitte, Tuva Moodyson«, sagt Nils, während er mich zur Bar schiebt.

Ich bestelle bei Ronnie, der ein blaues Pflaster am Zeigefinger hat.

»Wir haben ein Mäuseproblem«, sagt Nils. »Die sind im Schuppen, im Dach, in den Wänden. Schlemmen und vögeln, wie meine gottesfürchtige Frau es ausdrückt. Stell dir vor, die nisten sogar in unseren Terrassenpolstern! Glaubt man das?« Er trinkt von seinem Bier und seufzt genüsslich.

Zehn oder zwölf Leute stehen in Grüppchen zusammen, spielen Billard oder unterhalten sich an den Tischen. In der Ecke sitzt ein Mann mit einer Metallgestellbrille, deren Gläser getönt sind, sodass es aus der Entfernung aussieht, als wären seine Augen schwarz, riesig und würden mich direkt anstarren. Ich habe das Gefühl, am falschen Ort zu sein. Die Musik, der Mann, mein verlorener Hilux, der verbeulte Lieferwagen, in dem ich hätte sitzen sollen, und der arme Kerl in der Leichenhalle mit dem Hundezahn im Hals.

Vielleicht bin ich hier nicht mehr erwünscht.

»Ich kann heute Abend nicht lange bleiben«, sage ich zu Nils.

»Wie wäre es mit einem Drink aufs Haus?«, fragt Ronnie.

Er schenkt uns beiden Tequila ein. Wir kippen ihn mit Salz herunter, beißen in die Limonenspalten und machen dieses Schlürfgeräusch, wie es sich beim Tequila-Trinken gehört. Salz bleibt auf meinen Lippen zurück. Es ist überall: Natriumchlorid in den Süßigkeiten, auf den Gehwegen, auf der Autobahn. Ich kann es in der Luft um den Ort herum spüren. Hier ist alles gesalzen.

»Noch einen«, sage ich zum Barkeeper.

Wir trinken.

»Noch einen«, sage ich.

»Warte mal«, widerspricht Nils. »Ich bin keine sechsundzwanzig mehr. Ich nehme ein Bier.«

Wir nehmen beide Bier und setzen uns an einen klebrigen Tisch.

»Erzähl mir von den Grimbergs«, sagt Nils. »Denkst du, sie sind irgendwie für Gunnarssons Tod verantwortlich? Was haben die vor?«

»Vor?«

»Ich habe gehört, dass dort seit Gustavs Sprung alles aus den Fugen geraten ist.« Beim Reden richtet er sein Stachelhaar. »Nach dem Lieferwagenunfall könnte es einen Prozess geben. Wie ich höre, kann der Fahrer nicht wieder arbeiten, vielleicht nicht mal mehr laufen. Bin ich froh, dass die mir letztes Jahr nicht diesen Verkaufsjob gegeben haben. Die Bezahlung war besser als beim *Posten*. Jetzt kann ich es dir ja verraten, wo du fast weg bist. Aber wer weiß, wie lange ich in dem Laden überlebt hätte?« Er schüttelt sich. »Die Leute sagen, jetzt, da Grimbergs Frau das Sagen hat, bricht alles zusammen.«

»Sie heißt Anna-Britta. Und sie scheint mir ziemlich fähig.«

Er trinkt sein Bier und blickt auf sein Handydisplay.

»Leute warten auf die Pleite, damit sie die Fabrik billig kaufen können«, sagt er.

»Wer wartet?«

»Du weißt, wer.«

»Der bucklige geliftete Anwalt?«

»Und sein Schwager, der Kerl, bei dem du das Stück Schrott gemietet hast, das hinter der Redaktion parkt. Ich schätze, die Fabrik ist nur noch halb so viel wert bei so viel mieser Publicity.«

»Schwager?«

»Ja, die Schwester vom Toyota-Händler arbeitet in der Fabrik, hast du das nicht gewusst? Sie ist die Chefsekretärin oder Oberbuchhalterin oder so was, jedenfalls im Büro. Und sie ist gierig und verbittert – die Gierigste und Verbittertste von allen, und das habe ich aus verlässlicher Quelle.«

»Dünnes blondes Haar, dünner als meines, und immer hoch aufgesteckt?«

»Genau die. Noch ein Bier?«

Ich nicke, und er geht hinüber zur Bar. Mein Handy vibriert. Es ist Tammy, die mir schreibt, dass sie mich in zehn Minuten vor Ronnies Bar abholt, und ich antworte mit »xx«.

Die Musik wechselt zu Elvis' »Hound Dog«, und ich blicke mich im Raum um, sehe in die dunkle Ecke zu dem Kerl mit der Brille. Unwillkürlich bedecke ich meinen Hals mit der Hand.

»Alles in Ordnung?«, fragt Nils, als er zwei frische Biere bringt. »Er hat die Krone vermasselt. Neue Zapfanlage.«

Ich stelle meine Hörgeräte leiser und lese stattdessen von Nils' Lippen.

»Meine Mitfahrgelegenheit ist in zehn Minuten hier.«

»Perfekt«, sagt er. »Dies ist ein Zehn-Minuten-Bier.«

»Danke, dass du in den letzten dreieinhalb Jahren kein Arsch warst«, sage ich.

»Gerne. Denke ich.« Er nimmt einen Schluck und schwappt absichtlich etwas Schaum auf seinen Bart. »Danke, dass du super Storys geschrieben und die Auflagenzahlen in die Höhe getrieben hast. Damit hast du mir meinen Job sehr viel leichter gemacht.«

Ich bin verblüfft. »Findest du, dass ich super Storys schreibe?«

Er nickt und wischt sich den Schnurrbart.

»Bei Medusa warst du ein echter Profi, auch wenn du dir keine Freunde gemacht hast. Und jetzt gehst du den Fährmann-Schlächter auch wie ein Profi an.«

Ich bekomme nicht jedes Wort mit. Tue ich nie, wenn ich von den Lippen lese. Aber ich kann raten, hochrechnen und Körpersprache deuten.

»Schlächter? So nennen sie ihn jetzt?«

»Oder sie«, sagt er.

»Oder sie.«

»Nee, so nenne ich ihn bloß wegen des Ausblutens. In der Schulzeit habe ich zwei Sommer auf dem Schlachthof meines Onkels gejobbt, und wenn ich etwas von Halswunden höre, denke ich an die Schweine damals. An den Eisengeruch, das Quieken.«

»Ein *Posten* bleibt noch«, sage ich. »Danach ist es der Job des Neuen.«

»Der Hübsche mit dem reichen Papi?«, fragt Nils. »Dem gebe ich bis Mittsommer.«

Zum Abschied umarme ich Nils, und sein Gel hinterlässt

einen Schmierstreifen auf meiner Wange, aber ich habe diesen Drink, nein, diese Drinks genossen. Tammys Wagen steht am Straßenrand, also springe ich hinein. Es ist warm. Ich küsse sie auf die Wange, und wir fahren zu meiner Wohnung.

»Ist genug Platz im Auto für all deinen Kram?«, fragt sie.

»Nur drei Koffer, das sollte gehen.«

»Hast du in alle Schränke gesehen? Auch in die ganz oben?«

»Positiv.«

»Nichts mehr in der Reinigung?«

»Negativ.«

»Nichts in deinem Keller?«

Oh Mist!

23

Ich gehe hinunter in die Waschküche und zu meinem Kellerraum. Er ist leer bis auf einen Gegenstand. Ich öffne die Tür des circa badezimmergroßen Raumes, und der Troll hockt genau da, wo ich ihn gelassen hatte.

Zögernd nähere ich mich ihm.

Die Holzschnitzschwestern aus dem Utgard-Wald haben zugegeben, ihn gemacht zu haben, doch hinterher wurde noch einiges an ihm ergänzt. Das Gesicht, sein Gesicht, denn es ist definitiv ein Er, wird von der LED-Lampe erhellt, die ich eingeschaltet habe, als ich reinkam. Ich kann die kleine Tierzunge sehen, die vielleicht von einer Katze oder einem Wiesel stammt. Sie hängt immer noch aus seinem aufgemalten Holzmund, hängt inzwischen jedoch in Fetzen herunter. Angeknabbert. Ich sehe in die Ecke, wo die Puppenaugen noch an derselben Stelle liegen, an der sie letztes Jahr rausgefallen waren. Der Raum scheint hermetisch abgeriegelt, dennoch ist das an der Zunge keine natürliche Verwesung. Etwas hat an ihr geknabbert.

Der steife Kiefernpenis spannt die Sackleinenhose. Ich packe den Troll bei den Schultern und halte ihn abgewandt auf Armeslänge. Dann laufe ich an den Waschmaschinen und Trocknern vorbei nach draußen, wo ich nach einem passenden Container suche, jedoch keinen finde. Plastik, Metall, Batterien, Weißglas, Pappe und Grünglas, aber nichts für teuflische Holzpuppen mit menschlichen Fingernägeln und Zweigpimmeln. Ich setze ihn obendrauf. Dort hockt er und sieht mich an, die Wölbung in seinem zerknitterten Leinen fängt das Straßenlicht ein. Die Zunge ist so dünn wie ein Speichelfaden, und ich kann winzige Bissspuren erkennen. Ich werfe den Troll um.

»Bis du bereit?«, fragt Tammy.

»Eine Sekunde«, bedeute ich ihr mit gerecktem Finger und gehe ins Treppenhaus, wo ich noch einmal die Bilder, Geräusche und Gerüche des Hauses in mich aufnehme, das dreieinhalb Jahre lang in diesem Kaff so etwas wie ein Zuhause für mich gewesen ist. Ich öffne den Briefkasten, und für einen Moment baumelt der Schlüssel von meinen Fingerspitzen, bevor ich ihn hineinfallen lasse. Klirr. In den letzten Jahren habe ich mir diesen Schritt viele Male vorgestellt, wenn es hart war: die Ekstase, wenn ich meine Kündigung einreiche, meine Wohnung ausräume und den Schlüssel in diesen Briefkasten werfe. Doch jetzt empfinde ich nichts als dumpfe Trauer.

Wir fahren weg.

Ich habe keine Wohnung mehr.

Ich habe keinen Wagen mehr.

Tam fährt, und die schwere Lenkradkralle in meinem Fußraum drückt gegen mein Bein. Ich blicke aus dem Seitenfenster. Überall stehen Auflaufformen, schwere gusseiserne Teile mit Rindfleischeintöpfen, Fischpasteten und kräftiger Gemüsesuppe, die vor die Türen gestellt wurden. Sie sind mit Steinen beschwert oder mit Isolierband verklebt, um Wildtiere abzuhalten. Der ganze Ort ist eine verfluchte Tiefkühltruhe.

»Wie fühlst du dich?«, fragt Tammy.

Ihr Peugeot hat ein Schaltgetriebe, deshalb lege ich meine Hand sanft auf ihre, sodass wir gemeinsam schalten, bis wir bei ihrem Haus ankommen. Ihre Hand ist stark, klar und geübt, und meine geht einfach mit.

Ich hole zwei schwarze Rollkoffer aus dem Wagen, und Tam nimmt den dritten. Nebeneinander ziehen wir sie durch den gesalzten Schnee zum Eingang ihres Wohnblocks.

Seitlich von der Haustür ist eine niedrige Mauer.

Und auf der liegt ein Schädel.

Der Schnee-Skalle liegt am Ende der Mauer. Das Licht aus dem Gebäude scheint von hinten durch seine Augenhöhlen, was sie beinahe lebendig wirken lässt.

Tam blickt zu mir, und ich schaue mich um, ob uns jemand beobachtet. Hinter den Fenstern bewegen sich die Lichter aus den Fernsehgeräten.

Ich benutze meine Handy-Taschenlampe und leuchte den faustgroßen Schädel an.

»Welcher Rattenschiss war das?«, fragt Tam.

Dieser Schädel ist mit Splitt bestückt, ist schmutzig grau, und die Augen sind nicht aus Lakritz. Es sind Puppenaugen, die Kunststoff- oder Glasvariante, bei der sich die Pupille bewegt. Wie die von dem Troll, den ich eben entsorgt habe. Das Licht scheint durch den Schnee und die Augen, und Tam und ich starren stumm hin. Ein Ding so groß wie eine Grapefruit, dennoch hält es uns in seinem Bann.

Ich will es hochheben.

»Warte«, sagt Tam und packt mein Handgelenk. »Sieh mal.«

Wir betrachten das Ding von der Seite.

Aus der Vertiefung, die eine Mundhöhle darstellen soll, ragt eine Spritze. In diesem Licht ist die Kanüle fast nicht zu sehen, und die Spritze selbst ist durchsichtig.

»Scheiß Jugendliche«, sagt Tam.

Sie weiß nichts von dem Schmelzwasser auf Gunnarssons

Brust. Oder von dem Schädel bei der Fabrik. Oder dem auf meiner Kühlerhaube. Sie hat keine Ahnung.

»Wir können den nicht hierlassen«, sagt sie.

Ich fotografiere ihn, hebe ihn dann vorsichtig hoch, und wir gehen zur Tür.

»Der Code ist 1289«, sagt Tammy. »Wir haben ihn gestern geändert. Der neue Code ist 1289.«

Die Bewohner von Gavrik ändern mal wieder ihre Schlüsselcodes.

Wir gehen rein und fahren mit dem Aufzug in den dritten Stock. Die Augen bewegen sich, sobald ich mich rühre. Das Letzte, was ich jetzt brauche, ist, auf Schmelzwasser auszurutschen und mir die Spritze in die Haut zu bohren.

In den letzten Jahren muss ich an die zwanzig Mal in Tams Wohnung gewesen sein, trotzdem fühlt es sich heute anders an. Ich sehe sie mit anderen Augen. Sauber, ordentlich, Essen im Kühlschrank, das Feuer im modernen Bollerofen schon vorbereitet. Tadellos. Aber es ist auch ein dämonischer Schnee-Skalle mit beweglichen Augen und einer Nadel anstelle der Zunge anwesend, der langsam in der Edelstahlspüle wegtaut.

Als ich am nächsten Morgen aufwache, ist Tam nicht im Bett. Wir haben letzte Nacht Kopf an Fuß geschlafen wie Dreizehnjährige, obwohl sie ein kleines Gästezimmer besitzt. Tams Waffe liegt auf ihrem Nachttisch. Ich greife hinüber zu ihrer Bettseite, nach der Wärme, und setze meine Hörgeräte ein.

»Frühstück ist fertig«, ruft sie aus der Küche.

Ich tapse barfuß hin und sehe das Feuer in der Ecke und die dampfende Kaffeekanne.

»Ich hätte vor Jahren hier einziehen sollen«, sage ich und überprüfe die Türschlösser.

Sie prustet verächtlich und winkt mich zu sich.

»Semla«, sage ich. Es ist weder eine Frage noch eine Aussage. Ich sage lediglich das Wort und lasse es mir auf der Zunge zergehen.

»Keine selbst gebackenen«, antwortet sie. »Aber die Superluxussorte.«

Ich betrachte die süße Gebäckkugel mit der frischen Schlagsahne und den Zimtsprenkeln.

»Heiße Milch oder heiße Schokolade?«, fragt Tammy.

»Was denkst du wohl?«

Wir gießen beide lauwarmen Kakao, den milchigen schwedischen, der nicht so kräftig ist wie der mediterrane, über die Semlor und warten, bis sie sich vollgesaugt haben. Dann machen wir uns mit Löffeln über sie her, trinken Kaffee und reden sehr wenig, während wir das beste Frühstück genießen, das ich seit Jahren hatte.

Wir wissen, dass eine Spritze auf einem gefalteten Geschirrtuch neben der Spüle liegt. Das ist uns beiden bewusst. Aber wir brauchen diesen Moment, dieses Essen, dieses Zusammensein als kurze Flucht.

»Ich erzähle es Thord, sobald ich im Büro bin«, sage ich und zeige zur Spüle.

»Aber wieso hier?«, fragt sie. »Wegen dir? Ein angefressener Leser? Wer hat gewusst, dass du hier einziehst?«

Lena weiß es. Nils weiß es. Lars wahrscheinlich auch. Wer sonst?

»Ich frage mal herum. Wahrscheinlich sind es Jugendliche, die den Leuten Angst einjagen wollen«, sage ich.

»Zu spät. Wir hatten schon Angst.«

Sie erklärt mir, dass sie die harschen arktischen Bedingungen in ihrem Imbisswagen, die Kunden, die weder Trinkgeld geben noch reden, die Dunkelheit und die allgegenwärtige Gefahr nur erträgt, weil ihre Wohnung warm und gemütlich ist. In dieser Jahreszeit leidet sie, das weiß ich, auch wenn in diesem winzigen Ort keine Mörder frei herumlaufen. In diesen Monaten ohne anständiges Licht oder anständige Wärme. Es ist selbst in guten Jahren ein Ausdauersport, bis Mai durchzuhalten.

Tammy fährt mich zum Büro. Ich bin froh, dass sie eine Lenkradkralle in ihrem Peugeot, eine Waffe in ihrem Van und ein Klappmesser in ihrer Tasche hat. Sie muss vorsichtig sein, und ich bin erst recht um sie in Sorge, weil ich im Begriff bin, sie in diesem gottverlassenen Kaff allein zurückzulassen. Als wir bei Björnmossens Jagdgeschäft vorbeikommen, erzählt sie mir, dass sich ihre Umsätze verdoppeln, vielleicht sogar verdreifachen würden, sollte die Fabrikkantine irgendwann geschlossen werden. Und falls die Grimbergs jemals verkaufen, wäre es das Erste, was ein neuer Besitzer täte.

Ich fahre in dem Tacoma zum Supermarkt, der wochentags um sieben öffnet, und parke dort. In anderen Städten haben die Supermärkte rund um die Uhr geöffnet, aber dies hier ist kein Ort wie andere. Bis auf ein paar Rentner und rotäugige Nachtschicht-Techniker aus der Papiermühle ist der Laden leer. Ich erkenne eine Angestellte der Kommune, die meistens allein Schlaglöcher ausbessert. Sie scheint immerfort zu arbeiten, ist stark wie ein Bison und hat beneidenswert lockiges Haar. Sie nickt mir zu.

Ich fülle meinen Korb mit einem Scheibenabzieher für das Kondenswasser, einem sehr unechten Pelzüberzug für das Lenkrad und einem tragbaren Batterieladegerät mit Krokodilklemmen. 1980 Kronen.

Der Zeitungsstapel im Büro ist schon deutlich geschrumpft, als ich zurückkomme. Der Fährmann ist die Sorte Geschichte, die Nichtabonnenten dazu bringt, durch den Schneematsch zu uns zu stapfen und sich eine Ausgabe zu kaufen.

Ich richte dem Wangenknochentypen einen Ordner ein mit Sachen, die ich für solche Wochen in petto halte, in denen es keine Nachrichten gibt. Und von denen haben wir reichlich. Geschichten über die Zeckendichte oder die Elchjagdquoten. Sie könnten dem Neuen in den nächsten Wochen oder Monaten helfen, womöglich während seiner gesamten Zeit hier, sollten die Einheimischen nichts mit ihm zu tun haben wollen. Mit meinem zotteligen Pferdeschwanz, der Steckdosennase, die ich von den Samen in meiner Familie geerbt habe, und meiner beachtlichen Sammlung an Fleece-Sachen aus dem Supermarkt sehe ich zumindest halbwegs hinterwäldlerisch aus. Der Neue wirkt wie einem Gant-Katalog entsprungen, und das wird ihm hier nicht den Hauch eines Vorteils verschaffen.

Ich gehe zur Wache, und dort stehen drei grauhaarige Frauen am Tresen. Sie alle haben dunkle Fleecejacken an und fellbezogene Stiefel, die ich jeden Morgen im Angebot im Schuhladen sehe.

»Maulkörbe«, sagt eine von ihnen zu Thord. »Die sollte jeder Hund tragen müssen.«

»Ich mache die Gesetze nicht, Frau Alfredsson«, erwidert er.

»Wenn hier ein Hund Leuten an die Gurgel geht und sie umbringt, ist das ja wohl das wenigste, was Sie tun können«, sagt sie, und ihre beiden Freundinnen nicken zustimmend. »Sie müssen diese Hunde einsperren oder die Besitzer zwingen, sich Ledermaulkörbe anzuschaffen. Ich weiß nicht, wie man das sonst in den Griff bekommen will.«

Er erklärt ihr, dass es keinen Killerhund gibt, der durch die verschneiten Straßen von Gavrik streunt, aber sie gibt nicht nach.

»Ich rede mal mit dem Chef«, sagt er schließlich, und das beschwichtigt sie. Sie drehen sich um und trotten alle zusammen hinaus, eine Masse von dunklem Fleece und roten Wangen.

Thord sieht mich an und schüttelt den Kopf.

»Ich habe dies hier gestern Abend vor Tammy Yamnims Haus gefunden«, sage ich und lege das zusammengerollte Geschirrtuch mit der Spritze auf den Tresen und wickle sie aus.

»Drogensüchtige?«, fragt er.

»Die steckte in einem Schnee-Skalle«, antworte ich. »Sie ragte aus seinem Mund. Jetzt ist natürlich alles weggeschmolzen außer der Nadel und denen hier.« Ich zeige auf die Puppenaugen auf dem Tuch.

»Als Kind fand ich die Gavrik-Schädel immer cool«, murmelt er. »Eine Tradition, mit der wir uns von Munkfors und Malung abgehoben haben. Aber so etwas ist nicht cool. Ich spreche mal ein ernstes Wort mit den Schulleitern. Überlass das mir.«

»Glaubst du nicht, dass der vom Fährmann war?«, frage ich.

Er sieht mich an, rafft die Spritze und die Augen in dem Geschirrtuch zusammen und dreht sich zur verschlossenen Bürotür um.

»Das waren Kinder, Tuvs«, sagt er. »Überlass es mir.«

Ich gehe wieder und drehe mich zur Fabrik um.

Heute ist der Himmel weiß wie Schneeflocken, und der Rauch aus dem linken Schornstein steigt diagonal auf, sodass er die Fabrik mit den Wolken verbindet, die Erde mit dem Himmel.

»Sie müssen hinten rum«, sagt Hausmeister Andersson zu mir, während er den Schneematsch unter dem Torbogen wegschaufelt. »Neue Sicherheitsvorkehrung. Hat die Polizei empfohlen. Gehen Sie hinten rum, wie …« Er unterbricht sich, um zu husten, und es ist ein rasselndes Husten, das seinen gesamten Burstkorb erfasst, wie man es bei einem lebenslangen Raucher erwarten würde. »Wie alle andern auch.«

»Das mit Ihrem Bruder tut mir leid.«

»Er lebt ja noch«, sagt der Hausmeister.

»Glauben Sie, dass es ihm gut genug geht, um mit mir zu reden?«

»Woher soll ich das wissen? Ich habe seit zweiundzwanzig Jahren nicht mit ihm geredet.«

»Aber Sie arbeiten doch beide hier.«

Er zuckt mit den Schultern, hustet und spuckt in den körnigen Matsch zu seinen Füßen. Ich hätte es vielleicht nicht weiter bemerkt, doch sein Sputum sieht aus wie abgesaugtes Fett, ist rot gesprenkelt und frisst sich mühelos in den Schnee.

»In dem alten Wagen hätte er eben nicht so schnell fahren sollen, so sieht es aus. Die zwingen die Fahrer zu rasen, um die Lieferverzögerungen aufzuholen. Keiner hier hört auf mich. Man kann eben nicht schnell fahren, wenn da draußen so übles Wetter ist. Das ist gefährlich.«

Derselbe Typ, den ich halb erfroren in einem Graben gefunden habe, hält mir jetzt eine Predigt über sicheres Fahren im Winter?

»Ich stimme Ihnen zu«, sage ich, aber er hat sich schon weggedreht.

Also gehe ich durch den Torbogen und blicke hinauf zum Mauerwerk, dem grünlichen Mörtel und dem Metallhaken, der vorn aus der Fabrikfassade ragt. Ein Schwarm weißer Gänse oder Schwäne – ich kann das nie unterscheiden – zieht über St. Olov hinweg Richtung Stausee. Dort oben sehen sie grazil aus, weiße Vögel an einem farblosen Himmel, der keinerlei Kontrastgrund bietet.

In der Fabrik herrscht reger Betrieb, und ich sehe

laminierte Checklisten an diversen Wänden und Maschinen, Reinigungsanweisungen und Brandschutzbestimmungen. Ein DIN-A4-Poster bittet um Informationen zu Per Gunnarsson, unten steht die Nummer einer anonymen Telefon-Hotline. Und darunter hat jemand handschriftlich etwas notiert.

GEHT NICHT ALLEIN ZU EUREN AUTOS. GEHT IN BEGLEITUNG.

Ich eile durch die Kantine.

Die Spiegel im Treppenaufgang sind wieder unverhüllt, sodass ich immer mal einen Blick auf mich erhasche und dabei fast das Gleichgewicht verliere. Der Empfangsraum ist leer. Ich klopfe an die Tür zu den Privatzimmern, weil ich dringend in den großen Salon will, nachdem ich so oft zurückgewiesen wurde, aber es öffnet niemand. Ich drücke die Klinke. Abgeschlossen. Ich gehe zurück zu den Büros und sehe Gestalten in einem Raum mit Milchglaswänden, die sich unterhalten.

»Tuva.« Anna-Britta öffnet die Bürotür. »Nehmen Sie doch Platz, und warten Sie bitte noch fünf Minuten.«

Das Büro sieht veraltet aus. Die Teppichfliesen sind fleckig, und der Wasserspender ist nicht gefüllt. Hinten im Raum befindet sich eine kleine Toilettenkabine mit einem Unisex-Symbol auf der Tür. Es ist Polizeichef Björn, der sich mit Anna-Britta unterhält, und wenn ich mich richtig anstrenge, kann ich ihn lesen, aber sie nicht, nicht aus diesem Winkel.

»Ernster als …« Ich kann einige Worte aufschnappen, aber leicht ist es nicht, wegen der Reflexionen im Glas. »Habe mit der Gerichtsmedizin in Linköping geredet …« Dann wischt der Polizeichef sich über den Mund, und ich verliere den Faden. Anna-Britta sagt etwas, doch ich kann sie weder sehen noch von ihren Lippen ablesen. »Wir haben

Ihren Lieferwagen«, sagt Polizeichef Björn, »und es kann noch eine Weile dauern. Die Bremsleitungen waren porös.« Ich sehe, wie Anna-Britta eine Hand an ihren Kopf hebt. »Es könnte normaler Verschleiß gewesen sein«, sagt der Polizeichef, »oder Ratten. Die fressen in dieser Jahreszeit alles, was sie bekommen. Oder es war jemand mit krimineller Absicht, der Eigentum beschädigen oder andere gefährden wollte.«

Anna-Britta spricht länger, und Björn nickt. Ich konzentriere mich auf seine Lippen, damit ich nicht verpasse, was er als Nächstes sagt.

»Schaffen Sie sich Sicherheitskameras an, sorgen Sie für ein gutes An- und Abmeldesystem, und halten Sie von jetzt an dieses Tor geschlossen. Ich habe es Andersson schon gesagt, als ich herkam. Lassen Sie alle Besucher durch den hinteren Eingang bei den Schließfächern gehen. Ein einzelner Zugang ist leichter zu kontrollieren. Und Sie sagen, der Hausmeister wartet den Fuhrpark?«

Sie nickt.

»Tja, dann rede ich mal mit ihm. Aber ich möchte, dass Sie die anderen Fahrzeuge überprüfen lassen. Jan-Östnäs von Toyota draußen kann das für Sie machen. Er hat verlässliche Mechaniker, aber er ist nicht billig. Und wie ich höre, läuft sein Geschäft gerade so schlecht, dass er einen Untermieter aufgenommen hat – das bleibt aber unter uns. Jedenfalls könnte er den Auftrag gut gebrauchen.«

Ich lese von seinen Lippen, spüre allerdings, dass jemand mich ansieht. Eigentlich will ich nicht hinsehen, blicke jedoch ganz kurz nach links – wie ein Tier, das zwei Jäger im Auge behalten muss. Karin Grimberg steht oben an der Treppe und beobachtet mich. Sie trägt ein langes schwarzes Kleid und schwarze Handschuhe, die ihr bis zu den Achseln reichen.

24

In dieser Aufmachung sieht sie wie eine junge galizische Witwe aus. Ihr Kleid ist so lang, dass es ihre Füße verhüllt. Dann dreht sie sich um und schwebt in den Empfangsraum. Ich folge ihr.

»Mutter sagt, ich soll mit dir reden.«

Ich hole mein Diktiergerät heraus.

»Wie lange benutzt du die schon?« Sie zeigt auf mein Hörgerät.

»Seit meiner Kindheit. Meningitis.«

Sie starrt weiter auf mein Ohr.

»Können wir dort reden?«, frage ich und zeige auf die Privaträume. »Anna-Britta hat gesagt, dass es okay wäre.«

»Willst du das wirklich?« Immer noch betrachtet sie mein Ohr.

Was soll das denn heißen?

Ich nicke.

»Wenn du meinst«, sagt sie.

»Ist es nicht sicher?«, frage ich und blicke zu den Türen, Fenstern und dunklen Nischen.

Karin zuckt mit den Schultern. Offenbar benutzt sie Puder, so unnatürlich blass wie sie ist. Ihre Haut ist porzellanweiß.

Vor der Tür nimmt Karin einen Schlüssel aus der Tasche und steckt ihn ins Schloss.

»Ich wäre dir dankbar, wenn du deinen Freunden nichts von dem großen Salon erzählst. Wir legen sehr viel Wert auf den Schutz unseres Privatlebens.«

Ich bejahe stumm und kann es nicht erwarten, all die Gemälde und Möbel in diesem Teil des Gebäudes zu sehen, die silberne Bowlenschale, die neben dem Tisch funkelte. In meiner ersten Woche beim *Posten* hatte Lena mir erklärt, wie wichtig Details sind, weil sie einer Story Leben einhauchen.

Die Tür öffnet sich lautlos. Karin blickt sich zu mir um und geht durch den schweren grünen Samtvorhang direkt vor ihr.

»Dies ist der Große Salon. Du musst entschuldigen …« Mehr sagt sie nicht.

Solch einen Raum habe ich noch nie gesehen. Ich meine, ich bin schon einmal hier gewesen, als Cicis nach Zitrone duftende Hände auf meinen Augen lagen, ich kenne also die Größenverhältnisse. Aber dies hier hätte ich niemals erwartet. Und gerade weil der Raum so groß ist, wirkt alles noch absurder.

»Wo sind …«

»Die Sachen?«, fragt sie.

Sie geht zu einem zylindrischen Kachelofen in der Ecke, der doppelt so groß ist wie ich, und ich folge ihr. Der Ofenabzug geht in den Hauptfabrikschornstein auf dieser Seite des Hauses, den riesigen Selbstmordschornstein, der Gavrik zusammen mit seinem noch aktiven Zwilling überragt.

»Vorsichtsmaßnahmen«, sagt Karin und hebt drei Zimtstangen hoch. Ich sehe die Stangen an und dann in ihr weißes Gesicht mit dem Schönheitsfleck, der heute keine Spinnenbeine hat. Dann bemerke ich die Haare. In jede Zimtstange ist Haar gefädelt, in eine ein weißes, in eine andere ein braunes und in die dritte ein schwarzes. Auf dem

Kaminsims liegt noch ein Stapel Zimtstangen neben einer Streichholzschachtel, und alle enthalten Haar.

Ich habe an die fünfhundert Fragen, mit denen ich herausplatzen möchte, verkneife sie mir aber. Es ist wichtig, Vertrauen zu gewinnen, langsam und mit Bedacht.

»Ein eindrucksvoller Raum«, sage ich. Meine Stimme hallt in der Leere.

Karin lacht leise.

Die lange Wand zur Straße hin ist unverputzt. Die Mauersteine glänzen vor Feuchtigkeit, und der Mörtel dazwischen schimmert grünlich. Ein seltsamer Anblick im Inneren eines Hauses. Ein Muster von Adern verläuft auf den Steinen, ähnlich feinen Weinranken, die sich über die Wand und sogar über das Holz der Fensterrahmen ziehen. Die Lüftung schreit hohl, und die Deckenschächte sehen wie klaffende Münder aus.

»Renoviert ihr?«, frage ich.

Karin zeigt kopfschüttelnd auf die Fenster.

»Die Rahmen sind so nass wie Meeresschwämme«, sagt sie. »Es ist sinnlos, sie zu ersetzen, sie würden sofort wieder vergammeln. Das Glas kann jederzeit herausfallen.«

»Und die Wand?«

»Sie haben die Gipskartonplatten entfernt, als Ludo und ich noch klein waren. Das war spannend. Die Männer trugen sie nach draußen. Vater hatte Arbeiter aus einem anderen Teil des Landes angeheuert, nie welche von hier, und sämtliche Platten waren durchtränkt von Schmutzwasser. Jede musste von vier Männern getragen werden, so schwer waren sie.«

Ich sehe sie fragend an.

»Sie zu verbrennen, war nicht möglich«, erklärt sie. »Die Platten wollten einfach nicht brennen, nicht mal, als Ludo und ich sie zusammen mit Vater mit Petroleum und

Maschinenöl vollschütteten. Die bunten Flammen waren toll. Es war das Aufregendste, was Ludo und ich je gemacht haben. Die Brandbeschleuniger verbrannten, aber die Platten blieben.«

»Mein Gott.«

»Der hat nichts damit zu tun«, sagt sie. »Also wohnen wir jetzt so, bleiben unter uns und treffen Vorsichtsmaßnahmen. Der Ofen funktioniert nicht. Wir würden alle an einer Kohlenmonoxidvergiftung sterben, wenn wir ihn anmachen würden. Bis vor Kurzem war ich an der Uni, wo ich ein kleines, trockenes Zimmer hatte. Ich schätze, das war besser, zumindest auf dem Papier. Möchtest du Kaffee?«

»Ja, gerne.«

»Ich komme gleich wieder. Wir haben eine Thermoskanne mit Kaffee in der Küche.«

Ich bleibe, wo ich bin, sehe mir alles genau an, überprüfe, ob sich jemand hier versteckt, uns beobachtet. Dies ist kein Wohnraum, sondern eine komische Mischung aus aristokratischen Proportionen und Industrie-Minimalismus. Und diese Wand. Die Vorderseite des Gebäudes. Klatschnass. Ich bemerke einen mit Stroh ausgelegten Käfig, in dem eine Trinkflasche klemmt und ein Futternapf steht. Als ich hingehe, entdecke ich ein Kaninchen so groß wie ein Pitbull, das dort hockt und vor sich hin mümmelt. Es dreht sich um und hüpft zu dem mit Stroh ausgelegten Bereich. Dabei sehe ich, dass es drei weiße Pfoten und einen Stumpf hat.

»Das ist Agamemnon«, sagt Karin, die ein Tablett zu dem langen kahlen Tisch in der Mitte trägt. »Kurz Aggy.«

Das einzige andere Objekt hier ist der Apothekerschrank, den ich letztes Mal durch Cicis Zitrusfinger gesehen habe.

»Interessantes Zuhause. Allemal besser als ein Reihenhaus.«

»Findest du?«, fragt Karin. »Ich habe nie Schulfreunde mit hergebracht, musst du wissen. Vater hätte es nicht gewollt.«

»Im Ort denken alle, dass ihr hier oben einen Palast mit Kronleuchtern und goldenen Wasserhähnen habt.«

»War es auch beinahe, als Großmutter noch jung war, aber jetzt sind die besten Sachen alle im Empfangsraum, um den Schein zu wahren. Nicht aus Stolz, denke ich. Meine Eltern wollten einfach nicht, dass die Arbeiter sich um ihre Jobs sorgen.«

»Was ist hinter den Türen?«, frage ich.

Sie zeigt darauf, während sie aufzählt: »Neben dem großen Schornstein ist Großmutters Zimmer, dann das Schlafzimmer meiner Eltern, und durch die Tür dort geht es auf den Dachboden. Hinten in der Ecke ist mein Zimmer. Ich arbeite im Moment an einer Tonfigur, sonst würde ich es dir zeigen.« Wir setzen uns an den langen Tisch, auf dessen Platte ein winziger Kontaktlinsenbehälter liegt, der auf einer Seite weiß, auf der anderen blau ist. Der einzige Gegenstand aus Plastik hier. Karin schenkt Kaffee ein. »Dann sind da noch das Bad und die Küche. Ich bin in das Eckzimmer gezogen, nachdem Ludo gestorben war, damit ich ihn jederzeit sehen kann.«

Ich runzle die Stirn.

»Sein Grab. Ich habe ein Fenster mit Blick auf den Wurzelschuppen hinten und zur Seite, sodass ich auf das Familiengrab blicke. So kann ich auch meinen Vater da unten sehen.«

»Es tut mir aufrichtig leid, was du durchgemacht hast.«

Sie sieht müde aus. »Dieser Ort fordert seinen Preis.«

Ich bewege meinen Stuhl und stoße mit dem Fuß gegen

etwas. Ein Klimpern ertönt, weshalb ich unter den Tisch schaue. Dort liegen Küchenmesser aufgereiht, von einem Tischende zum anderen.

»Da liegen Messer unter dem Tisch«, sage ich. Hatte ich gedacht, unter dem Ding würde eine Bowlenschale stehen? Nun, hiermit hatte ich jedenfalls nicht gerechnet.

Karin sieht mich an. »Neun Messer für neun Leben.«

»Wie bitte?«

»Vorsichtsmaßnahmen.«

»Aber was meinst du mit ›Vorsichtsmaßnahmen‹?«

Sie bückt sich unter den Tisch und hebt ein Messer hoch. Der Griff ist ein Geweihstück und unten graviert. Dann legt Karin es wieder in die Reihe zu den anderen.

»Hast du jemals auf Holz geklopft?«, fragt sie.

Ich nicke.

»Hast du jemals jemandem einen guten Flug gewünscht oder es vermieden, unter einer Leiter durchzugehen?«

»Natürlich.«

»Tja, dann triffst du die gleichen Vorsichtsmaßnahmen wie wir.«

Sie bietet mir Zucker an.

»Willst du mir für das Buch Fragen über meine Familie stellen?«, will sie wissen.

»Ja, wenn das okay ist.«

Sie sieht hinauf zu der Lampe überm Tisch, an der totes Gras zu hängen scheint. Karin greift nach oben und berührt es.

»Vorsichtsmaßnahme?«, frage ich.

Sie klopft dreimal auf den Tisch. »Zaunwinde«, sagt sie. »Für die Familie.«

Natürlich.

»Großmutter hatte ein anderes Leben als wir«, sagt sie. »Deshalb geraten Mutter und sie immer so schrecklich aneinander, verstehst du? Großmutter musste sich eigentlich nie Sorgen machen.«

»Sorgen?«

»Als Großvater noch das Sagen hatte, ging es der Fabrik ziemlich gut. Finanziell zumindest. Der Mann hat jedoch nichts für die Moral oder den Ruf getan. Seit Großvater geht es nur noch bergab.« Sie stockt und sieht mich an. »Seit er uns verlassen hat.«

Karin blickt hinauf zur Decke, wo sich Schimmel von allen Ecken zur Mitte hin ausbreitet.

»Hörst du das?«, fragt sie.

Ich kann nichts hören, fühle aber Vibrationen.

»Was ist das?«

Karin lächelt, und sie hat Cicis Lächeln, bei dem man die Zähne deutlich sieht.

»Großmutter stolziert da oben herum.«

Ich trinke einen Schluck Kaffee.

»Sie ist schon eine Type«, sage ich.

»Großmutter trifft mehr Vorsichtsmaßnahmen als wir anderen zusammen, und vielleicht geht es ihr deshalb gut. Ihr gelingt es, da oben ihr eigenes Leben zu führen, ihre Schaufensterpuppen anzuziehen, Gesichter aus Blumensteckschaum zu schnitzen, ihre Outfits zu nähen und mit ihren Marionetten zu spielen. Ist das nicht wunderbar?«

»Ist es«, antworte ich. »Was ist das?« Ich zeige zu dem riesigen Apothekerschrank.

»Alles, was man bräuchte, um uns zu vernichten«, sagt sie und starrt mich an. »Und halb Gavrik mit uns.«

25

Karin führt mich zum Schrank. Ihr Kleidersaum schleift über die Dielen, und Staubflocken haften daran wie ein Angora-Besatz.

»Es ist meine kostbarste Vorsichtsmaßnahme«, sagt sie. »Mein Lebensschrank.«

Sie öffnet erst eine Tür, dann noch eine, und ich sehe, wie ihr Atem schneller geht. Ihre Wangen röten sich. Der Schrank ist aus dunklem Holz, vielleicht Mahagoni, und er muss so viel wiegen wie ein Leichenwagen. Drinnen ist eine Ansammlung von Schubladen und Regalen, alle poliert und gepflegt, alle mit Frakturschrift etikettiert und mit kleinen Griffen ausgestattet, die wie Zähne aussehen.

»Mein Großvater hat diese Sammlung angefangen. Viele der ältesten Sachen hat er aus der Levante mitgebracht.«

Ich vermute, David Holmqvist könnte hier genug Material für ein anständiges Buch finden.

»Was ist in den Schubladen?«

Sie öffnet eine mittelgroße unten und holt eine Glasviole mit einem Schraubdeckel heraus.

»Natterngift«, sagt sie.

»Von einer Schlange?«

»Der giftigsten. Fünfzigtausend Mäuse.«

»Wie bitte?«

»Dies hier reicht, um fünfzigtausend Mäuse zu töten,

manche sagen, zweihundertfünfzigtausend. Oder vielleicht hundert erwachsene Frauen.«

Während ich das Ding betrachte, frage ich mich, wie dünn das Glas ist und was passieren würde, wenn sie es fallen lässt. Ist es noch wirksam?

»Leg das zurück«, sage ich. »Es macht mich nervös. Was ist da sonst noch drin?«

Sie legt die Viole zurück in ihr schwarzes Samtkissen und schließt die Schublade. Andere öffnet sie nicht, sondern zeigt lediglich auf sie.

»Oben Fauna. Da sind eine Kugelfisch-Milz und der getrocknete Kopf einer schwarzen Mamba. Ein Skorpion, oder vielmehr die Überreste von ihm, dann ein Quallenfaden, zu einer Spirale aufgewickelt. Als Nächstes ein vertrockneter kleiner Pfeilgiftfrosch, kaum größer als mein Daumennagel, und die Tentakel eines Blaugeringelten Kraken. Ich habe zwei Marmor-Kegelschnecken und einen Augenhügel, einen wunderschönen zerbrechlichen, von einer Schwarzen Witwe.«

»Faszinierend«, sage ich, weil mir kein anderes Wort einfällt.

»Ja, nicht? Dieser alte Schrank enthält eine gewisse Macht, ja, eine gewisse Macht. In der zweiten Reihe von oben sind die Pilze. Mir fehlen noch so viele, aber ich verrate dir, welche ich habe. Okay …« Sie zeigt auf den linken Kasten. »Knollenblätterpilz, klar, dann der Spitzhütige Knollenblätterpilz und eine Amanita abrupta. Was für eine Schönheit.« Sie lächelt mich an. »Dann einen Weißen Knollenblätterpilz, einen Feld-Trichterling, einen Gifthäubling und zwei tödliche Fleischbraune Schirmlinge, von denen ich einen im Utgard-Wald gefunden habe, als ich elf Jahre und drei Monate alt war. Ich habe einen Riesenschirmling und diese große Schublade voll mit Kiefernwaldgrünlingen.«

»Und das ist ein Lebensschrank?«

»Es ist ein Schrank des Lebens«, sagt sie. »Ein Fach tiefer ist die Flora. Das meiste hast du wahrscheinlich schon gesehen: Tollkirsche, Giftefeu und so weiter, dann Digitalis, gefleckter Schierling, weiße Natternwurz und Kobralilie. In diesem Bereich bin ich nicht ganz so gut ausgestattet, deshalb sind vier der Schubladen leer.«

»Findest du es nicht gefährlich, das alles hier im Haus zu haben?«

»Ganz im Gegenteil, denn es ist ja hier bei uns. Es ist auf unserer Seite.«

Sie streicht sich den schwarzen, wie mit einem Lineal gezogenen Pony aus der Stirn und öffnet eine der unteren Türen.

»Woraus sind die Griffe?«, frage ich.

Sie dreht sich zu mir und grinst ihr Cecilia-Grinsen. Es sieht aus wie bei einem Dobermann in Angriffshaltung, aber die beiden bekommen es beinahe hübsch hin.

»Grimberg-Zähne«, sagt sie. »In unserer Familie gab es keine Zahnfee, weil wir sie uns nie leisten konnten. Die Griffe sind meine Milchzähne, die von Vater und von allen anderen Nachfahren meines Großvaters. Wir haben ein Faible für Zähne, was eigentlich süß ist.«

Es ist total abgedreht und alles andere als süß.

»Und unten sind die wohl sonderbarsten Sachen.«

Sie bückt sich.

Auf einem schwarzen Samtkissen liegt eine Tablette von der Größe eines Pfefferkorns.

»Zyanid«, sagt sie. »Alt und wahrscheinlich unbrauchbar, aber es ist Zyanid.« Sie legt es wieder hin und zeigt auf die andere Schublade unten. »Verschiedene Kugeln und Gewehrpatronen, ein Schlagring, den Großvater aus China mitgebracht hat, etliches starkes Chloroform, ein Behälter mit Senfgas, ebenfalls uralt, ein japanisches Rasiermesser mit Keilspitze, das zur Hinrichtung von Kriegsgefangenen benutzt wurde, Rattengift, ein Brandsatz aus dem Zweiten Weltkrieg, mit dem man halb Gavrik niederbrennen könnte, und ein Klappmesser für Damen aus Andorra.«

»Fehlt irgendwas?«, frage ich und zeige auf ein längliches leeres Samtkissen.

»Der Keuler.«

»Wie bitte?«

»Der Totschläger«, sagt sie. »Ein Knüppel, eine Keule, ein Schlagstock, eben ein Gummiknüppel. Mutter hat ihn unter ihrem Bett, glaube ich. So kann sie besser schlafen.«

»Ah. Du hast eine ziemlich große Sammlung.«

»Jetzt hast du sie gesehen«, sagt sie. »Jetzt hast du hineingesehen.«

»Was steckt deiner Meinung nach hinter den jüngsten Ereignissen? Ich meine Gunnarsson, der Unfall mit dem Lieferwagen«, ich mache eine kurze Pause. »Dein Vater.«

»Was?«

»Es scheinen zu viele schreckliche Dinge in und um die Fabrik herum zu passieren, das ist alles. Und ich habe mich gefragt, ob du eine Theorie hast. Ob du glaubst, die Todesfälle hängen miteinander zusammen.«

»Ich hoffe, du denkst nicht an mich, wenn du das fragst. Ich war nicht einmal hier, als Vater verunglückt ist. Da war ich an der Kunsthochschule.«

»Natürlich nicht. Das behaupte ich keineswegs. Mich interessiert nur deine Meinung.«

Sie mustert mich von oben bis unten und schließt ihren »Lebensschrank« wieder.

»Gehen wir«, sagt sie. »Und beenden wir dies hier im Empfangsraum. Ich denke, das ist das Beste.«

»Ich wollte dich nicht verärgern«, sage ich, als wir durch den Vorhang in den eleganten Raum gehen.

»Es ist wegen Mutter«, entgegnet sie. »Sie mag es nicht, wenn Leute in den Privaträumen sind.«

Sie richtet ihre langen schwarzen Handschuhe.

»Es ist nicht einfach, über der Fabrik zu wohnen.« Sie berührt den Schönheitsfleck über ihrer Oberlippe. »Wir haben Tragödien erlebt, mehr als genug. Und wir haben unser Päckchen zu tragen. Aber wir versuchen, angemessene Vorsichtsmaßnahmen zu ergreifen, und um des Ortes willen machen wir weiter.« Auch wenn sie nicht erschaudert, sieht sie aus, als würde sie nun frieren und einen Mantel brauchen. »So erzählt man es mir, seit ich fünf war und jeden Abend mit Vater für die Arbeiter und die Käufer unseres Lakritzes gebetet habe, damit sie weiter stempeln und essen können. Für jeden einzelnen kranken Arbeiter oder dessen Kinder haben wir gebetet, für Leute, denen wir nie begegnet sind. Ludo und ich knieten an manchen Abenden eine halbe Stunde am Bett meines Vaters auf diesem feuchten Granitboden und haben für den ganzen verfluchten Ort gebetet, aber nie für uns selbst.«

26

Auf meinem Weg nach unten sehen mich die dunklen Sepia-Augen längst begrabener Arbeiter vorwurfsvoll an. Da ist ein handgroßes Ölgemälde von einem kleinen Jungen, der mit einer Hand eine Katze streichelt und mit der anderen etwas hält, das wie ein Dolch aussieht. Wahrscheinlich ist es bloß ein harmloser Brieföffner. Ich sehe genauer hin und entdecke etwas neben seinen Füßen, das entweder ein Schneeball oder ein Schnee-Skalle ist. Eine Grimberg'sche Familientradition? Irgendwo in der Nähe knallt eine Tür. Unten an der Treppe wende ich mich nach links, aber mir fällt wieder ein, dass das Tor inzwischen gesperrt ist, eine neue Sicherheitsmaßnahme. Also gehe ich nach rechts durch die schwere Holztür und in Richtung Kantine. Dort riecht es nach Salmiak und Bratensoße. Es wird nicht laut geredet, nur geflüstert. Die Leute sind ängstlich und wachsam. Die großen Fabriktore draußen sind für die Gabelstapler geöffnet, daher nehme ich eine Abkürzung, und die vernarbte Katze faucht mich an. Ihr Fell ist gesträubt, und sie rührt sich nicht vom Fleck. Ich halte mich nahe an der Mauer.

Es ist warm. Nicht richtig warm, aber immerhin ein oder zwei Grad über null. Der Himmel ist marmorweiß, und die Sonne ist nicht zu sehen. Ich blicke nach unten, ob noch etwas blasses Rot von Gustavs Blut in den Sandspalten zwischen den Pflastersteinen zu sehen ist, kann jedoch nichts entdecken.

»Vorsicht, sonst werden Sie noch überfahren«, sagt Andersson. »Hier fahren jetzt die Lastwagen durch, weil die Polizei die Zufahrt wieder freigegeben hat. Und wir sind im Rückstand. Seien Sie dort vorsichtig.«

Ich gehe mit ihm zur Tür seiner Kellerwohnung. Er hustet, würgt und hält entschuldigend eine rissige Hand in die Höhe, während er weiterhustet.

»Sie sollten das mal untersuchen lassen«, sage ich.

»Bärenstark«, erwidert er und spuckt auf die Pflastersteine. »Ich bin …« Abermals hustet er pfeifend. »… stark wie ein Braunbär.«

Er sieht mich an und wischt sich mit dem Overall-Ärmel den Mund ab.

»Wie geht es der Familie?«, fragt er. »Ich weiß, dass Sie mit ihnen reden.«

»Ganz okay«, sage ich.

»Ich sorge mich, dass wir in Schwierigkeiten stecken, sie uns aber nichts erzählen. Ich gehöre ja dazu, wissen Sie, und das schon lange. Sie sollten … ich weiß nicht. Mein ganzes Leben hängt an dieser Fabrik. Alles. Sie sind es mir schuldig, mich auf dem Laufenden zu halten. Gerade jetzt, bei all dem, was hier los ist. Ein Mörder läuft frei wie ein Vogel herum, trotzdem erzählt mir keiner was. So geht das schon mein ganzes …«, er hustet, »… Leben.«

»Es scheint so weit okay zu sein«, sage ich. »Wie geht es Ihrem Bruder?«

»Ich kenne jemanden, der diesen Laden retten könnte. Eine neue Pacht auf Lebenszeit, und wir würden alle besser davonkommen. Aber hören die mir zu?«

Ich sehe ihn an.

»Tun sie nicht«, sagt er.

»Wie geht es Ihrem Bruder?«, frage ich noch einmal.

Er zuckt mit den Schultern. »Er atmet. Jedenfalls erzählt man sich das.«

»Denken Sie, dass er Besuch bekommen kann? Ich würde gerne für die Zeitung mit ihm reden.«

Es ist zehn nach drei, und durch das Kellerfenster kann ich den Enkel des Hausmeisters sehen. Er saugt an einem blassblauen Inhalator und sieht aus, als könnte er ein Steak, etwas Brokkoli und einen Strandurlaub dringender gebrauchen als ich.

Da ich Tam ein wenig Geld geben will, für die Mehrkosten, die sie meinetwegen in dieser Woche hat, gehe ich zur Bank an der Ecke Storgatan und Eriksgatan. Im Skiladen ist relativ viel los, und ich sehe zwei Frauen vor dem Systembolaget, die jeder eine Tasche mit der unverkennbaren Auswölbung, hervorgerufen von einer Weinschlauchverpackung, tragen. Vielleicht ein chilenischer Merlot oder ein spanischer Grenache, der in einem Müllbeutel in einem Pappkarton mit praktischem Plastikzapfhahn schwappt. Eher ein Benzinkanister als einer für ein Getränk.

In der Bank stehen drei Leute vor mir an. Benny Björnmossen vom größten Jagdgeschäft im Ort wird bedient, und es geht das Gerücht, dass sein Umsatz in die Höhe schnellt, weil sich alle Einheimischen mit Munition, Jagdmessern, Türschlössern und Amateur-Sicherheitssystemen sowie neuen Gewehren eindecken. Hinter ihm steht eine Frau, die ich vom Pilates unten in der lutherischen Kirche kenne – von dem einzigen Mal, als ich dort war. Was für ein Haufen Lycra-Blödsinn! Und hinter ihr stehen die Holzschnitzschwestern.

Ich will ihnen nicht auf die Schulter tippen, deshalb räuspere ich mich, und die Gesprächige dreht sich um.

»Hallo, Mädchen.«

»Hi, wie geht es euch?«, frage ich.

»Das Mädchen will wissen, wie es uns geht, Alice«, sagt Cornelia, die Gesprächige. Alice, die Stille, lächelt, und Cornelia sagt: »Wir leben, Mädchen, da können wir nicht klagen.«

Alice lässt sich das Haar wachsen, aber an ihrem linken Auge hat sie keine Wimpern.

»Du lässt uns hier oben allein mit diesem Fährmann-Mörder, ziehst in die große Stadt, wie wir gehört haben, stimmt's nicht, Alice?«

»Jo«, sagt Alice.

»Ich gehe am Montag«, sage ich. »Übrigens lade ich am Donnerstagabend noch ein paar Leute in Ronnies Bar ein. Ihr seid herzlich willkommen.«

Cornelia sieht ihre Schwester an und die sie. Die Nummer über dem Kassenschalter wechselt, und ich bemerke, dass ich vergessen habe, eine Nummer zu ziehen. Ich hole es rasch nach.

»Ist nicht unsere Szene, Mädchen«, sagt die Gesprächige. »Und pass auf dich auf. Es ist altes Übel unterwegs.« Sie berührt die Seite ihres Halses. »Du arbeitest ein bisschen für Davey Holmqvist, richtig?«

Ich nicke. »Nur Recherche über die Fabrik.«

»Tja«, sagt Cornelia und knufft ihre Schwester mit dem Ellbogen. »Pass auf dich auf.«

»Wie bitte?«

Die Gesprächige zieht mit einer Hand ihre elastische Regenhose hoch. »Die meisten Unfälle passieren auf dem letzten Abschnitt der Reise, wenn man entspannt nach Hause fährt, nicht wahr, Alice?«

»Jo«, sagt Alice.

»Was meinst du?«, frage ich.

»Du hast einen guten Lauf gehabt, besonders bei dem,

was letztes Jahr war.« Sie verzieht das Gesicht. »Aber fordere dein Schicksal nicht heraus, wenn du an einem Ort durchstarten willst, der besser zu deinem Lebensstil und so passt. Hier in der Gegend ist es nicht sicher. Altes Übel. Stürz nicht beim letzten Sprung.«

»Es ist nicht mal mehr eine Woche«, sage ich. »Ich komme schon klar.«

»Sei vorsichtig im Utgard-Wald«, sagt Cornelia und sieht nach vorn, als sie in der Schlange vorrückt. »Wenn du zu Davey fährst, achte auf die Straße. Die ist nicht mehr so wie früher, wird nicht mehr gewartet. Pass auf dich auf, Mädchen.«

Die stille Schwester betrachtet mich noch eine Weile, nickt nachdenklich und wendet sich der Kassiererin zu, der sie ihre Nummer gibt. Benny Björnmossen wiegt mit einem Gang wie ein extrem gelenkiger Cowboy an uns vorbei. Er nickt erst mir, dann jemand anderem zu. Es ist Henrik Hellbom, der Anwalt mit der miesen Körperhaltung und dem superstraffen Gesicht, das ihn fortwährend erschrocken wirken lässt. Der Mann mit den vielen Immobilien und der Bruder des Toyota-Händlers.

Die Kassiererin schaut auf, wird schlagartig fahrig und zieht rasch ihr Rollo nach unten, auf dem steht: »Bitte warten. Wir sind gleich für Sie da.«

Die stille Schwester gibt ein »Hmpf« von sich, doch dann öffnet sich das Rollo am Schalter mit einem kleinen »Pling«. Nur steht dort jetzt ein Pappschild mit der Aufschrift »Privatkunden«, und die Kassiererin erklärt den Schwestern, sie müssten warten, solange sie Henrik Hellbom bediene. Die beiden schnauben und beschweren sich, lassen ihn aber vor.

Cornelia, die Gesprächige, sieht mich giftiger an, als

irgendwas in Karins Schrank sein könnte. Sie möchte Hellbom die Faust zwischen die Augen rammen, und ich kann es ihr nicht verdenken. Das Pappschild wird wieder weggelegt, und nun dürfen die Schwestern nach vorn, während der geliftete Anwalt durch eine doppelt verriegelte Tür in ein Büro hinten geführt wird. Doch dass die beiden Schwestern sich jetzt eine andere Bank suchen, ist unwahrscheinlich, da es hier nur diese eine Bank gibt.

Was tut Hellbom hier? Geld umschichten, damit er ein Angebot für die Fabrik machen kann? Aktien verkaufen, um flüssig zu sein? Läuft es so ab?

Ich wende mich an die Kassiererin, die ich von einer Schul-Handball-Story in meinem ersten Jahr hier kenne, und sage ihr, dass sich meine Adresse ändert, weil ich in den Süden ziehe. Sie sieht mich nur an und sagt »Aha.« Ich frage, was ich tun muss, und sie erklärt mir, da müsse ich meine neue Filiale informieren, sie könne gar nichts machen. »Der Nächste bitte.«

Ich ziehe mir Geld aus dem Automaten und warte vor der Bank.

Fröstelnd versuche ich, jeden Augenkontakt mit Passanten zu vermeiden. Ich kenne sie alle oder habe von ihnen gehört, und sie alle haben irgendwelche Schwachsinnstheorien zum Fährmann. Dann kommt Hellbom in seinem pelzbesetzten schwarzen Mantel und den pelzgefütterten Stiefeln aus der Bank.

»Herr Hellbom?«, frage ich.

Er mustert mich von oben bis unten, runzelt die Stirn und blinzelt circa sechsmal schnell hintereinander. An seinem Revers steckt das schwertförmige Abzeichen der Handelskammer Gavrik, und seine Nasenflügel blähen sich beim Atmen.

»Ja?«

»Ich bin Tuva Moodyson von der Zeitung. Darf ich Ihnen kurz eine Frage stellen?«

Er blickt sich um, als suche er nach Hilfe, schluckt und sagt: »Ich habe einen Termin und bin spät dran.« Seine Stimme ist tief, und er spricht sehr deutlich, übertrieben deutlich, sodass jede Silbe, jeder Buchstabe gedehnt klingt.

»Was sagen Sie zu der Nachricht, dass ein Konsortium von Geschäftsleuten aus Stockholm für die Grimberg-Fabrik bietet?«

Nun sieht er erst mich finster an, dann hinüber zur Fabrik. Er wirkt besorgt, was bedeutet, dass meine Lüge ihren Zweck erfüllt hat. Er will die Fabrik, das ist offensichtlich. Er will sie sogar unbedingt.

»Ich muss gehen«, sagt er und lächelt ein wenig verspätet.

»Die Polizei ermittelt wegen einer kriminellen Verschwörung, einem Komplott, um den Wert von Grimberg Liquorice zu mindern. Mutwillige Beschädigung der Lieferwagen, ein möglicher Zusammenhang mit dem Mord an Gunnarsson.« Ich beobachte ihn aufmerksam, warte auf Zeichen oder Hinweise. »Ein Komplott, um die Grimbergs zum Verkauf zu zwingen. Ein Kommentar?«

Seine Handschuhe sind aus feinem Kalbsleder in einem satten Braun, und sie sitzen sehr stramm an seinen Händen, wie eine zweite Haut. Er klappt seinen Kragen hoch, berührt die Anstecknadel und blinzelt erneut fünf- oder sechsmal. Über seinem kurzen Schnurrbart bilden sich Schweißperlen.

»Wer sagten Sie, sind Sie?«, fragt er gespielt ruhig und knapp.

»Tuva Moodyson«, antworte ich. »T-U-V-A.«

Er blickt nach unten, schnieft, rotzt in den Schnee und geht weg.

Ich kehre in die Redaktion zurück.

»Arbeitest du für mich oder für Holmqvist?«, fragt Lena, als ich drinnen meine Jacke ausziehe. »Wie sieht es aus?«

Ich sehe sie genervt an.

»Noch drei Tage bis zu deiner letzten Ausgabe. Hau mich nicht in die Pfanne, nach allem, was wir durchgemacht haben.«

»Heute Nachmittag fahre ich nach Karlstad und spreche mit dem verletzten Lieferwagenfahrer«, sage ich. »Für die Zeitung.«

Sie verzieht sich wieder an ihren Schreibtisch.

Und ich rufe Thord an.

»Thord Pettersson.«

»Ich bin's.«

»Keine Zeit«, sagt er.

»Wegen Gunnarsson. Ich brauche die anderen zehn Prozent deiner Informationen …« Aber er hat schon aufgelegt.

Ich sehe in meine E-Mails und schreibe auf, was mir von dem Gespräch mit Karin in Erinnerung geblieben ist. Zwar bin ich nicht sicher, wie viel Holmqvist von meiner Recherche letztendlich benutzen wird, doch für jemanden wie mich, der ständig andere Leute interviewt, ist diese Familie auch so extrem faszinierend. Viele Gavrik-Bewohner denken, ihre Zinnsoldatensammlung oder ihre restaurierte Corvette wäre interessant, womit sie sich eindeutig etwas vormachen. Hingegen halten sich die Grimbergs für völlig durchschnittlich, sind in Wahrheit aber die auf schaurige Weise exotischsten Leute, die ich mir vorstellen kann.

Die Fahrt nach Süden nervt höllisch. Normalerweise mag ich diese Strecke, erst über die E16, dann die E45, mit eingeschalteter Stereoanlage und Sitzheizung und geschmeidigen hundertzwanzig Sachen vorbei an Lieferwagen und

Holzlastern. Heute nicht. Der Tacoma hat keine funktionierende Stereoanlage. Der Dreadlock-Junge, Sohn des Autohändlers und stolzer Neubesitzer meines Hilux', hat mir erzählt, dass die Verkabelung feucht geworden ist und sie die Anlage deshalb ausgebaut haben. Na, danke auch, Erbsenhirn. Der flauschige Lenkradbezug tut seine Pflicht, trotzdem hasse ich das alles. Wenn ich schneller als neunzig fahre, ruckelt der Wagen auf seinen Achsen, und atme ich zu viel, muss ich ständig die Fenster von innen abwischen. Es ist eine Rostkiste auf Rädern, und das Heizgebläse ist schwächer als der letzte Lebenshauch eines Greises mit Lungenemphysem.

Karlstad sieht gut aus. Es ist eine hübsche Stadt mit großen Altbauten und einem anständigen Kaufhaus. Hier sind Menschen, hier ist Leben. Ich finde das Zentralkrankenhaus und parke. Dies ist nicht der Ort, an dem meine Mutter starb. Es ist nicht das Hospiz. Hier war meine Mutter vor Jahren mit ihrer ersten Krebserkrankung, und ich habe sie ziemlich oft besucht. Aber das waren noch hoffnungsvolle Zeiten, keine Palliativ-Zeiten. Ich hätte öfter kommen sollen. Nachdem ich das Parkticket bezahlt habe, gehe ich hinein. Die Drehtüren bewegen sich langsam, und ich schlurfe nach drinnen, wo es zu warm ist und nach körperlichem Verfall und Desinfektionsmittel riecht.

Ich ziehe meine Jacke aus und blaue Schutzhüllen über meine Stiefel. Es ist nicht vorgeschrieben, aber jeder macht es. Dann frage ich nach Andersson und folge den Streifen auf dem gummierten Fußboden zu einem Fahrstuhl, mit dem ich nach oben fahre, wo ich die Station suche. Er liegt mit einem anderen Mann in einem Zimmer, und mir bleiben fünfundzwanzig Minuten, bis die Besuchszeit endet.

»Hallo«, sage ich lächelnd, als ich ins Zimmer sehe.

Der Typ vorne hängt an einem Beatmungsgerät und scheint zu schlafen. Der andere am Fenster blickt von seiner Jagdzeitschrift auf.

»Sind Sie wegen des Beutels hier?«, fragt er.

Ich gehe hinein und schüttle den Kopf.

»Der ist voll«, sagt er.

»Ich bin Tuva Moodyson«, erwidere ich und gehe langsam zum Fußende seines Bettes. »Reporterin beim *Gavrik Posten.*«

Er zieht die Augenbrauen zusammen und klappt seine Zeitschrift zu. Auf dem Titelblatt sehe ich einen Mann mit einem toten Wolf über der Schulter.

»*Gavrik Posten*?«

»Ja.«

Ich blicke zu dem Namensschild neben seinem Bett. Ja, er ist es.

»Wollen Sie mit mir reden?«, fragt er.

»Nur eine Minute, wenn das okay ist. Ich würde gern mit Ihnen über Ihren Unfall sprechen.«

Er grinst. »Sie sind mein erster Besuch.« Er zeigt zu einem klobigen Holzstuhl neben seinem Bett. »Kommen Sie, setzen Sie sich. Haben Sie gesagt, dass Sie Moa heißen? Kennen wir uns?«

»Tuva«, korrigiere ich. »Soll ich die Schwester holen, wegen Ihres …« Ich zeige auf seine füllige Körpermitte.

»Nein, nein.« Er setzt sich im Bett auf. »Das kann warten. Danke, dass Sie mich besuchen. Es ist nett, ein freundliches Gesicht aus der Heimat zu sehen.« Er weist zu dem Mann am Beatmungsgerät. »Er hat es nicht so mit dem Plaudern.«

Ich schmunzle.

»Was ist Ihnen an jenem Abend zugestoßen?«, frage ich. »Darf ich unser Gespräch aufzeichnen?« Ich lege mein

Diktafon auf den Nachtschrank neben Tabletten gegen Verstopfung und ein Brillenetui.

»Weiß nicht recht«, sagt er.

»Ich bin taub, müssen Sie wissen.« Ich zeige auf mein Hörgerät. »Und ich möchte bloß sichergehen, dass ich Sie nicht falsch verstehe.«

»Richtig taub sind Sie nicht. Sie hören mich ja.«

Wieder zeige ich zu meinem Hörgerät. »Ohne diese Dinger nicht.«

»Dann sind Sie bloß schwerhörig, so wie meine Frau in ihren letzten Jahren.« Er wird lauter. »Das heißt schwerhörig.«

Ich beiße die Zähne zusammen.

»Was ist an dem Abend passiert, Herr Andersson?«

»Mein Unfall?«

Ich nicke.

»Tja, ich war auf dem Rückweg von Munkfors. Eigentlich sollte ich irgendeine junge Frau dabeihaben, die mir Fragen stellt, aber die hatte anscheinend abgesagt. War wohl zu sehr mit Kiffen beschäftigt, und es war ja später Abend. Nachts sehe ich nicht mehr so gut wie früher mal, das gebe ich ganz ehrlich zu. Außerdem war ich müde. Immerhin werde ich nächsten Winter achtundfünfzig. Jedenfalls fuhr ich so vor mich hin – das habe ich der Polizei auch schon erzählt –, und ich war nicht sehr schnell und …«

Ich nicke, damit er zum Wesentlichen kommt.

»Und es war nicht sehr kalt, schätzungsweise minus zwölf oder so, Lange-Unterhosen-Wetter, nicht so wie heute. Ich sehe ja vom Fenster aus, dass es taut. All das tote Gebüsch da draußen ist kein schöner Anblick, was? Jedenfalls fuhr ich, wie gesagt, leer. War ja das Ende meiner Schicht, und es gab keine Warnung oder so. Na ja, gibt es ja auch nicht in unseren Wagen. Die haben Sie gesehen, oder?«

»Ihre Wagen?«

Nun nickt er und trinkt einen Schluck Wasser aus einem Plastikbecher auf seinem Tischchen.

»Ja«, antworte ich. »Die sind ziemlich … retro, nicht?«

»Kann man wohl sagen. Ich meine, die sehen nett aus und so, sind ja Teil der Marke, aber das Fahren im Februar ist kein Spaß, glauben Sie mir. Hoffentlich ist bald Frühling.«

»Zu dem Unfall: Was genau ist passiert?«

Er blickt zu seinem Bettnachbarn. »Der ist Polizist. Im Ruhestand. Ich nenne ihn Robocop.«

Beinahe hätte ich gelacht, verkneife es mir aber zum Glück.

»Der Unfall«, wiederhole ich. »Als Sie von der Straße abgekommen sind?«

»Meine Bremsen funktionierten ganz okay an dem Tag, vielleicht nicht ganz so toll auf den Landstraßen, aber das kenne ich ja. Bei den anderen Wagen sind sie noch schlimmer. Jeder Wagen hat ja so seine Eigenarten. Ich fahre die Nummer eins, aber wir haben jetzt zwölf von denen, ein glattes Dutzend.«

»Und sie haben versagt?«

»Wer?«

»Die Bremsen.«

»Ja klar, was denn sonst? Vor einer Kurve habe ich gebremst, und ich fuhr vielleicht vierzig, so um den Dreh, fünfzig höchstens. Das habe ich alles auch schon der Polizei erzählt. Und nichts. Es ging blitzschnell. Ich habe mein Leben nicht an mir vorbeiziehen sehen oder ein weißes Licht, das mich zum Himmelstor winkt oder so. Ich bin einfach in den Graben gekracht, und alles wurde schwarz. Dann bin ich hier wieder aufgewacht.«

Er berührt den Verband an seinem Kopf.

»Was war Ihrer Meinung nach die Ursache?«

»Die Bremsen?«

Ich nicke und rücke das Diktafon näher zu ihm.

»Sie glauben, dass es Ratten oder so gewesen sind. Wäre ja nicht das erste Mal. Der verdammte Hausmeister macht seinen Job nicht ordentlich, das faule Schwein. Hat immer nur seine Tagträume im Kopf, dass er mal nach Spanien oder Thailand oder so zieht. Er ist besessen von heißen Ländern, und er denkt, dass er bei Grimberg das Sagen hat – tja, hat er nicht.« Er schnieft und trinkt noch ein wenig Wasser. »Ihm geht es mieser als mir, wissen Sie das? Er will unbedingt mit all seinen Enkelkindern die Reise seines Lebens machen. Ich habe die Jungs darüber lachen hören. Er glaubt, dass er noch für einen letzten großen Urlaub mit seinen Enkeln spart, ehe …« Er streicht mit einem Finger über seinen Hals. »Jedenfalls kennen Sie doch die alte Wurzelscheune hinten. Na ja, in der sind keine Wurzeln mehr, weil sie inzwischen die raffinierte Masse importieren, aber sie lagern immer noch Abfallprodukte in der Scheune. Wenn Sie da reingehen, sehen Sie große Behälter voller Zuckerreste, und die Ratten schlemmen da, das glauben Sie nicht! Ich nehme an, dass sie manchmal auch an den Bremsleitungen knabbern.«

»Wäre da nicht ein Kammerjäger sinnvoll?«

Er sieht verwirrt aus.

»Jemand, der die Ratten umbringt.«

»Ich habe zwei Gewehre und ein Luftgewehr, und ich habe es schon an die zehntausend Male angeboten. Die haben ein riesiges Nest, aber sie wollen, dass dieser alte Kater das regelt. Früher war er auch ganz gut, aber jetzt verkloppen die Ratten ihn. Sie haben ja gesehen, in welchem Zustand der ist – schlimmer als Leutnant Robocop da drüben.«

»Darf ich Ihnen einige allgemeine Fragen zur Fabrik und dem Ort stellen?«

»Schätzchen, Sie sind den weiten Weg hergekommen, um mich zu besuchen. Sie dürfen mich alles fragen, was Sie wollen.«

Lächelnd weise ich zum Wasserkrug, und er schüttelt den Kopf.

»Haben Sie Herrn Grimberg gekannt?«

»Meinen Sie Ludvigs Jungen, Gustav, der gestürzt ist?«

Gestürzt?

Ich nicke.

»Nicht sehr gut, muss ich gestehen, aber ich habe einige Male mit ihm geredet. Er sah immer so, wie soll ich es sagen, müde aus. Blass und hager, als wäre er schon geschafft, bevor er überhaupt angefangen hat. Es geht das Gerücht, dass er vor einigen Jahren mit einer verheirateten Frau drüben im Utgard-Wald ertappt wurde, die Frau von irgendeinem Taxifahrer, aber Sie wissen ja, wie die Leute reden.« Er ahmt mit der Hand das Öffnen und Schließen eines Mundes nach. »Sein Vater war mehr so ein energischer Bursche, tiefe Stimme und sehr streng, trotz seines Buckels.«

»Sie müssen geschockt gewesen sein, als er vom Schornstein gesprungen ist.«

Er schüttelt den Kopf.

»Nicht?«

»Liegt in der Familie, Moa, genauso wie dieser krumme Rücken, den alle Grimbergs kriegen. Na ja, die Alten, die noch älter sind als ich, werden Ihnen erzählen, dass Ludvig an einer Sepsis oder zu viel Schmerzmittel gestorben ist oder was auch immer. Aber er hat Rattengift geschluckt und ist dann weggegangen, um zu sterben. Entsetzliche Rückenschmerzen, verstehen Sie? Er war ein Tyrann, und die meisten waren froh, ihn los zu sein, auch wenn das keiner laut sagen würde.«

»Das habe ich nicht gewusst.«

Er tippt sich an die Nase, als wäre es jetzt unser Geheimnis.

»Es wird alles aufgenommen, Herr Andersson. Das ist in Ordnung, oder?«

»Ja, ist gut, dass alles aufgenommen wird. Und können Sie mich hören? Soll ich lauter reden?« Er zeigt zu dem Mann am Beatmungsgerät. »Ihn stört das nicht.«

»Haben Sie Per Gunnarsson gekannt?«

Er rümpft die Nase.

»War immer für sich. In der Schule hat er die anderen schrecklich getriezt, und so was vergisst keiner. Der junge Gunnarsson hatte nicht viele Freunde. Damals hat er die halbe Stadt tyrannisiert, hat gerne mal seine Zigaretten auf anderen Kindern ausgedrückt. Den Neffen von meiner Frau hat er fast dazu gebracht, ganz aus Gavrik wegzugehen.«

»Wie heißt er?«, frage ich.

»Wer?«

»Der Neffe Ihrer Frau.«

»Hellbom. Inzwischen ist er Anwalt. Wenn er es geschickt anstellt, wird er noch ein hoher Richter in Karlstad. Ich schätze, das Schikanieren von Gunnarsson hat ihn zu einem Kämpfer gemacht – vor Gericht, meine ich.«

Ich nicke.

»Kennen Sie die anderen Grimbergs?«

»Madame Cecilia, so nennen wir sie alle, ist wunderlich. Die Leute denken, dass sie von ihrem Dachboden oben aus alles kontrolliert, aber ich weiß ja nicht. Wer nichts Besseres zu tun hat, tratscht nun mal gerne. Sie lebt in ihrer eigenen kleinen Welt mit all ihrem Schmuck und ihren Marionetten.

Die hat sie übrigens selbst gemacht, und es heißt, dass einige von ihnen Leute aus dem Ort darstellen. Aber sie ist komplett verrückt, schon seit ihre besten Freunde damals in den Siebzigern bei dem Unfall im Stausee umgekommen sind.«

»Ihre besten Freunde?«, frage ich. Warum hat Cici mir das nicht auf ihrem Dachboden erzählt?

Er nickt. »Madame Cecilia wurde gesehen, wie sie an dem Morgen mit dem Paar geredet hat. Früher haben die Leute behauptet, sie hat sie dazu überredet, sie gedrängt, sich zusammen in dem Bett zu verstecken und alles mit Steinen zu beschweren, aber das weiß keiner genau. Und die meisten von damals sind entweder tot oder zu tüttelig, um sich zu erinnern, mein Bruder eingeschlossen.«

»Erzählen Sie mir mehr von Cecilia«, sage ich.

»Ludvig hat sie angebetet. Aber der hat natürlich eine Menge Frauen angebetet.«

»War er so etwas wie ein Schürzenjäger?«

»Hat über ein Dutzend uneheliche Kinder gezeugt, heißt es. Sein Stammbaum würde wie ein Wald aussehen, falls Sie verstehen, was ich meine. In ganz Gavrik laufen Kinder von Grimberg herum, die meisten sind inzwischen wohl in der Fabrik, weil die ja der größte Arbeitgeber bei uns ist.«

Nun ist er richtig im Schwung, und ich hoffe im Stillen, dass keine Schwester hereinkommt.

»Ludvig hatte vor, mit einer Stemplerin wegzulaufen, die seine Tochter hätte sein können. Wie gesagt, liegt bei denen im Blut. Doch in letzter Minute hat er einen Rückzieher gemacht. Hat ihr das Herz gebrochen und Madame Cecilia genauso. Um ein Haar hätte es die Familie entzweit.«

Das ist die Realität des Kleinstadtlebens. So ziemlich jeder hat mit jedem anderen irgendeine Vorgeschichte. Ich fordere ihn stumm auf weiterzureden.

»Wenn Ludvig sehen könnte, dass eine Nicht-Grimberg die Fabrik leitet, er würde sich im Grab umdrehen. Ich meine …« Er zieht durch die Zähne Luft ein. »Eine Frau. Das hätte Ludvig kein Stück gefallen.«

»Meinen Sie Anna-Britta, Gustavs Frau?«

»Genau die. Sie war früher in der Oberstufe mit Hellbom zusammen. Die waren ein Paar. Gustav hat sie ihm mit seinem Vermögen und so ausgespannt. Hellbom, der Neffe von meiner Frau, hatte damals nicht viel Geld. Nicht wie heute. Ich habe nie viel mit Anna-Britta persönlich zu tun gehabt, aber sie scheint ganz klug zu sein. Nicht so wie die Schwarze.«

»Was?«

»Nicht so. Ich bin kein Rassist. Schließlich war ich in Ägypten. Nein, ich meine, sie trägt immer Schwarz. Sie ist eine von diesen teufelsanbetenden Atheisten, Sie wissen schon.«

»Karin, die Tochter?«

»Karin, richtig. Mein bekloppter Bruder himmelt sie an, und ich kapiere nicht, warum. Sie hat eine ganze Igelfamilie umgebracht, als sie noch ein Kleinkind war. Einen nach dem anderen. Sie haben es als Lagerfeuerunfall beim Haus am See hingestellt, damit es keine Probleme mit der Schule gibt.« Er sieht mich an. »Sie ist eine von diesen Goths.«

»Und?«, frage ich.

Er runzelt die Stirn, und ich halte den Mund, weil ich mehr herausfinden muss.

»Halten Sie sie für gefährlich?«

»Ich bin schon zweimal operiert worden und habe noch zwei Operationen vor mir.«

»Ist Karin gefährlich?«, wiederhole ich.

»Sie zieht sich immer schwarz an, mehr weiß ich nicht. Kommt nach ihrem Alten, Friede seiner Seele. Ängstliche

Menschen, immerzu nervös und angespannt. Ich erinnere mich, dass sie Ärger in der Schule hatte, weil sie die anderen Kinder kontrollierte. Vielleicht hat sie das von ihrer Großmutter, wer weiß? Hat sie manipuliert, damit sie machten, was sie wollte, so wie sie es mit ihrem Vater auch gemacht hat, möge er in Frieden ruhen. Ich habe gehört, dass Karin ihn vor seinem Sprung von dem Schornstein jeden Tag zwanzigmal auf seinem Handy angerufen hat. Das ist doch nicht normal! Aber der Bruder war ein niedliches Kind. Er hat unsere Lastwagen geliebt. Es war da schon dieselbe Flotte, und er ist immer mit seinen kleinen Modellwagen rausgekommen, wollte in unseren Kabinen sitzen und das Lenkrad drehen. Ludo war ein netter kleiner Bursche.«

»Woran ist er gestorben?«, frage ich.

»Die Masten. Es waren die Telefonmasten, die Ludo umgebracht haben.«

»Masten?«

Ein Pfleger kommt mit einem Edelstahlrollwagen voller Getränkepackungen und Wasserkrüge herein, und ihm folgt eine Schwester ins Zimmer.

»Wir müssen Sie waschen und die Verbände wechseln, Herr Andersson«, sagt die Schwester ein wenig gehetzt, aber freundlich. »Heute sind wir ein bisschen spät dran.«

»Vor allem muss mein Beutel gewechselt werden«, antwortet Andersson. »Der ist randvoll.«

»Ich gehe dann mal«, sage ich und stecke mein Diktiergerät ein. »Was für Masten haben Sie gemeint?«

Die Krankenschwester wirkt ungeduldig.

»Mobilfunkmasten«, sagt er. »Oben auf den Schornsteinen.«

Die Schwester sieht aus, als würde sie mich jeden Moment aus dem Fenster stoßen.

»Danke, dass Sie mit mir geredet haben, Herr Andersson.«

Er blickt hinüber zu dem anderen Patienten und zurück zu mir.

»Kommen Sie gut nach Hause.«

27

Mich überkommt der dringende Wunsch, meine Eltern zu besuchen, und ich fahre zu dem kleinen Friedhof nahe einem Baumarkt außerhalb der Stadt.

Auf dem Parkplatz stehen keine anderen Wagen. Der Schnee ist weggetaut, weil es hier gut fünf Grad wärmer ist als in Gavrik. In Karlstad blühen auch die Narzissen zwei Wochen früher als bei uns. Plastikgießkannen hängen an Haken, und eine braune Komposttonne steht mit offenem Deckel da wie eine einsame Kreatur, die auf ihren Snack wartet.

Die Grabstellen sind sehr gepflegt, aber es ist Februar, also sieht nichts gut aus. Ich gehe an alten Gräbern vorbei, die von Unkraut überwuchert sind, und neueren, wo der schwarze Marmor der Grabsteine und die goldene Schrift noch frisch wirken. Um die neuesten Gräber mache ich einen weiten Bogen, denn die Erdhügel darauf haben sich noch nicht gesetzt. Sie anzusehen ist zu viel. Ich kann an alten und uralten Gräbern vorbeimarschieren, aber nicht an frischen Hügeln. Das geht einfach nicht.

Meine Eltern vor mir, Seite an Seite. Ein Platz neben meinem Vater ist noch frei – für mich. Das wird es dann gewesen sein, das Aus für die Familie, das Original-Dreiergespann. Die Verwandten meiner Mutter sind irgendwo nördlich, nahe Umea begraben, die Eltern von meinem Vater in Stockholm.

Ich nähere mich der Grabstelle.

Die Grabstelle meines Vaters ist schlicht und flach: totes gelbes Gras und ein leeres Windlicht, das schief steht. Der 25. Juni, der furchtbare Tag, der schlimmste meines ganzen Lebens, ist für immer in Granit gemeißelt. Die Seite meiner Mutter ist ein Hügel. Einer der neuesten hier, wie eine rosa-graue Kieswulst, natürlich in Sargformat. Der Hügel ist zwei Meter lang und achtzig Zentimeter breit, beinahe so, als würde meine Mutter all die Erde von unten hochdrücken.

Dort unten ist es warm. Das habe ich recherchiert. Nachdem ich diese komischen Propangasheizer auf Gustav Grimbergs Grabstelle gesehen habe. Die oberen dreißig Zentimeter oder so gefrieren im Winter, aber darunter wird es immer wärmer.

Der Stein meines Vaters sieht fast neu aus, und der meiner Mutter glänzt. Auf ihrem ist eine Inschrift, ein paar Worte, die sie vor Jahren ihrem Anwalt mitgeteilt hat und die ich bei der Beerdigung laut ausgesprochen habe, was ich nun nie wieder tun werde, da sie jetzt auf ihrem Grabstein stehen. Ich kann es nicht. Stattdessen konzentriere ich mich auf meinen Vater. Ich überlege, eine flackernde Kerze von einem alten Grab in der Nähe zu nehmen, von einer Person, die vielleicht in den Fünfzigerjahren gestorben ist und die sie nicht vermissen würde, weil sich ihr Grab schon längst gesetzt hat und ebenerdig ist.

Diese Familie, diese ach so kleine Familie, von der nur noch ein Mitglied atmet, ist so ganz anders als die Grimbergs. Obwohl sie jetzt auch nur noch drei sind. Und auch wieder nicht, weil sie der ganze Ort sind, die gesamte Belegschaft, der alte Industriellenadel. Wir dagegen sind definitiv nur drei: Meine Eltern da unten und ich hier oben.

Auf dem Nachbargrab stehen Blumen, ein Strauß

Nelken von der Tankstelle, noch in der Zellophanverpackung und in der Kälte verwelkt. Frost funkelt auf ihren Blüten wie Kristallzucker. In Gedanken entschuldige ich mich bei meinen Eltern, dass ich ihnen nichts mitgebracht habe, und muss beinahe lachen, weil es ihnen ja egal wäre, nein, egal ist. Ich stelle mir meine Mutter da unten vor, dass ihr Haar und ihre Fingernägel noch wachsen, und muss mich bremsen. Beim Anblick von Mutters Grabstein denke ich an den Bruder des Hausmeisters im Krankenhaus. Ich bin froh, dass ich ihn besucht habe, auch wenn es bloß mein Job war. Zugleich spüre ich einen bleiernen Druck in meinem Bauch, weil ich nicht häufiger bei meiner Mutter war, solange sie noch lebte. Ich betrachte ihren Stein, entschuldige mich leise, und mir brennen Tränen in den Augen. Seit der Beerdigung passiert das schnell. Es tut mir so leid, Mama.

Als ich wieder im Wagen sitze, schaue ich automatisch nach der Temperatur, aber in dieser Dreckskiste gibt es keine Anzeige, und dadurch fühle ich mich wie ein Seemann ohne Kompass. Thermometer sind die Navigationsmittel, die den Menschen in einem kalten Land durch den weißen Winter helfen. Winzige schrittweise Veränderungen geben Hoffnung, wenn sie besonders rar gesät ist.

Mein Handy zeigt einen verpassten Anruf von Holmqvist an, also kopple ich es mit meinem Hörgerät und fahre Richtung Autobahn.

»Ja?«, meldet er sich.

»David, Sie haben mich angerufen?«

»Ja, habe ich. Wir müssen uns heute oder morgen treffen und Ihre Notizen durchgehen, Tuva. Ich muss wissen, was Sie über den Fährmann mit reinnehmen, damit ich ihn in das bestehende Narrativ einbinden kann. Schaffen Sie es heute Abend?«

Es ist schon dunkel, ich bin müde, und ich schmecke bereits den warmen Rum auf meiner Zunge.

»Wie lange wird das dauern?«, frage ich.

»Oh, zwei Stunden, vielleicht mehr.«

»Ginge es auch morgen Abend? Heute habe ich noch etwas vor.«

Meine Notizen niederschreiben und danach trinken, bis die Welt verblasst.

»Na gut. Ich könnte Sie zum Abendessen einladen. Morgen um sieben?«

»Geht auch sechs? Um acht ist mein Umtrunk zum Abschied.«

»Abendessen um sechs? Nun gut, da es um einen Bestseller geht, würde ich mich auf diese unzivilisierte Zeit einlassen.«

»Soll ich irgendwas mitbringen?«

»Einen umfassenden geordneten Satz getippter Notizen, zweifacher Zeilenabstand in Times New Roman, Größe vierzehn oder zwölf, wenn es sein muss.«

Die Luft ist feucht vom Schneeregen. Als ich mich Gavrik nähere, beherrschen die Fabrikschornsteine die Skyline wie die Wachtürme einer sowjetischen Forschungseinrichtung in den Tiefen des Urals. Ich fahre am Supermarkt vorbei und schaue nach den Mobilfunkmasten, von denen Andersson gesprochen hat, kann jedoch aus dieser Entfernung keine Details erkennen. Beobachtet Cici mich durch ihr Opernglas? Beobachtet der Fährmann sie dabei, wie sie mich beobachtet?

Um fünf verabschiede ich mich von Lena, die meine Sport-Beiträge auf der letzten Seite mit ihrer schicken Software umstellt. Um sieben bin ich mit Tammy im Fastfood-Restaurant zu einem Nugget-Sattessen verabredet, also fahre ich in ihre Wohnung, um kurz zu duschen. Tam hat ein Faible für Duftkerzen. Ich zähle fünf. Überall sind Kissen, und der Ofen ist vorbereitet, sodass er nur angefeuert werden muss. Der Kühlschrank ist voller Vorratsdosen mit Klickdeckeln, und ihre Schränke und Messer sind so sauber, dass ich sie nicht anzufassen wage.

Ich dusche, trinke eine Cola-Rum und hocke mich aufs Sofa, die Knie bis zum Kinn hochgezogen. Meine Hörgeräte starren mir vom Tisch entgegen, und ich schätze, dass ich ein kleines Feuer machen könnte, eines, das nur eine Stunde oder so brennt – nur ein Scheit? Aber da ich noch nie einen Ofen oder Kamin hatte, lasse ich es. Ich versuche, mir mein Leben in der Nähe von Malmö vorzustellen, und nehme mir fest vor, ein wenig mehr wie Tammy zu wohnen, wenn ich kann.

Schließlich fahre ich zum Fastfood-Restaurant und stelle mich auf meinen angestammten breiten Parkplatz, bei dem ich später nicht wenden muss, um wieder rauszufahren. Neunzig Prozent der Leute entscheiden sich im Februar fürs Drive-thru, daher ist reichlich Auswahl an Parklücken.

Drinnen bestelle ich mir erst mal nur einen Kaffee, bis Tammy da ist. Es ist ziemlich leer. Ein alter gebeugter Mann mit einem schweren Gehstock trinkt irgendwas Heißes, müde aussehende Eltern mit einem schlafenden Kleinkind in einem fleecegepolsterten Buggy sitzen an einem Tisch und an einem anderen Teenager, die alle diese Kopfhörer umhaben, wie sie DJs benutzen und an deren einem Ende ein Kabel herunterhängt.

Ich setze mich mit dem Rücken zu den Kassen und mit Blick auf Tams Van, damit ich sie kommen sehe, wenn sie fertig ist.

Als ich meinen Kaffee halb ausgetrunken habe, tippt mir jemand auf die Schulter.

»Du bist früh«, sage ich und drehe mich um. Aber es ist nicht Tammy. Ich richte mich auf. Es ist Noora, die neue Polizistin. »Oh, Entschuldigung. Hi. Ich dachte, Sie sind …«

»Sitzt hier schon jemand?«, fragt sie.

»Nein.«

Sie trägt eine königsblaue Fleecejacke mit gelbem Zipper und dunkle Jeans, die fleecegefütterten, wie sie im Supermarkt verkauft werden.

»Ich dachte, ich sollte mich mal richtig vorstellen, da du die berühmte Lokaljournalistin bist und ich die Neue bin.«

»Ich bin nicht berühmt«, sage ich. Meine Wangen glühen. Ich nehme meinen Schal ab und lege ihn auf meinen Schoß.

»Da erzählen Thord und der Chef aber ganz was anderes. Also, ich bin Noora Ali.«

Sie reicht mir die Hand, und ich schüttle sie. Sie ist weich, nicht wie meine – glatte, feuchte Haut. Aber das hat sich im nächsten Winter wahrscheinlich erledigt, egal wie viel teure Creme sie benutzt.

»Freut mich, dich richtig kennenzulernen.«

»Sie bringen mein Essen«, sagt sie. »Anscheinend ist Fastfood in Gavrik nicht besonders schnell.«

»Aber es wird frisch zubereitet. Weil so wenige Leute kommen, liegen die Hamburger und Nuggets hier nicht ewig unter Wärmelampen, sie werden frisch gemacht. Das ist tatsächlich besser. Wie gefällt es dir hier?«

Lächelnd streicht sie sich eine schwarze Haarsträhne hinters Ohr, und ich versuche, den Augenkontakt zu halten, muss jedoch wegsehen. Wie alt bin ich? Fünfzehn?

»Es ist anders«, antwortet sie. »Nein, das ist unfair. Ich weiß nicht. Bisher habe ich Gavrik nur mitten im Winter kennengelernt, und ich bin sicher, es ist nicht immer so …«

»Beschissen?«, schlage ich vor, und sie lacht prustend, als hätte ich mit nur einem Wort einen Druckbehälter voll angestautem Frust geöffnet.

»Ja!«, sagt sie. »Es ist …« Sie blickt sich um, ob uns auch niemand sonst hört. »Es ist ein richtig kleiner Ort, nicht?«

»Ist es.«

»Thord hat mir erklärt, dass er deshalb eine ganz eigene Art entwickelt hat. Er meint, die Leute wachsen hier auf, heiraten hier und geben dabei die ewig gleichen Überzeugungen und denselben Aberglauben weiter.«

»Kann sein«, sage ich. Nun kommt ihr Essen: zwei Cheeseburger, eine große Portion Pommes frites, eine Dose Zitronenlimo. Nette Wahl.

»Hilf mir bei denen hier.« Sie dreht die Pommes frites in meine Richtung.

»Nein danke, ich habe keinen Hunger.«

Sie zuckt mit den Schultern. »Stört es dich, wenn ich esse?«

Ich verneine stumm und beobachte sie. Sie hat so eine gewisse Art, wie sie den Cheeseburger auswickelt, ihn dann wieder halb einwickelt und daran knabbert. Sie nimmt ein paar Pommes und beißt von ihnen ab. Das ist irgendwie elegant, nicht so, wie Tammy und ich essen. Neben ihrem Essen liegt ihr Schlüsselbund mit einer Minitaschenlampe und einer Nagelfeile im Etui.

Beim Kauen hält sie sich halb den Mund zu. »Erzähl mir, was ich wissen muss. Ich bin nicht im Dienst, und ich esse. Rede du bitte.«

»Okay«, sage ich verlegen. »Tja, wahrscheinlich weißt du schon alles über mich. Ich bin sechsundzwanzig, Reporterin, seit der Kindheit taub.« Ich schaue sie an, und sie nickt, runzelt nicht die Stirn oder starrt zu meinen Ohren. »Ich bin seit fast vier Jahren hier, und abgesehen von den

Medusa-Morden, die ziemlich heftig waren, und diesem neuen Albtraum jetzt, war es eher ruhig. Ich habe eine tolle Chefin. Hast du sie schon kennengelernt?«

Sie schüttelt den Kopf.

»Lena Adeola. Ich stelle dich ihr vor. Früher hat sie in den USA gearbeitet. Sie hat mir eine Menge beigebracht. Jetzt wechsle ich in den Süden zu einer vierzehntägig erscheinenden Zeitschrift mit Schwerpunkt Regionales und Migration.«

Sie zieht die Augenbrauen hoch. »Meine Eltern sind Immigranten.«

Ich nicke.

»Sie kamen in den Achtzigern aus dem Irak her.« Sie stippt einige Pommes frites in eine Ketchup-Pfütze. »Ich bin hier geboren, aber solltest du mal eine Insider-Perspektive eines schwedischen Migrantenkindes brauchen, weißt du, wen du anrufen kannst.«

»Vorsicht, das könnte ich glatt machen.«

Sie lächelt und wickelt ihren zweiten Cheeseburger aus.

»Macht es dir etwas aus, wenn du das Reden übernimmst?«, fragt sie.

»Nein, schon gut.«

Was für eine perfekte Frage. Kein Mann würde die jemals stellen.

»Super«, sagt sie und versenkt die Zähne im Burger. Sie hat diese Narbe von einem alten Piercing unter ihrer Lippe und drei weitere in ihrem rechten Ohr.

»Der Chef hat mir erzählt, dass ihr eine neue Spur habt«, lüge ich.

»Wir haben zwei.«

Ich sage nichts, doch meine Augen schreien: »Erzähl mir mehr!«

»Ist noch zu früh«, sagt sie. »Bisher ist nichts bestätigt.

Ein älterer Herr wollte sogar, dass wir dich verhören, glaubt man das?« Sie schwenkt ein Kartoffelstäbchen in meine Richtung, als handelte es sich um einen Richterhammer. »Ein Alter mit einem großen Hund, den Thord aber nicht erkannt hat. Er wohnt oben bei der Kläranlage. Jedenfalls meinte er, du wärst an zu vielen Tatorten gewesen, und wir sollten mal deine Alibis überprüfen.«

»Wie bitte?«, frage ich. »Im Ernst? Ich war mit Hausmeister Andersson zusammen, als Grimberg gesprungen ist, und auch als wir Gunnarsson gefunden haben.«

»Ich befrage dich nicht, Tuva«, sagt sie grinsend. »Entspann dich.«

Ich sehe, wie sich Tammy von draußen nähert. Unter ihrer Pudelmütze blickt sie finster drein. Sie redet, redet viel, aber wegen der Reflexionen im Fenster kann ich ihre Lippen nicht lesen.

»Meine Freundin kommt«, sage ich. »Ich bin hier mit ihr verabredet. Ich stelle euch vor.«

Noora sieht begeistert auf, als bräuchte sie dringend Freunde in diesem Ort.

»Tammy«, sage ich und stehe auf. »Darf ich dir Noora vorstellen, die neue Polizistin. Sie ist nicht im Dienst.«

Tammy begrüßt sie, setzt sich aber nicht und sieht mich wütend an.

Noora rückt auf ihrer Plastikbank zur Seite. »Setz dich doch zu uns.«

Tammy bestellt für uns beide, setzt sich, sagt aber nicht viel. Sie ist müde. Das weiß ich, denn sie hat den ganzen Tag in ihrem Van gekocht und undankbare Kunden bedient, die jede Woche bei ihr kaufen und dennoch in ihren dicken Jacken dastehen und wegen des Essens meckern, ohne jemals ein freundliches Wort zu sagen.

Ich spüre, dass Noora sich nicht allzu willkommen

fühlt. Sie entschuldigt sich und geht. Als sie sich entfernt, atme ich durch die Nase ein und kann sie riechen. Da ist Vanille und was noch?

»Da hast du dein Valentinstag-Date«, sagt Tammy.

28

Tammy ist schon weg, als ich aufwache, aber sie hat mir eine Nachricht dagelassen und einen Stapel Pancakes in der Küche. Ich werde ihr einen Kaktus in einem hübschen Topf kaufen, und ich mache es heute Abend beim Abschiedsumtrunk wieder gut.

In der Redaktion ist es ruhig.

Ein Typ, der früher in der Papiermühle gearbeitet hat, hatte gestern einen Unfall. Er hatte sich mit seiner Frau wegen der Weihnachtsdekoration gestritten, hat sein Nachbar mir erzählt, sehr lautstark, weil sie im Februar immer noch nicht runtergenommen war. Also nahm der Typ sich eine Leiter und stieg nach oben, um den beleuchteten Schlitten vom Dach zu holen. Aber die Leiter stand nicht sicher, und – um es kurz zu machen – er brach sich beide Beine. Ich habe Zitate und einen Kommentar von Thord zur Sicherheit im und ums Haus sowie einige Fotos. Der alltägliche Kram.

Um elf ziehe ich mir meine Wintersachen an. Es ist frisch und sonnig draußen, und es sind so viele Leute auf der Straße wie schon seit Wochen nicht mehr. Ich wende mich nach rechts und bemerke einen Van, der im Torbogen der Fabrik parkt. Auf den Hintertüren prangt die Aufschrift »Ratten adieu.«

Ich quetsche mich an ihm vorbei, um auf den Hof zu gelangen. Stapelweise dünne Sommerreifen, die für die

Grimberg-Lastwagen vorgesehen sind, wurden aus dem Wurzelschuppen gebracht und nahe der Wand zu St. Olov aufgeschichtet. Und ich frage mich, ob die Kammerjäger human arbeiten? Humane Kammerjäger? Gibt es so was überhaupt? Sie legen raffinierte Lockwege an, an deren Enden Fallen stehen. Der schwanzlose alte Kater mit dem fehlenden Ohr sitzt auf der Mauer nahe dem Familiengrab und beobachtet sie.

Ich trage mich ein und gehe durch zur Fabrikhalle. Der Misch- und Kochbereich sieht aus wie immer, doch als ich die Spritz- und Pressmaschinen erreiche, fällt mir auf, dass die Lakritzschlangen dunkelrot sind. Und glänzend. Jede einzelne Linie aus Zuckerpaste, Mehl, Aniswürze, Lakritz, Salz und Anti-Kristallisationsmittel ist so rot wie mein Blut. So rot wie jedermanns Blut. Die Stempler knallen ihre Werkzeuge auf scharlachrote Taler wie Grenzbeamte in einem stempelfreudigen Bürokratenstaat. Der Valentinstag naht.

Die Kantine füllt sich, und Arbeiter nehmen die Stühle von den Tischen, auf denen sie kopfüber abgestellt waren, damit der Boden gewischt werden konnte. Letzteres erledigten zwei weißhaarige Männer, die wie Zwillinge aussehen. Ich gehe nach links und öffne die schwere Tür zum Treppenaufgang. Sie ist so massiv, dass ich sie kaum bewegen kann. Da muss ein halber Baum verarbeitet worden sein. Draußen ist ein neues Schild angeschraubt: »Geschlossen halten!« Ich gehe nach oben.

Es sind an die vierzig Stufen, weil das Erdgeschoss Werkhallenhöhe hat. Abermals komme ich an Hunderten misstrauischer Augenpaare vorbei. Einer der Spiegel hat einen feinen Haarriss in einer Ecke, und ich frage mich, ob ich es Anna-Britta sagen soll. Solche Dinge könnten ihr wichtig sein.

Im Grimberg-Büro ist es sogar noch stiller als in der

Redaktion des *Posten*, wo zumindest mal Leute reinkommen oder Telefone klingeln. Hier herrscht eine Stimmung wie in einem Mausoleum. Es gibt vier Büros, doch ich habe bisher nur Anna-Brittas und das der Pissnelke gesehen.

»Tuva, Sie müssen ja denken, dass ich Ihnen aus dem Weg gehe«, sagt Anna-Britta, die in einem marineblauen Kleid mit passender Strickjacke aus ihrem Büro kommt. Und mit ihrer kaputten viereckigen Uhr.

»Es ist Ihr Buch«, sage ich.

»Ist es nicht«, widerspricht sie entsetzt. »Heute kann Karin noch mal mit Ihnen reden. Ich habe Besucher unten, wie Sie wahrscheinlich bemerkt haben, und es ist gerade eine stressige Zeit in der Herstellung. Wir haben beinahe so viel zu tun wie in der Vorweihnachtszeit.«

»Ist Karin im Empfangsraum?«

Anna-Britta nickt, und mir fällt auf, dass die Ringe unter ihren Augen dunkler sind, die Haut dünner und faltiger als zuvor. Sie ähnelt der Haut an meinen vernachlässigten Ellbogen.

Karin hockt im Schneidersitz auf dem Gustav-Sofa und spielt mit einem kastenförmigen grauen Gameboy, wie ich ihn als Jugendliche hatte.

»Retro«, sage ich.

Sie blickt auf und kneift die Augen zusammen. »Ich mag ihn. Ludi und ich haben dauernd Mario gespielt. Das macht süchtig.«

Du solltest mal *Grand Theft Auto* ausprobieren.

»Es hält mich davon ab, zu viel zu denken«, erklärt sie. »So kann ich vergessen.«

Ich weiß genau, was sie meint.

»Können wir wieder nach nebenan gehen?«, frage ich.

Sie sieht mich an und geht zur Tür, die zu den Privaträumen führt. Sie öffnet sie und bedeutet mir hineinzugehen.

Der Raum sieht genauso aus wie vorher. Die nackte feuchte Backsteinmauer ist dunkelgrün, und alle Möbel sind weit von ihr abgerückt. Ich sehe den Schrank, der mit den geschlossenen Türen eher harmlos wirkt, und den Tisch mit den darunter aufgereihten Messern.

»Was ist das?«, frage ich.

Karin blickt zu einer Obstschale voller Kiefernnadeln, die auf dem Tisch steht. Auf ihnen thront ein Schneeball von der Größe einer Bowlingkugel.

»Ist Omas Ding«, sagt sie.

Und dann höre ich einen Pfiff.

Die Akustik hier oben ist grausam. Einige Geräusche verlieren sich in dem großen Raum, andere werden überproportional verstärkt. Aber das Pfeifen klang, als würde man an einem stürmischen Abend neben einem Kamin sitzen. Und das Pfeifen ertönt aufs Neue.

»Du sollst zu ihr kommen«, sagt Karin und schaut hinüber zum Treppenaufgang.

Langsam gehe ich zum unteren Ende der Treppe, mein Diktafon trage ich in der Hand, meine Handtasche über der Schulter.

»Kommen Sie rauf«, sagt Cici. »Kommen Sie schon!«

Sie sieht aus, als hätte sie geweint, nimmt aber meine Hand und führt mich die Stufen hinauf zu ihrem Dachboden. Hier oben ist es jetzt mild, und die Eisblumen sind von den Fenstern verschwunden.

»Warten Sie da, oder auch nicht. Machen Sie, was Sie wollen. Ich brauche nur eine Minute.«

Sie eilt zu ihrem Umkleidebereich zwischen den Schornsteinen, und ich blicke ihr nach. Mich beeindruckt ihre Beweglichkeit, wenn ich daran denke, dass sie schon Anfang achtzig ist. Sie bewegt sich so mühelos wie ich.

Hier oben stehen Dutzende von Schaufensterpuppen.

Es sind keine modernen, wie man sie heute in den Kaufhäusern sieht, sondern alte, vielleicht aus den 1970ern, vergilbt, mit traurigen Augen und schlechten Gelenken. Eine hat falsche Wimpern, rote Lippen und schöne, aufgemalte grüne Augen, doch ihre Nasenspitze fehlt. Als wäre sie abgeknabbert worden. Manche von ihnen sind angezogen, manche nur halb bekleidet, und eine ist nackt und trägt eine Kette aus getrockneten Gänseblümchen um den Hals, die ihr bis zum Bauchnabel reicht.

Musik erklingt. Sie ist nicht laut, aber zu hören und dringt aus blechernen Lautsprecherboxen. Die Melodie kommt mir vage bekannt vor. Cici späht hinter dem konischen Schornstein hervor, springt heraus und stolziert ihren Linoleum-Laufsteg entlang, schwingt die Hüften und bleibt am Ende ungefähr zwei Meter vor mir stehen, verbeugt sich, damit ich die Pfauenfederflügel sehe, bleckt die Zähne und bläst mir einen Kuss zu. In meinem Wollpullover mit der Schultertasche und dem Diktafon fühle ich mich wie ein Trampel.

»Sie sollten in Hollywood sein«, sage ich.

»Die sollten herkommen«, entgegnet sie.

Ich wandere mit ihr über den Dachboden, und sie starrt hinauf zum eigentlichen Dach mit den Holzsparren, Trägern und Balken. Sie sind allesamt aus altem eisenharten Holz und übersät von toten Körpern. Ich kann drei oder vier Bienenarten entdecken, Wespen, Motten und Spinnen. Die Bienen und Wespen sind im Winterschlaf, genauso wie die Bremsen und Schmeißfliegen. Ihre behaarten Brustkörbe pulsieren, und ihre Atmung hat sich auf Menschentempo verlangsamt. Die winzigen Lungen weiten und verengen sich in derselben Geschwindigkeit wie meine. Und das ist unheimlich.

»Weck niemals eine weiße Motte«, sagt Cici ernst.

»Oder eine schlafende Biene. Noch ein Monat, dann machen sie sich auf den Weg. Ich biete ihnen hier oben einen sicheren Hafen und finde sie recht inspirierend. Sehen Sie sich nur das Blau dieser Stubenfliege an.«

Sie zeigt zu einem durchschnittlich wirkenden Insekt, doch als ich genauer hinschaue, sehe ich den schwarzblauen metallischen Schimmer. Ich bewege meinen Kopf, um es besser betrachten zu können. Cici hat recht: Die Fliege ist sehr schön.

»Ich mag Sie, Cecilia, wenn ich das sagen darf.«

»Nun, ich mag Sie. Stricken Sie?«

Sie geht zum Umkleidebereich, wo Kleiderhaufen, Stiefel und jede Menge bunter Plastikperlenketten herumliegen.

»Habe ich früher«, antworte ich.

Auf einem großen Tisch liegen ihre Näh- und Stricksachen. Ihre Nähmaschine ist so ein Teil aus den Fünfzigern, das noch mit dem Fuß angetrieben wird. Neben der Nähmaschine steht eine langsam vor sich hin brennende Grabkerze.

Sie deutet auf das Nähzeug. »Ich flicke alles«, sagt sie. »So verdiene ich mir als Witwe unterm Dach meinen Unterhalt. Wenn KK ein Loch hat oder sich Anna-Brittas Grau-in-Grau-Jackenkleid aufzulösen droht, kann ich es richten.« Sie tippt mit den Fingern auf ihre Stickschere und die Stricknadeln, die alle aus einem Stück Blumensteckschaum aufragen. Der Schaum hat die Form eines Gesichts und ist von dieser steifen grünen Sorte, bei der man unweigerlich versucht ist, den Finger hineinzubohren.

»Darf ich Ihnen eine delikate Frage stellen?«, sage ich. »Es geht um etwas, das im Zusammenhang mit dem Buch steht.«

Sie hält eine Hand in die Höhe. »Delikat, delikat, delikat.« Nun geht sie zu einem langen Metallkleiderständer mit

Boleros und Capes. »Delikat, delikat, delikat.« Schließlich legt sie eine neue Perlenkette um, diesmal eine mit bernsteinfarbenen und grünblauen Steinen, sieht in den Spiegel, presst die Lippen zusammen und ordnet ihre Armreife neu.

»Ich bin so weit«, sagt sie und dreht sich wieder zu mir um.

»Per Gunnarsson, der Mann, der gestorben ist, erinnern Sie sich daran, dass sich vor ungefähr sieben Jahren jemand beschwert hat, weil er unangemessen mit einem jungen Mädchen sprach?«

Ihre Züge verhärten sich. »Das wurde geregelt. Er durfte seine Stelle hier unter der Voraussetzung behalten, dass er sich von ihr fernhalten würde.«

»Und wer war das Mädchen?«, frage ich.

»Man lasse die Vergangenheit ruhen. Alles wurde geregelt.«

»Sie können es mir ruhig erzählen.«

Sie verengt die Augen. »Ich habe doch gesagt, dass es geregelt wurde.«

»Na gut«, sage ich. »Was ist mit Ihrem Enkel Ludo passiert?«

»Was passiert ist?«

Ich nicke.

»Lilla Ludo war solch ein kleiner Lümmel, eines von diesen spaßigen Kindern, nicht ängstlich und scheu wie andere. Er hatte Rückgrat und Feuer im Bauch. Er und KK waren unzertrennlich. Früher haben sie hier oben mit den Marionetten gespielt und sich verkleidet.«

»Es muss furchtbar gewesen sein, ihn zu verlieren.«

»Es ist immer unglaublich hart, ein Kind zu verlieren«, sagt sie und wickelt die Perlen um ihre nach Zitrone duftenden Finger. »Aber ich glaube fest, dass jeder seine Zeit hat, verstehen Sie?«

»Seine Zeit?«

»Wenn die Zeit gekommen ist, ist sie eben gekommen. Lilla Ludo hatte Leukämie, eine schreckliche Krankheit, aber er musste bis zum Schluss nicht viel leiden, dem Himmel sei Dank. So entsetzlich es klingt, es muss seine Zeit gewesen sein. Denn nur so werde ich mit all dem fertig. Ich muss akzeptieren, dass seine Zeit gekommen war, sonst wäre ich längst tot. Und seine Mutter genauso. Wir alle wären es.« Auf einmal sieht sie älter aus. Ihr Rücken ist gebeugt, und sie hat das Kinn gesenkt. »Es war auch Gustavs Zeit, obwohl das außer KK niemand hier akzeptieren will.«

Sie kratzt sich am Kinn, und mir fallen ihre Ringe auf. In einem ist eine Perle, die so geschliffen wurde, dass sie wie ein Auge aussieht, der Ring daneben hat die Form einer Rasierklinge und Korkstreifen an den Rändern. An ihrem kleinen Finger steckt ein riesiger rosa Stein, in dem ein Insekt gefangen ist – ein Moskito, glaube ich.

»Wenn Sie das nächste Mal hier raufkommen, habe ich einen ganzen Ständer voll Kleider für Sie.«

»Okay.« Wie reagiere ich? »Danke.«

»Lilla Ludo wurde von hervorragenden Ärzten in Karlstad behandelt. Sie haben alles getan, was sie mit ihrer Medizin ausrichten konnten, und wir taten alles, wir achteten genau auf alle Vorsichtsmaßnahmen. Aber seine Zeit war gekommen. Er starb in seinem eigenen Bett in diesem Haus, und ich glaube, so hätte er es gewollt. Mein Sohn gab seinen blöden Antennen oben die Schuld.« Sie zeigt zum rechten Schornstein. »Er gab sich die Schuld, dabei haben alle Fachleute gesagt, dass es keinen Zusammenhang gibt. Die Antennen geben weniger Strahlung ab als ein Handy.«

In der Nähe der Wände beginnt es zu summen.

»Die Heizungen«, sagt Cici. Sie tritt zum Fenster und

blickt nach Osten zur Ruine von St. Olov. »Ein Unwetter zieht auf. Sehen Sie nur.«

Eine graue Wolke nähert sich am Horizont, es sieht tatsächlich genauso wie in der Wettervorhersage im Fernsehen aus. Ein Unwetter zieht auf.

»Na ja, es ist mild«, sage ich. »Warum hat die Mobilfunkfirma die Antennen nicht entfernt?«

»Oh, das wollten sie. Wie sich herausstellte, ist der Schornstein sowieso nicht so gut wie ein Stahlmast. Aber Gustav redete es ihnen aus, klug wie er war. Er handelte einen neuen Vertrag aus, und sie sind immer noch da oben, um all die sinnlosen Gespräche in der Gemeinde zu übertragen. Wir sind der Leuchtturm, die Zentrale für alle Nachrichten. Wenn der Bus zu spät kommt, wenn man will, dass die Tochter Kartoffeln aus dem Supermarkt mitbringt oder ein Freund gerade gestorben ist, wird diese Nachricht über unseren Schornstein übermittelt.«

29

Auf dem Weg zu Holmqvist fahre ich am Supermarkt vorbei. Ich hatte ihm erklärt, dass ich um acht bei meinem Abschiedsumtrunk sein muss, deshalb will er ein leichtes frühes Abendessen und einen alkoholfreien Cocktail bereiten – einen »Mocktail«, seine eigene Erfindung.

Es herrscht nur leichter Schneefall, doch als ich durch die Windschutzscheibe nach oben schaue, sieht der Himmel aus, als würde sich noch eine ganze Winterladung Schnee direkt über meinem Pick-up befinden. Meine Reifen sind okay, aber ich fahre langsamer als mit dem Hilux und nehme die Kurven wie mit einem Schiff.

Unterwegs rufe ich bei der Polizei an, und Thord nimmt ab.

»Ihr habt zwei Spuren«, sage ich. »Lass mich helfen.«

»Kein Kommentar.«

»Blödsinn«, sage ich.

»Hör zu, eine Spur, eine. Ein dunkelblauer oder schwarzer Geländewagen, der am Tag des Mordes gesehen wurde, als er wegfuhr. Der Zeuge – ich verrate nicht, wer es ist, und es spielt auch keine Rolle – glaubt, dass ein Kerl aus dem Torbogen kam. Er hatte seine Mütze tief ins Gesicht gezogen und den Kragen hochgeklappt.«

»Hellbom hat einen Mercedes-Geländewagen«, sage ich.

»Den und ein wasserdichtes Alibi. Der Chef hat es überprüft.«

»Was für ein Alibi?«, frage ich.

»Wenn du uns helfen willst, setz das mit dem Geländewagen in die nächste Ausgabe. Und falls du einen dunklen SUV siehst, der sich verdächtig verhält, fotografier die Nummernschilder für mich, aber pass auf dich auf. Und falls jemand etwas zu dir sagt, egal was, bringst du es mir, ehe du es zu deiner Verlegerin schleppst, verstanden?«

»Ja, alles klar.«

War der Geliftete am Tatort? Oder war es einer der hundert anderen Bewohner von Gavrik, die einen dunklen Geländewagen fahren?

Durch die Fenster sind wieder viereckige Lichter zu sehen. Die Tageslichtlampen. Klempner, Krankenschwestern, Ingenieure aus der Papiermühle, sie alle lechzen nach einem kurzen Serotonin-Kick. Ich halte an der Tankstelle, bevor ich unter der Autobahn durchfahre, und kaufe mir einen Satz Schneeketten nur für die Hinterräder. Damit überziehe ich mein Konto, aber ich will auf keinen Fall mitten im Utgard-Wald festsitzen, wenn es schneit. Die Schneeketten sind ein Muss, kein Luxus.

Meine Scheibenwischer taugen nichts. Sie schieben den nassen Schnee hin und her, doch er sammelt sich an den Rändern, und als ich den Platz mit den Baumaschinen nahe dem Wald erreiche, hat sich mein Sichtfeld bereits so verkleinert, dass es mir vorkommt, als würde ich durch ein Teleskop sehen. Es ist stockduster, und meine Scheinwerfer sind billige Taschenlampen.

Ein paar Stunden mit Holmqvist, danach Rum und Umarmungen und Abschiede. Ich schaffe das. Der Utgard-Wald liegt wie ein Gletscher rechts von mir. Die hohen Kiefern sind trunken vom Schnee. Und das einzige Grün im Scheinwerferlicht sind die Unterseiten der mit Tonnen von Schneeflocken beladenen Äste, deren kalte grüne Nadeln beinahe schwarz erscheinen. Ich fahre an Viggos rotem Cottage vorbei, und das Bauprojekt in seinem Garten sieht aus wie eine Art Garage. Eine von diesen klapprigen, kurzlebigen aus geriffeltem Plexiglas mit Betonfundament. Gegen den Schnee ist das ganze Ding mit einer Plane abgedeckt. Ich erinnere mich wieder daran, wie er auf dem Bauplatz parkte und mich in seinem Auto einschloss. Es ist nichts passiert, ich weiß, aber er schloss mich ein, drehte die Musik auf und zündete sogar ein Teelicht an! Seitdem habe ich in keinem Taxi mehr gesessen.

Ich verkrampfe mich, als ich mich dem großen Hügel nähere. Gern würde ich richtig Gas geben, aber bei dieser zweirädrigen Rostlaube muss ich vorsichtig sein. Oben schlingern meine Räder, und würde ich schneller als zwanzig Stundenkilometer fahren, läge ich wahrscheinlich im Graben oder würde mit dem Gesicht an einem siebzigjährigen Baumstamm kleben.

Der Weg ist hier eng, ohne Ausweichbuchten, ohne diese orangen Plastikpfosten, die den Graben markieren, wie auf den öffentlichen Straßen. Ich fahre langsam in der Mitte weiter und bete, dass mir niemand entgegenkommt. Die nach vorn offene Werkstatt der Holzschnitzschwestern ist verlassen. Neben ihrer Haustür hängt ein Paar steife tote Fasanen. Wer braucht hier einen Kühlschrank? Das Feuer im Herd glüht noch rot, und der Geruch kommt mir nicht mehr so komisch vor, weil ich momentan überall in der Gemeinde Holzrauch rieche. Wenn die Temperaturen unter minus zwanzig fallen, wie vor einer Woche, brauchen die Leute zusätzlich zu ihrer modernen Fußbodenheizung auch die altmodischen Holzöfen. Besiegt die Kälte die Wärme, kehren die Leute zu den schlichten Methoden zurück: Sie zünden in ihren Häusern Feuer an. Feuer. Drinnen. Ich weiß, dass es normal ist, aber da ich in Stockholm in einer Wohnung ohne Kamin aufgewachsen bin, finde ich es nach wie vor beunruhigend, absichtlich in geschlossenen Räumen Feuer zu machen.

Zwischen den Schwestern und dem Ghostwriter ist der Schnee tief, und die Spurrillen beginnen zu gefrieren. Ich habe kein Thermometer, schätze jedoch, dass wir minus fünf Grad haben, und inzwischen schneit es heftig. Es ist kein Bilderbuchschnee, nicht der mit den großen Flocken, die beinahe nach unten schweben. Dies ist ein weißer gefrorener Sandsturm. Ich habe nicht einmal mehr einen Kilometer zu fahren, und ich kann nichts sehen. Wäre ich nicht in diesem Wald, würde ich wohl anhalten und … zu Fuß weitergehen? Aber nicht hier draußen, wo Dutzende wilder Elche unterwegs sind, verzweifelt, groß wie Nashörner, und Füchse, die halb tot vor Hunger sind, ganz zu schweigen von Wölfen und Bären.

Also fahre ich mit circa fünf Stundenkilometern und sämtlichen Sinnen in Alarmbereitschaft, in einer Hand meinen Scheibenabzieher. Jedes Mal, wenn ich das Kondenswasser von der Scheibe wische, tropft mir eiskaltes Wasser ins Gesicht.

Die Kurven hier kenne ich auswendig. Erst eine scharf nach links, dann eine längere nach rechts. Jetzt bin ich fast da. Meine Augen sind überanstrengt, und ich sehne mich danach, das Haus zu sehen, brauche dringend einen »sicheren Hafen«, wie Cici es nennt, und dann lache ich, denn noch vor sechs Monaten hätte ich David Holmqvists Haus garantiert niemals sicher genannt.

Als Erstes sehe ich seinen Wagen. Ich fahre ran und wende, damit ich später schneller wegkomme, falls es sein muss. Von Holmqvists Motorhaube verlaufen Kabel zu einem Holzpfosten mit einer Außensteckdose. Wenigstens könnte ich notfalls Starthilfe bekommen. Ich weiß, dass ich es rechtzeitig zu Ronnies Bar schaffe.

Ich öffne die Fahrertür, und eine eisige Windböe bläst mich direkt wieder zurück. Mühsam kämpfe ich mich aus dem Wagen, wobei mir der Schnee hinten in den Kragen fällt und den Nacken herunterrinnt. Ich greife mir meinen Aktenordner mit der Aufschrift »Grimberg-Recherche« und ziehe meine Kapuze auf, um meine Hörgeräte zu schützen, bevor ich zur Haustür gehe. Das kurze Tauwetter war trügerisch. Es hat uns alle getäuscht. Durch solch tiefen Schnee wie jetzt bin ich schon lange nicht mehr gestapft. David hat auf seinem Grundstück weder geräumt noch gestreut, was auch witzlos wäre, so wie der Schnee runterkommt. Ich stakse wie eine Komikerin für Kinder oder eine Marionette, hebe meine Füße jeweils bis Kniehöhe, um sie erneut in die weiße Tiefe zu senken. Das Haus des Ghostwriters ist gut beleuchtet. Die Sicherheitsstrahler scheinen von den Verandapfosten nach vorn.

»Ich war nicht sicher, ob Sie es schaffen«, sagt Holmqvist, als er die Haustür öffnet. »Bitte, kommen Sie rein.«

Er trägt einen schwarzen Rollkragenpullover und eine graue Flanellhose, sodass er aussieht wie ein Erdkundelehrer bei seinem ersten Date. Ich nehme eine Note von einem Aftershave aus den Achtzigern wahr. Seine Socken sind aus Kaschmir.

»Ich habe mich hierauf gefreut«, sagt er. »Wie sieht es auf dem Weg aus?«

»Übel«, antworte ich. »Es wird richtig schlimm. Der Hügel ist ein Krampf. Wann kommt der Schneepflug?«

»Morgen, falls nötig«, sagt er. »Als die Carlssons noch für die Instandhaltung zuständig waren, hätte Hannes wohl einen der hiesigen Bauern noch heute Abend zum Räumen hergerufen. Diese Traktoren kommen überall durch. Aber ich fürchte, unsere Mittel sind arg begrenzt, da ein Fünftel der Bevölkerung hier weggezogen ist.«

»Hilft die Gemeinde nicht?«, frage ich.

»Du liebe Güte, nein! Ist ja ein Privatweg.« Er nimmt meine Jacke, hängt sie auf und zeigt mir genau, wo ich meine Stiefel hinstellen soll. Der runde Läufer absorbiert den meisten Schneematsch. »Die Carlssons haben die Instandhaltungskosten von annähernd zweihunderttausend Kronen, glaube ich, im letzten Jahr übernommen, aber die verbliebenen vier Haushalte bringen diese Summe nicht auf. Ich hoffe, dass ich nächstes Jahr mehr beisteuern kann, vorausgesetzt, das Grimberg-Buch verkauft sich.«

»Ich dachte, Sie hätten schon einen Deal?«

»Ja, aber das ist bloß ein Vorschuss. Der Rest kommt aus Tantiemen, je nach Verkaufserfolg. Wenn die Verkaufszahlen hoch genug sind, ziehe ich vielleicht sogar in die Dordogne oder einen kleinen Ort im Loire-Tal. Irgendwohin, wo ich keinen Belästigungen und keinem Tratsch mehr ausgesetzt bin. Dann ändere ich meinen Namen in etwas Französisches und entfliehe dem allen hier.«

Wir gehen nach drinnen, und er reicht mir einen roten Drink in einem Glas mit zerstoßenem Eis, einem Strohhalm und einem dieser kleinen Plastik-Mixerstäbchen.

»Spritz«, sagt er. »Ein Sommergetränk, aber ich dachte, wir brauchen etwas Lichtes an diesem trüben Februartag. Aperol, Prosecco, Mineralwasser.«

»Ich trinke nur ein Drittel. Um halb acht muss ich zu meiner Abschiedsfeier.«

»Ihren habe ich sehr schwach gemixt«, sagt er und weist mit seinem behaarten Zeigefinger auf mein sehr großes Glas. An seinen Fingergliedern sprießen richtige Büschel.

»Der besteht zu neunzig Prozent aus San Pellegrino. Haben Sie Hunger?«

»Nein«, antworte ich schroffer als beabsichtigt, weil mir die Ochsenzunge noch zu frisch in Erinnerung ist. »Das hier genügt schon.«

Er hebt Frischhaltefolie von einer großen Platte. »Dies hier sind nur Chips mit Sour Cream, roten Zwiebeln und *Löjrom*-Kaviar. Nichts Besonderes, aber ich dachte, wir könnten etwas knabbern, während wir arbeiten.«

Hierfür liebe ich ihn! Keine Zunge, kein Hirn, kein Innereien-Soufflé, bloß Chips mit salzigen roten Fischrogen.

»Die sehen fantastisch aus.«

»Nehmen wir sie mit nach oben in mein Recherchezimmer.«

Ich folge ihm die Treppe hinauf, auf Augenhöhe mit seinen flauschigen Kaschmirsocken. Unter meinem Arm klemmt mein Aktenordner, und im Gehen nippe ich an meinem Aperol Spritz. Er ist köstlich.

»Kommen Sie rein.« Er öffnet die Tür zu seinem Gästezimmer. »Hier waren Sie noch nicht. Es ist meine Recherche-Bibliothek.«

Ich bin schon hier oben gewesen.

In der Mitte steht ein aufgebockter Tisch mit einer dünnen Holzplatte, die von einer Tischdecke verhüllt ist. Ich lege meine Akte hin und wandere durch das Zimmer. Drei Wände voller Regale mit Hunderten von identischen weißen Aktensammlern. Auf den Etiketten lese ich »San Francisco«, »Salzlakritz«, »Sixtinische Kapelle«, »Schwedische Industrialisierung 1800–2000« und »Sowjetische Waffen«.

»Eine faszinierende Bibliothek«, sage ich und trinke wieder von meinem Spritz.

Er nickt, und sein Adamsapfel verfängt sich in einer

Rollkragenfalte. Das Muttermal versinkt hinter dem Stoff und taucht wieder auf.

Ich komme an »Ventrikeln«, »Virologie«, »Vatikanstaat« und »Vertigo« vorbei. David ordnet seine Papiere zu Stapeln. Ich trinke und lese »Pyramiden«, »Pyromanie«, »Papua-Neuguinea« und »Pablo Picasso«, danach »Mammuts«, »Mayareich«, »Medusa« und »Mexico City.«

»Lassen Sie uns anfangen.« Er bietet mir einen Chip an. Wegen der Sour Cream ist er nicht mehr ganz so knusprig, aber gut. Einerseits wohl, weil es eine Wohltat ist, in diesem Haus etwas Normales zu essen, und andererseits, weil es schlicht würzig-fantastisch schmeckt. »Wie Sie wissen, wird sich über die Hälfte des Buches mit dem historischen Kontext der Familie befassen. Ich denke, die Leser werden die Dynastie fesselnd finden, gerade wegen ihrer Stellung in der Gemeinde und ihrer Geschichte. Ich habe noch einige Fragen, und ich dachte, vielleicht haben Sie ein paar Antworten für mich.«

»Ich werde es versuchen.« Ich stecke mir noch einen Chip in den Mund, aber auf dem ist zu viel roter Kaviar, weshalb er zu salzig schmeckt.

»Ehe wir uns den Grimbergs widmen …, gibt es Neuigkeiten zu dieser Fährmann-Geschichte? Wurde schon jemand verhaftet?«

»Nicht, dass ich wüsste«, antworte ich. »Es ist immer noch reichlich Polizei da.«

»Hoffentlich hält es Sie nicht davon ab, Ihre Recherche zu beenden. Das Buch darf nicht gefährdet werden.«

»Wenn überhaupt, reden die Leute jetzt mehr als vorher. Menschen werden offener, wenn sie Angst haben.«

»Gut«, sagt er. »Tja, fangen wir beim Wesentlichen an, dem Anteilseigner.«

»Ich wusste nicht, dass es einen gibt.«

»Gustav hatte es erwähnt. Ich glaube, es ist ihm herausgerutscht. Den Grimbergs gehören meines Wissens immer noch neunzig Prozent der Firma, aber es gibt einen Gesellschafter, der zehn Prozent hält. Das ist kurios.«

»Kurios?«, frage ich.

»Mit zehn Prozent kann man nicht viel machen. Gewöhnlich ist es ein Geschenk oder eine strategische Investition in eine Aktiengesellschaft. Aber im Fall von Grimberg Liquorice, einem Privatunternehmen, ist es so, dass man nicht an Außenstehende verkaufen kann, nicht auf einer Dividende bestehen kann und insgesamt wenig Mitspracherecht hat, was die Firmenleitung angeht. Und das eigene Geld ist gebunden, möglicherweise für immer. Man kann das Ganze normalerweise nur zu Geld machen, wenn jemand die ganze Firma kauft. Sie sehen also, es ist verwunderlich, dass jemand zehn Prozent an der Firma hält.«

»Davon hatte ich keine Ahnung«, sage ich. »Soll ich da mal nachhaken?«

»Meinen Sie, die Grimbergs fragen?«

»Versuchen kann ich es. Und ich kann auch versuchen, an ihre Steuerbescheide und Unternehmensakten heranzukommen.«

»Tun Sie das bitte. Als Nächstes wäre da der Marktanteil von Grimberg, der seit 1979 beständig zurückgeht. Ihre Konkurrenten haben alle an internationale Firmen verkauft oder sind fusioniert, um zu modernisieren und erheblich Personal einzusparen. Haben Sie etwas von Anna-Britta gehört? Plant sie eine Fusion oder einen Verkauf?«

»Um ehrlich zu sein, bin ich mit Anna-Britta nicht sehr weit gekommen.«

Er sieht enttäuscht aus.

»Sie ist damit beschäftigt, mit der Polizei zu reden und die Sicherheitsvorkehrungen auf dem Gelände zu verbessern. Aber mein Eindruck ist, dass sie bis zur Erschöpfung arbeitet, um den Laden am Laufen zu halten.«

»Sie ist extrem ehrgeizig«, sagt er. »Und sie ist taffer, als sie aussieht. Gustav hat mir erzählt, dass sie immer schon gedacht hat, sie könnte die Fabrik besser leiten als jeder Grimberg. Damals hat sie sogar den alten Ludvig um eine leitende Position gebeten, einen Platz im Vorstand. Angeblich hatte er bloß lachend ihren Kopf getätschelt.«

»Idiot.«

David lächelt matt, beinahe gequält, und fragt: »Was ist mit Cecilia und der jungen Frau?«

»Die sind zugänglicher, aber ich weiß nicht, inwieweit sie in die Firmenleitung involviert sind.«

Er nickt, nimmt einen Chip und lässt ihn einen Moment auf seiner Zunge, bevor er den Mund und dann die Augen schließt, um langsam zu kauen. Dann schluckt er. Das Muttermal schabt an seinem Rollkragen, und David öffnet die Augen wieder.

»Haben Sie Henrik Hellbom in der Fabrik gesehen, den Anwalt, dem der halbe Ort gehört?«

Ich verneine stumm.

»Gut. Erzählen Sie mir, was Sie wissen«, sagt er.

Der Schnee klebt draußen an der Fensterscheibe, und das Thermometer am Fensterrahmen zeigt minus neun Grad an. Ich öffne meinen Aktenordner.

»Okay, ich fange mit Ludvig und Cecilia an, mit Informationen über ihre Reisen und Cecilias Sicht auf das Gavrik der Siebziger. Ich komme auf seinen Tod zu sprechen, der in gewisser Weise ein wiederkehrendes Thema ist, aber ich denke, da müssen wir sensibel vorgehen.«

»Natürlich«, sagt David.

»Ludvig könnte sich das Leben genommen haben, mit Gift. Ich vermute, dass sie es vertuscht haben, weil dem

Suizid damals noch ein Stigma anhaftete. Jedenfalls hat Gustav mit zweiundzwanzig Jahren übernommen.«

»Eine ganz schöne Verantwortung«, sagt Holmqvist.

»Und Karin hat, glaube ich, ihr Bildhauerei-Studium abgebrochen oder erwägt es, um zurück nach Gavrik zu ziehen. Sie sorgt sich um ihre Mutter, weil sie unter einem solchen Druck steht. Und jetzt auch noch diese Fährmann-Geschichte.«

Er schluckt. »Die Polizei wird gewiss bald den Schuldigen finden. Die meisten Kriminellen sind Idioten. Also, wie sind die Privaträume so?«, fragt er und neigt sich näher zu mir. »Der große Salon? Konnten Sie schon an der ominösen Tür vorbei?«

Auf mein Nicken hin leuchten seine Augen auf, und die Pupillen werden kleiner.

»Ziemlich normal, eigentlich recht spartanisch. Riesige Zimmer.«

»Riesige?«, fragt er.

»Riesige«, bestätige ich.

»Gemälde, Skulpturen, edles Mobiliar, Dinge, die man falls nötig versteigern könnte?«

Plötzlich habe ich das Gefühl, die Privatsphäre der Grimbergs verteidigen zu müssen, was völlig lächerlich ist, weil ich von Holmqvist für die Recherche über sie bezahlt werde und von Lena – ein letztes Mal – für den Beitrag über sie in der Ausgabe diese Woche.

»Ich bin keine Expertin«, sage ich. »Einige große Möbelstücke, weil kleinere in dem Raum albern aussehen würden.«

Er gibt ein »Hach!« von sich, und mein rechtes Hörgerät schmerzt.

»Ich habe Material zu Lilla Ludo«, sage ich. »Und seiner Leukämie, das arme Kind. Dann dazu, wie viele Jobs auf dem Spiel stehen würden, sollten die Grimbergs schließen oder wegziehen. Alle drei Frauen reden immer wieder von ihrer Verpflichtung und wie ihnen das eingehämmert wurde. Haben Sie gewusst, dass Cecilia ihre eigene Muse ist? Eine lebende Schaufensterpuppe?«

Er blinzelt. »Was meinen Sie?«

»Sie hat auf dem Dachboden eine gigantische Kleidersammlung, nichts von Wert, nur interessante Stücke, die sie hier und da auf ihren Reisen gefunden hat. Ich glaube, sie hat seit Jahren nichts mehr gekauft, aber sie schneidert da oben auf Maß, ändert und flickt. So hält sie sich über Wasser.«

»Das und der abergläubische Schwachsinn.«

Ich reibe mir ein Augenlid. »Einiges davon auch, ja.«

»Wie kommt das Mädchen mit dem Tod des Vaters zurecht?«, fragt er.

»So gut, wie zu erwarten war. Ich habe sie weitestgehend rausgehalten, weil sie so jung ist. Und ich denke, wir müssen ihre Privatsphäre schützen.«

»Es gibt kein ›wir‹«, sagt er, und seine Narbe oberhalb der Lippe schimmert im Schein der Tischleuchte. »Dies ist mein Buch, und ich bezahle Sie für die Recherche. Sehr gut. Ich brauche alles, und ich entscheide, was ich zum Schutz ihrer Privatsphäre weglasse. Das ist meine Entscheidung.«

»Klar. Ich mache bloß die Recherche.«

Er sieht jetzt etwas entspannter aus. Beinahe so, als wollte er sich entschuldigen. Ich trinke den Rest von meinem verwässerten Spritz, und das zerstoßene Eis brennt in meiner Kehle.

»Reden Sie viel über ihr altes Haus?«, fragt er. »Das Herrgård-Herrenhaus draußen am Vänern-See?«

»Nicht viel«, sage ich. »Sie sprechen es manchmal indirekt an. Und auch das nicht oft.«

»Was ist mit den Flügeln?«
»Welche Flügel?«
Er sieht mich an. »Der große Brand.«

30

»Die Flügel sind abgebrannt?«

Er geht zur Tür. »Lassen Sie mich Ihnen nachschenken.«

Ich folge ihm nach unten und kann nicht umhin, die Haarbüschel zu bemerken, die hinten aus seinem Kragen ragen und für Schatten hinter seinen Ohren sorgen. Plötzlich dreht er sich um, und ich komme mir wie eine Voyeurin vor.

»Wie wäre es jetzt mit dem Mocktail?«, fragt er.

»Sie haben gesagt, dass jemand die Flügel abgefackelt hat.«

Er lächelt, leckt sich mal wieder die Lippen von der Narbe in der Mitte nach links, dann von der Narbe nach rechts.

»Jemand, oder, wenn Sie einigen der Grimbergs glauben wollen, etwas. Also, einen unechten Mojito oder einen unechten Negroni?«

Wie alt bin ich? Zehn? Ich schmecke echten Mojito, sobald er es ausspricht, und damit muss ich sofort aufhören.

»Gerne Mojito«, sage ich und ergänze ein wenig zu laut: »Unecht! Unechter Mojito!«

Er holt Limonen und Minzeblätter aus dem Kühlschrank und nimmt von dem gestoßenen Eis aus der Schale, das er auch für den Spritz benutzt hat. Eine richtige Show: zwei hohe Gläser befüllen, Minzeblätter im Mörser zerreiben und die Limone rollen und ausdrücken.

»Die Flügel hatten keine direkte Verbindung zum Haupthaus, sondern standen an die zwölf Meter entfernt. Einer war für Gäste gedacht, in dem anderen wohnte Cecilia Grimberg mit der Hälfte ihrer Sammlung, den Sachen, die nicht in der Fabrik lagerten. Ludvig Grimberg kaufte ihr massenhaft Kleidung. Vielleicht als eine Form von Bestechung oder als Arrangement, wegen seiner Seitensprünge.«

»Wann war der große Brand?«, frage ich, als David mir ein Glas mit einem halben zerquetschten Minzzweig obendrauf gibt.

»Verraten Sie mir, was Sie denken«, sagt er. »Ihre ehrliche Meinung. Dies ist keine von den fertig gemixten Abscheulichkeiten, sondern meine eigene Mischung.«

Ich nippe, und es schmeckt genauso wie ein fertig gemixter alkoholfreier Cocktail aus dem Supermarkt.

»Richtig gut. In welchem Jahr war das Feuer?«

Er sieht zufrieden mit sich aus, aber dann schüttet er eine großzügige Portion Rum in sein Glas und rührt mit dem Plastikmixer um, und ich möchte zu gern, dass er dasselbe mit meinem Drink macht.

»Im Februar 2011. Es wurde niemand verletzt, und es gingen auch keine großen Erbstücke verloren, doch die Ermittler waren verblüfft, dass beide Flügel in Flammen aufgingen, nicht jedoch das Haupthaus. Wäre es nur ein Flügel gewesen, hätte es ein Unfall sein können. Bei allen drei Gebäuden vielleicht auch. Das hingegen sah nach gezielter Brandstiftung aus. Trotzdem bekam die Familie letztlich das Geld von der Versicherung, mit einiger Verzögerung. Manche gaben dem ›alten Bösen‹ die Schuld, was immer das auch sein mag. Gustav erzählte mir, dass er Teenager aus einem Segelcamp in der Nähe verdächtigte, und anscheinend schob Cecilia es auf Wassergeister aus dem See, oder wie sie die nennt.«

»Sie hat die Hälfte ihrer Kleidersammlung verloren?«

»Nein, die wurde eine Woche vor dem Feuer in die Fabrik gebracht«, sagt er.

Ich sehe ihn verwundert an, und er nickt.

»Da hake ich morgen mal nach«, sage ich. »Sie haben es bisher nicht erwähnt.«

Er schnaubt, als hätte die Familie noch eine Menge nicht erwähnt.

»Kaffee?«

Ich blicke auf mein Handy. Kein Empfang.

»Es ist fünf nach sieben.«

»Aber nur einen schnellen. Bei dem Schnee will ich nicht hetzen, und ich darf wirklich nicht zu spät zu meiner Abschiedsparty kommen.«

Er bricht einen Riegel dunkle Schokolade mit 90 Prozent Kakao-Anteil ab – die Sorte, die wie schwarze Schneckenpastete schmeckt – und gibt die Stücke in eine Auflaufform. Daneben stellt er eine Tasse Espresso und sieht aus dem Fenster.

»Seien Sie vorsichtig, wenn Sie den Hügel runterfahren«, sagt er. »Mein Thermometer zeigt minus elf Grad, und das ist gut. Minus zwei wäre die Temperatur, die Sie nicht wollen. Je kälter, desto besser greifen die Reifen. Wie sind Ihre Reifen?«

»Fragen Sie nicht«, antworte ich und nehme einen winzigen Happen von der Schokolade. Sie ist mit Salzkristallen durchsetzt, und ich spüle sie mit dem Kaffee herunter.

»Falls Sie Probleme haben, lassen Sie sich von Viggo fahren. Sein Volvo wird mit so gut wie jedem Wetter fertig.«

Nicht in einer Million Jahre!

David Holmqvist kippt den Kaffeesatz in einen silbernen Eimer, der unter seiner blitzblanken Maschine steht. Es handelt sich um einen großen Weinkühler mitsamt französischem Logo.

»Kompost«, erklärt er. »Ich mische den unten. Der Flieder liebt ihn.«

Ich entschuldige mich und gehe nach oben zum Bad. Ich schmecke den zu süßen Mojito noch auf meinen Zähnen. Oben steht die Tür zum ersten Gästezimmer, dem Archiv, offen. Auch die Schlafzimmertür ist offen, und an allen Wänden sind Spiegel angebracht. Die Tür zum zweiten Gästezimmer ist geschlossen. Ich linse nach unten, bevor ich hingehe und sie öffne. In dem Zimmer steht ein alter Mahagonischreibtisch mit einem grünen Tintenlöscher und einem riesigen Apple-Computer mit ergonomischer Tastatur und einer seltsam geformten Maus. Die Tastatur steht auf einem kleinen Bord, und hinter dem Schreibtisch befindet sich ein Bücherregal, auf dem Dutzende Bücher stehen, manche in Übersetzung. Drei befassen sich mit den Medusa-Morden im letzten Jahr. Auf keinem steht Davids Name.

Ein harmloses Zimmer.

Meine Fantasie ist manchmal wirklich blühend. Leise schließe ich die Tür und schlüpfe ins Bad. Mit der Regendusche und den edlen Fliesen hebt es sich vom Standard ab. Lena hat mich gelehrt, solche Dinge zu bemerken. Ich benutze die Toilette und wasche mir die Hände. Aus dem Spiegelschrank blickt mir mein ausgetrocknetes Gesicht entgegen. Vorsichtig öffne ich den Spiegelschrank. Rasierschaum, Rasierer, Zahnpasta, Deo, Fußbalsam. Natürlich sollte ich nicht herumschnüffeln, aber ich muss. Es befinden sich fünf Medikamentenfläschchen und zwei Schachteln Kondome im Schrank.

Ich gehe wieder nach unten.

»Es bleiben nur noch wenige Tage für Ihre Recherche«, sagt er. Er hält meine Jacke lose in seinen haarigen Händen bereit. »Danach ziehe ich mich hier zurück, um den ersten Entwurf zu Ende zu schreiben.«

»Wie viele Bücher haben Sie schon geschrieben?«

»Dreiundzwanzig und null«, sagt er. »Dies wird mein vierundzwanzigstes, aber vor allem wird es mein erstes. Das erste mit meinem Namen auf dem Rücken. Der Name Holmqvist würde mit mir aussterben, wenn es dieses Buch nicht gäbe.«

»Sicher wären Ihre Eltern sehr stolz«, sage ich. Ich stehe mit dem Rücken zu ihm und suche mit der linken Hand nach dem Ärmel.

»Warum sagen Sie das?«, fragt er.

»Ihr erstes Buch unter Ihrem eigenen Namen.«

Ich finde den Ärmel nicht, angle tief in den Daunenfalten, und mir wird immer wärmer.

»Sie haben meine frühe Arbeit gelesen«, sagt er. Immer noch ist er hinter mir und hält meine Jacke so hin, dass ich den Ärmel finden kann. »Vor dem Unfall. Meine Mutter sagte, ›zumindest ein Anfang‹, und mein Vater meinte, ›gib lieber nicht deinen richtigen Job auf‹. Da war ich siebzehn.«

»Eltern«, sage ich und drehe mich um, da nun beide Arme in den Ärmeln stecken.

»Enttäuschen Sie mich nicht, Tuva.« Seine Lippen beben ein wenig. »Geben Sie Ihr Bestes, und ich nehme Sie in die Danksagung auf. Ihr Name wird in dem Buch stehen, Ihr richtiger. Gedruckt. Ich brauche so viele Informationen, wie Sie von der Familie bekommen können. Versprechen Sie mir, dass Sie Ihr Bestes geben.«

Ich sehe ihn an und fühle, wie mir an den Schläfen der Schweiß ausbricht, weshalb ich sehr dringend nach draußen in die eisige Luft will.

»Ich werde mein Bestes geben.«

Er öffnet die Haustür. Wir stehen unter dem Dach der Veranda, doch meine Stiefel versinken im Schnee, den der Wind hierhin geweht hat. Nachdem ich mich verabschiedet habe, stapfe ich zum Tacoma. Die Sicherheitsstrahler erhellen alles um mich herum. Blendender Neuschnee liegt in der Luft, auf dem Boden und auf meinem Pick-up. Ich gehe auf die dunkle, die Fahrerseite und erinnere mich an Hausmeister Anderssons Worte, dass ich die Tür vorsichtig öffnen sollte. Allerdings bekomme ich nicht mal den Schlüssel ins Schloss. Wo zum Teufel ist mein Hilux mit der Fernverriegelung? Wahrscheinlich fährt der Dreadlock-Typ darin gerade irgendein armes Mädchen herum und langweilt es zu Tode mit seinen Ansichten und seinen lahmen, vorhersagbaren Lieblingsfilmen, während ich nicht mal meine verfluchte Fahrertür aufbekomme!

»Tot?«, fragt Holmqvist, der plötzlich neben mir steht.

»Eingefrorenes Schloss.«

Er geht ins Haus und kehrt mit einer kleinen Taschenlampe zurück. Hinter ihm erkenne ich den leeren Hundezwinger. Ob er ihn bald abbauen, verbrennen oder verkaufen will, weiß ich nicht. David hat sich eine Wollmütze aufgesetzt.

»Ich bekomme den Schlüssel nicht rein«, sage ich.

Er zeigt mir die kleine Flasche Enteiser in seiner Hand, und ich verfluche mich im Geiste, weil ich meine blöderweise im Wagen gelassen habe. Davids Atem bildet Wolken zwischen uns. Er sprüht etwas Enteiser ins Schloss, richtet die Taschenlampe drauf und schiebt langsam den Schlüssel hinein. Die Tür geht auf, und eine Lawine von Schneeflocken fällt auf meinen Sitz.

»So«, sagt David. »Ich nehme an, wir sehen uns morgen in der Fabrik. Fahren Sie vorsichtig.«

Ich steige ein, und er geht zurück ins Haus. Als ich den Zündschlüssel drehe, leuchten die schwachen Scheinwerfer auf den Weg, der nicht wie eine Straße aussieht, sondern wie eine weiße Lücke zwischen den Bäumen. Ich kratze und wische, bevor ich langsam auf den Weg fahre. Meine Reifen knirschen durch tiefen Pulverschnee, und der Unterboden dieser Mistkarre schabt über den hohen Schnee zwischen den Spurrinnen.

Das einzig Gute sind die überhängenden Äste. Ich fahre zwanzig, starre genau hin und habe meine Hörgeräte so laut gestellt, wie ich es sonst nicht ausstehen kann. Es ist eisig kalt, und ich habe mich so weit vorgebeugt, dass mein Kopf fast die Windschutzscheibe berührt.

In der Werkstatt der Holzschnitzschwestern glüht das Feuer immer noch vor sich hin, und ihre rasiermesserscharfen Werkzeuge funkeln im Scheinwerferlicht. Ich fahre weiter auf den Hügel zu. Es ist abzusehen, dass ich mich um circa eine Viertelstunde verspäte, aber das ist akzeptabel. Zwanzig Minuten wären nicht mehr akzeptabel, doch mit fünfzehn komme ich in Schweden durch.

Hier oben ist der Schnee tiefer, weil die Bäume weiter auseinanderstehen, und der Wald ist so dunkel wie der Grund einer Höhle. Ich beschleunige leicht, um eine kleine Anhöhe zu nehmen, die letzte vor dem langen Weg bergab, und meine Räder kreischen. Ich versuche gegenzulenken, aber es funktioniert nicht, und ich rutsche, die Hände fest am Lenkrad, in Zeitlupe und unausweichlich in einen tiefen Graben.

Der Wagen kommt schief und bebend zum Stehen.

Mist.

Ich wische mir über die Wangen. In meinen Gedanken blitzen Bilder auf: Erklärungen und Entschuldigungen für mein Zuspätkommen, und dann die enttäuschten Gesichter all derer, die ein wichtiges Eishockeyspiel im Fernsehen verpassen und sich schick gemacht haben, um mit mir auf meinen neuen Job und mein neues Leben im Süden anzustoßen.

Ich öffne das Fenster einen Spalt weit und trete aufs Gaspedal. Die Räder greifen nicht. Nichts. Ich hänge in diesem Graben und kann mich nicht rühren. Schließlich steige ich aus, schliddere ein wenig. Dann ziehe ich meine Kapuze auf. Hier gibt es keine Menschen, dafür lauert aber wenige Bäume entfernt so ziemlich jedes Wildtier, das man sich vorstellen kann. In dieser Gegend gibt es Bären. Es wimmelt von unberechenbaren Elchen. Es gibt Fledermäuse, Iltisse und Wölfe. Aber es ist niemand da, der helfen kann, und meine Nase gefriert langsam. Ich versuche, die Schneeketten aufzuziehen, aber wie geht das? Schwitzend und fluchend gelingt es mir, eine ganz und die andere halb aufzuziehen, und allein davon bin ich schon vollends erschöpft. Schneebeladen steige ich wieder ein. Meine Hände sind tiefrot, weil ich die Ketten nicht mit Handschuhen aufziehen konnte. Noch einmal versuche ich, aus dem Graben zu kommen.

Nichts.

Ich stecke fest. Kein Handyempfang, kein Verkehr.

Stille.

Beinahe fange ich an zu weinen, doch im Geiste ohrfeige ich mich. Abschiedsumtrunk. Irgendwie muss ich da hinkommen. Es warten sicher zwanzig Leute bei Ronnie auf mich, und ich bin keine Frau, die in einem Graben festsitzt und leise stirbt. So jemand bin ich nicht.

Ich klettere aus dem Pick-up, bin schon ein bisschen zuversichtlicher gestimmt. Schnee fällt mir in den Nacken. Schließlich wate ich durch knietiefen Schnee, was extrem anstrengend ist, und breche zwei Kiefernäste ab. Das habe ich mal in einem Film gesehen. Ich lege die Äste um meine Reifen, weil ich einen Reibungswiderstand brauche, selbst wenn er nach Kiefernharz duftet. Wieder kratze ich. Meine Windschutzscheibe ist von Schneeklecksen bedeckt, die von den Bäumen gefallen sind. Ich trete aufs Gaspedal, doch die Räder drehen sofort wieder durch.

Auf der Suche nach einem Funksignal schwenke ich mein Handy.

Nichts.

Es müssen minus zwölf oder dreizehn Grad sein. Bei diesen Temperaturen beginnt alles von krümeligem Raureif zu glitzern. Der Wald knarzt und knirscht. Meine Wangen sind kalt, noch nicht frostbeulenkalt, aber so kalt, dass mein Gesicht für einige Tage gerötet bleiben dürfte. Ich habe einen Geschmack im Mund, als hätte ich zu viele zuckerfreie Kaugummis gekaut, und hätte ich eine Flasche im Wagen, ich würde sie jetzt öffnen.

Ungefähr einen Kilometer den Hügel hinab ist das Haus des Taxifahrers – mit dem abgedeckten Garagenbau und seinem verängstigten kleinen Jungen – und zwei Kilometer bergan, tiefer im Wald und in der falschen Richtung, sind die Holzschnitzschwestern.

Was für eine Wahl!

Ich entscheide mich für den Weg bergan, denn auf keinen Fall will ich hier draußen mit Viggo Svensson festsitzen. Ich verriegle meinen Pick-up, nehme meine Taschenlampe und gehe los.

Nach fünfzehn Minuten schmerzen meine Beine von dem unnatürlichen Gang. Ich muss meine Stiefel bis auf Kniehöhe anheben, um einen Schritt machen zu können, und das tut weh. Der Schnee ist inzwischen noch kälter und hat stellenweise eine harte Kruste oben, die mich trägt, sodass ich wie Bambi auf einem gefrorenen Teich gehen kann. Aber zumeist trägt er mich nicht, und sobald ich vorsichtig auftrete, versinkt mein Fuß bis zum Schienbein oder Knie.

Ich gehe weiter.

Der Utgard-Wald ist auf andere Weise beängstigend als

im letzten Oktober. Jetzt ist er ein stiller Mörder. Ungeziefer ist keines mehr da, denn alles ist gefroren. Tot. Ich kann keine Spuren von einem Elch, einem Hirsch oder einem Dachs ausmachen, aber sie sind alle hier, nur tiefer im Wald.

Ich höre ein Geräusch.

Ein Schnauben irgendwo zwischen den Bäumen. Ich bleibe stocksteif stehen. Mein Puls rast. Ich schwenke meine Taschenlampe nach links und rechts, versuche, in den dichten Wald zu beiden Seiten zu sehen. Ein Elch? Über mir blitzt es grün hinter den Wolken, ein Polarlicht vielleicht. Andererseits habe ich noch nie wirklich eines gesehen. Ich schaue auf, um es noch einmal zu sehen, aber da ist nichts mehr, und jetzt bezweifle ich, dass ich überhaupt Farbe in dem dicht verhangenen Himmel wahrgenommen habe.

Meine Haut brennt vor Kälte, und mein Atem bildet keine Wolken mehr, weil ich inzwischen innerlich gefroren bin.

Immer wieder sehe ich Schneeschädel, die mich zu Dutzenden von den Wegrändern aus anstarren. Einige lachen mich aus, andere heulen aus ihren klaffenden Mundhöhlen. Aber es sind keine Schädel, sondern schneebedeckte Steine. Ich gehe schneller.

Hin und wieder höre ich ein Rauschen, gefolgt von einem dumpfen Knall, wenn eine Minilawine aus einem Baum auf den Weg fällt, wo sie eine weiße Explosion verursacht.

Ich gehe weiter.

Ich habe keine Waffe, nur ein Handy, meine unangebrochene Notfallschokolade und meine halb leere Tüte Weingummis. Die sind zu einer Art Eisgummi gefroren.

Alle hundert Meter halte ich inne, schaue mich um, horche und leuchte alles mit der Taschenlampe ab. Mein Herz wummert, und irgendwo da draußen ist ein Elch. Unzählige Elche.

Ich kann nichts sehen. Hinter mir höre ich Geräusche, auf dem Weg, nicht zwischen den Bäumen. Schritte? Ein Mann? Ist Viggo hinter mir? Der Fährmann? Ich denke an die Halswunde, den sauberen Schnitt mit dem Hundezahn. Als ich mich umdrehe, verstummt das Geräusch. Die Schritte hören auf. Keuchend spähe ich in dunkles, weißes Nichts. Und warte. Du bildest dir das nur ein, Tuva. Da ist nichts. Und dann drehe ich mich wieder um und stapfe weiter. Mein Herz ist eine Dampflok, die sich einen steilen Hang hinaufkämpft, und mein Mund ist komplett ausgetrocknet.

Holzrauch.

Die Werkstatt der Schwestern ist deutlicher zu erkennen, als ich um eine Biegung komme. Ich schlittere hinüber, doch der tiefe Schnee federt meinen Sturz ab. Dann sehe ich ihren dunkelgrauen Van. Er hat eine Delle an einer Seite, als hätte er ein anderes Fahrzeug gerammt. Können die beiden mich vielleicht aus dem Graben ziehen? Ich inspiziere ihre Reifen, als eine Stimme aus einem Fenster oben im Haus ruft.

»Was suchst du, Mädchen?«

31

»Darf ich bitte euer Telefon benutzen?«

Sie rülpst, was ich zwar nicht höre, doch ich sehe, wie sich ihre Wangen blähen und sie Luft ausstößt.

»Das Telefon ist tot«, sagt sie.

Ich blicke hinauf zu ihr. Alles um uns herum ist stille Wildnis. Wenn ich meine Füße bewege, höre ich Knacken und gedämpftes Kreischen von aneinanderreibenden Eiskristallen, doch wenn ich mich nicht rühre, sie nichts sagt und alle Wildtiere um uns herum still sind, ist hier nicht ein einziges Geräusch zu hören.

»Tot?«, frage ich.

»Der Schnee. Die Telefonleitungen sind lahmgelegt. Wird wohl morgen wieder gehen.«

»Wie kann ich einen Abschleppwagen rufen?«

Sie lacht, streckt einen Arm heraus und schließt das Fenster. Der Rauchgeruch in der klaren Luft und das erleuchtete Haus vor mir beruhigen mich, während ich warte. Wäre auch der Strom weg, genauso wie das Telefon, würde ich mich womöglich doch hinlegen und sterben. Die Tür geht auf, und Alice, die stillere Schwester, steht in einem Nachthemd vor mir, darunter trägt sie lange Unterhosen, die in Ziehharmonikafalten bis hinunter zu ihren ziemlich hübschen Knöcheln reichen. Sie hat gefütterte Hausschuhe und eine weite rote Skijacke an. Wortlos winkt sie mich nach drinnen.

»Danke«, sage ich und gehe an ihr vorbei.

Dies hier ist neu für mich. Ich bin noch nie in ihrem Haus gewesen, nur in der offenen Werkstatt.

»Heute Abend kommt hier kein Abschleppwagen mehr hin, Mädchen«, sagt Cornelia, die Gesprächige. »Hast du die Schneewehen nicht gesehen?«

»Ich bin in einen Graben gerutscht.«

»Und wieso fährst du bei dem Wetter abends hier draußen rum? Verstehst du das, Alice?«

»Nee«, sagt Alice und zieht ihre rote Jacke aus.

»Nimm das Sofa. Wir gehen in einer Viertelstunde nach oben«, sagt Cornelia. »Kakao?«

Ich bin sprachlos. Nicht, weil sie mir einen »sicheren Hafen« anbieten, wie Cici sagen würde, sondern Kakao. Noch nie zuvor haben sie mir etwas zu trinken angeboten, und jetzt ist es, als wären wir auf eine komische Weise vorübergehend zu einem Dreigespann geworden. Vielleicht liegt es an dem, was letztes Jahr passiert ist. An jener furchtbaren Geschichte, die uns kurz vereinte. Und nun vereint uns der Schnee.

»Ja, und danke, dass ihr mich aufnehmt«, sage ich.

»Uns bleibt ja nichts anderes übrig, was, Alice?«

Alice schüttelt den Kopf.

»Wenn du da rausgehst, stirbst du. Nicht, Alice?«

»Stirbst«, sagt Alice, gießt Milch in einen Topf und stellt ihn auf den Herd.

»Wir geben dir Decken und legen mehr Scheite aufs Feuer. Wenn es so schlimm ist, lassen wir die Öfen auch nachts brennen, einen hier unten und einen oben. So ist es schon seit 1982 nicht mehr gewesen, aber das war noch in Norwegen.«

Alice schüttelt sich übertrieben und gießt dickflüssigen Kakao in zwei Becher für Cornelia und sich und in eine Teetasse für mich. Auf der Anrichte liegt eine Reihe von Werkzeugen: Ausstecher, Glätter und Klingen, alle geschärft und geölt.

Wir stehen am Herd und trinken, die beiden in ihren gefütterten Nachthemden und ihren langen Unterhosen, deren Farbe an altes Spülwasser erinnert, und ich mit meinen Schlüsseln und ohne Pick-up.

»Heute Abend ist mein Abschiedsumtrunk.«

»Dein was, Mädchen?«

»Ich ziehe nächste Woche in den Süden, und heute Abend sollte mein Abschiedsumtrunk in Gavrik sein. Alle meine Kollegen und Freunde warten auf mich.«

»Ja, das hattest du schon in der Bank gesagt.« Cornelia zeigt zum Fenster. »Guck raus. Die werden schon wissen, warum du nicht kommst.«

Die Trollschnitzerinnen sind freundlich zu mir. Die Frauen mit den spärlichen Wimpern und den abgeschnittenen Fingernägeln, die sie in einem Glas sammeln, um sie für ihre dämonischen, kranken kleinen Puppen zu benutzen. Und das macht mich nervös.

»Warum nach Süden, Mädchen?«, fragt die Gesprächige. »Gibt es hier oben nicht genug Nachrichten?«

Alice grinst, und ich sehe, dass ihr zwei Zähne fehlen, einer oben, einer unten.

»Ein besserer Job«, sage ich. »Mehr Reichweite.«

Beide machen »Hmpf«, und Alice zieht die Augenbrauen hoch, als hätte ich ihnen gerade erzählt, dass ich Goldklumpen scheiße.

Wir trinken aus, und sie führen mich zu meinem Luxusbett für die Nacht. Beide überprüfen das Haustürschloss und legen moosbedecktes Birkenholz in den Ofen direkt gegenüber dem Sofa. Dann gehen sie nach oben ins Bett. Ich nehme meine Hörgeräte raus und öffne den BH unter meinem Hemd, um ihn durch den Ärmel herauszuangeln, bevor ich mir die Decken bis zum Kinn ziehe und ins Feuer starre.

Als ich aufwache, sind meine Augenlider verklebt, und ich stinke. In voller Bekleidung unter einem Haufen Decken und neben einem Feuer zu schlafen, hat diese Wirkung. Es ist gemütlich, fordert aber seinen Preis. Ich strecke mich. Mein Nacken tut weh, weil ich zusammengekrümmt gelegen habe. Ich stelle meine Hörgeräte an und sehe Dinge in dem Zimmer, die ich gestern Abend nicht bemerkt habe: gestrickte Trolle und Elfen, ein schwerer Holzhammer, der wie frisch nachlackiert aussieht, eine Familienpackung Grimberg-Salzlakritz, eine Schale mit geschmirgelten Kiefernspänen und ein viereckiger Spiegel mit einer abgesplitterten Ecke, als wäre dort eine Luftgewehrkugel eingeschlagen.

»Haferbrei?«, fragt die Küche.

»Nein, danke. Geht euer Telefon wieder?«

»Nee. Komm und iss Haferbrei. Wir haben ihn für dich gekocht, also iss ihn auch.«

Ich schlurfe hin, richte mein Haar und reibe mir die Augen. Obwohl ich nicht verkatert bin, fühle ich mich wie ein Wrack. Alice und Cornelia haben beide Fleecejacken unter fleecegefütterten Overalls an. Fleece auf Fleece.

»Gut geschlafen, Mädchen?«, fragt Cornelia, die etwas eklig Bräunliches in drei Schalen füllt. Was soll das hier sein? *Goldlöckchen?*

»Prima, danke. Ehrlich, ich frühstücke normalerweise nicht.«

Beide sehen mich an.

»Iss!«, befiehlt Alice.

Ich setze mich. Der Haferbrei ist vollkornbraun und höllisch salzig. Wie alles hier. Aber ich bin ihnen dankbar.

Die Schwestern essen perfekt synchronisiert, was komisch ist. Beide lassen Grimberg-Lakritztaler in ihren Haferbrei fallen und rühren. Die Hitze macht die Taler weicher, und ihr Brei färbt sich grau. Wenn die eine Schwester den Löffel an ihren Mund hebt, tut es die andere auch. Gleichzeitig setzen sie den Löffel mit der geneigten Spitze an ihre Lippen und schlürfen. Beide kauen im Gleichtakt, sehen hinunter zu ihren Schalen und nehmen noch einen Löffel. Dabei sprechen sie nicht. Ich esse die Hälfte von meinem Haferbrei.

»Wie geht es denen in der Fabrik?«, fragt Cornelia.

Ich schlucke. »Sie kommen klar, denke ich.«

Hierauf bläst Alice hörbar Luft durch den Mund aus.

»Das Babygesicht von Anwalt ist ganz wild darauf, ihnen die Fabrik abzukaufen. Stimmt's, Alice?«

»Jo«, antwortet Alice.

»Solche Typen kennen wir aus Norwegen«, sagt Cornelia. »Die Fabrik hat das Babygesicht nie als Anwalt engagiert. Das gefällt ihm kein bisschen. Und er vergisst es ihnen nicht. Jetzt wollen er und seine Partner ein riesiges Vermögen machen.« Sie dreht den Kopf ruckartig zur Seite und kratzt den Rest aus ihrer Schale. »Das Telefon geht wieder.«

»Woher weißt du das?«, frage ich.

»Weil ich nicht taub bin. Der Hörer brummt, wenn es wieder geht, nicht wahr, Alice?«

Alice nickt.

»Du brauchst Magnusson. Die Nummer steht im Buch. Sag ihm, dass du hier bist.«

Ich telefoniere mit einem mürrischen Alten, der sich nicht vorstellt und ebenso wenig bestätigt, dass er kommt. Als ich nach dem Preis und der Zeit frage, ächzt und schnaubt er bloß ins Telefon.

»Der war ja freundlich«, sage ich.

Alice schüttelt den Kopf, und Cornelia erwidert: »Meinst du nicht, dass er nach dem Schneesturm genug zu tun hat, Mädchen? Meinst du, er schuldet dir was, weil du hier rumgefahren bist, obwohl es so geschneit hat? Tja, ich weiß nicht, ob es dir zukommt, dich über Magnusson zu beschweren. Er kommt doch, oder?«

Zwanzig Minuten später habe ich mein Gesicht gewaschen und das Sofa aufgeräumt, als draußen ein mächtiger Lärm ertönt. Das Fenster verdunkelt sich. Ich öffne die Haustür. Die Schwestern sind schon an ihren Werkbänken, schmirgeln und schnitzen, nähen weiß Gott was für Haare auf einen Lederflicken für einen winzigen Schädel, und draußen steht ein gigantischer blauer Traktor mit einem Schneepflug vorn.

»Haben Sie angerufen?«, fragt Magnusson.

»Ja. Danke, dass Sie gekommen sind.«

»Folgen Sie mir«, sagt er und fährt in die Richtung meines verlassenen Pick-ups.

Ich bedanke mich bei den Schwestern und folge dem Traktor. Der Schnee wird weggeschoben, und im blendend weißen Tageslicht bekomme ich einen klaren Kopf. Ich mag dieses Traktorbrummen und Pflügen vor mir mit all den Pferdestärken und dem Gewicht. Es ist eine verdammte Freude, hinter ihm zu gehen. Ein Privileg. Überall rechts und links von mir sind frische Tierspuren. Magnusson befestigt seine Schleppkette an meinem Pick-up und zieht ihn aus dem Graben wie ein Erwachsener, der ein strampelndes Kleinkind aus einem Planschbecken hebt.

»Haben Sie vielen Dank.« Ich könnte diese großen mürrischen Bauern küssen, trotz der Eiszapfen in seinem Nasenhaar. »Wie viel schulde ich Ihnen?«

Achselzuckend murmelt er etwas, zieht seine Kette ab und lädt sie hinten in seinen Traktor. Dann fährt er weg.

Der Held.

Ich sehe auf mein Handy. Der Akku hat noch zehn Prozent, es wird nur noch ein Balken angezeigt. Acht verpasste Anrufe, davon sieben von Tam. Ich halte meinen Schlüssel ans Zündschloss und drücke die Daumen. Zählt Daumendrücken auch zu Karins »Vorsichtsmaßnahmen«? Vielleicht treffen wir alle »Vorsichtsmaßnahmen«. Der Motor springt an, was ein Wunder ist. Ich kratze, fege Schnee vom Dach und fahre den geräumten Hügel hinunter. Knarzend. Die Reifen quietschen auf dem flach gedrückten Schnee. Zu beiden Seiten des Weges häufen sich die Schneehügel so hoch wie ein Pferd. Ich fahre durch eine Rinne, eine Gosse, einen geschnitzten Kanal, eine Bowling- oder Bobbahn. Ich strecke meine Hand nach dem Radio aus, aber da ist keines. Ich fahre an Viggos Haus vorbei, wo das Taxi schon vor Stunden von Hand ausgegraben wurde, und dann an Bengts Haus, in dem sich Kram für eine ganze Kleinstadt türmt. Dann schwenke ich nach links auf den Asphalt.

Die Hauptstraße ist geräumt und mit Salz gestreut, sodass sie wieder schwarz aussieht. Gefroren und körnig, aber schwarz. Nun synchronisiere ich mein Handy mit meinem Hörgerät und rufe im Büro an.

»Ich bin es. Ich bin unterwegs und in zwanzig Minuten da.«

»Was ist passiert?«, fragt Lena. »Bist du okay? Geht es dir gut, Tuva?«

»Ja, ich war in dem Schneesturm eingeschneit. Ein Albtraum. Tut mir ehrlich leid, dass ich alles verpasst habe.«

Es entsteht eine Pause. »Das ist egal, solange es dir gut geht. Alle haben sich Sorgen gemacht. Läuft dein Wagen?«

Schon jetzt vermisse ich sie, und dabei bin ich noch gar nicht weg. Die Tatsache, dass sie solche Fragen stellt und sich wirklich interessiert. Immerzu interessiert sie sich aufrichtig.

»Sehr gut sogar.«

Ich fahre durch die Storgatan zwischen dem Fastfood-Restaurant und dem Supermarkt hindurch, und die beiden Fabrikschornsteine blicken missmutig von ihren Granitsockeln herab. Der Ort ist voller Schnee. Aufgepflügte Hügel sprenkeln die Parkplätze und Kreisel. Leute sehen zu mir, als mein Pick-up vorbeifährt, weil der Auspuff röhrend gurgelt, die Scheiben dürftig gekratzt sind, und die Radkappen fehlen. Mir kommt es vor, als hätte ich die ganze Stadt versetzt. Es ist wie früher bei den Besuchen im Hospiz, nachdem ich ein Wochenende kurzfristig absagen musste. Vermutlich bin ich übertrieben paranoid und sensibel, aber die Schwestern vermittelten mir stets den Eindruck, dass Mama geredet hätte und sie der Meinung wären, ich hätte ein bisschen mehr für meine arme alte Mutter tun, sie vielleicht häufiger und mit mehr Begeisterung besuchen können. Wäre das denn zu viel verlangt?

An der Mauer zwischen den Fahrradständern und der Straße prangt ein neues Graffiti: ein dorniges umgekehrtes Hufeisen mit einem Trademark-Zeichen in der rechten oberen Ecke. Als ich die Redaktion betrete, fliegt Nils' Küchenbürotür auf und knallt gegen den Aktenschrank, in dem wir die Nachrichten aus der Gemeinde aufbewahren.

»Die haben Stunden auf dich gewartet, Stunden!«, sagt er. »Es lief schon eine Wette, hat Ronnies Kumpel mir erzählt, ob es ein neuer Kerl ist, du besoffen im Graben liegst, ein scharfes Mädchen aufgekreuzt ist oder der Fährmann oder dich die Grimbergs als Stemplerin adoptiert haben.«

»Graben«, antworte ich und ziehe meine Jacke aus. Schweißgeruch steigt von mir auf. »Nicht besoffen, aber im Graben.«

Lena öffnet ihre Tür und macht ein Daumen-hoch- oder Daumen-runter- oder Daumen-seitwärts-Zeichen, und ich erwidere mit Daumen hoch. Sie zwinkert und schließt ihre Tür wieder.

Ich notiere mir, was David mir gestern Abend erzählt hat, und schreibe mir Fragen für Anna-Britta, Karin und Cici auf. Die wichtigste: Wie kam es zu dem Feuer am See? Aber auch: Wer hält den Minderheitsanteil an Grimberg Liquorice?

Der Schnee wird bereits grau, als ich zur Fabrik gehe, weil gestreut wurde. Und ich gehe durch das Tor. Die Stemplerinnen halten ihre Augen gesenkt, dennoch spüre ich ihre Blicke auf mir, als ich vorbeigehe. Ich eile nach oben und interviewe Anna-Britta. Ihre Antworten fallen kurz aus und sind wenig hilfreich. Schließlich entschuldigt sie sich, weil sie noch zur Bank muss, und ich gehe in die Toilette, die zwischen zwei der Büros liegt. Die winzige Kabine ähnelt der beim *Posten*. Ich höre Sirenen. Hoffentlich nicht noch eine gefrorene Leiche, nicht noch ein toter, klaffender Mund. Anschließend gehe ich zurück, und Holmqvist sitzt im Empfangsraum auf einem Stuhl, hält sein Smartphone in der Hand und wartet auf mich. Wir reden über den Schneesturm, meine Nacht bei den Holzschnitzschwestern und dass ich lieber direkt auf seinem Sofa geschlafen hätte. Er fragt mich, ob ich ihm mehr Details zum großen Salon liefern kann, über die Möbel und die Kunstwerke. Da ertönt ein gellender Schrei von der Treppe, als würde jemand abgestochen.

32

Ich renne hinaus zur Treppe, dicht gefolgt von Holmqvist.

»Oh mein Gott«, sagt er.

Ich renne die Treppe mit dem ausgefransten roten Läufer hinunter. Unten liegt Cecilia Grimberg in einer Fötusposition und rührt sich nicht.

Sie sieht wie ein toter Vogel aus. Wie ein winziges, zerbrochenes Küken, das aus dem Nest gefallen ist.

Ich drehe mich zu David um und tippe ihm auf den Arm. »Rufen Sie einen Krankenwagen.«

Ihr langer, mehrlagiger geblümter Rock ist um ihre Beine geschlungen und um sie herum ausgebreitet wie Flügel.

Ich prüfe, ob sie atmet.

»Hören Sie mich, Cici?«, schreie ich sie beinahe an. »Cecilia, können Sie mich hören?«

Sie regt sich.

Ich kann kein Blut sehen, will sie aber nicht bewegen, falls ihre Wirbelsäule verletzt ist.

»Ich bin es, Tuva. Alles wird gut. Bleiben Sie bei mir. Der Krankenwagen ist unterwegs.«

Aber das ist er nicht.

Holmqvist versucht, durch das verriegelte Tor zu gelangen, weil direkt neben uns das Schornsteinfundament ist, sodass sein Handy hier keinen Empfang hat. Er rennt hinüber zur Kantinentür, stemmt sie auf, und Hunderte Stimmen dringen ins Treppenhaus. Rasch schließt er die Tür hinter sich.

Ich halte Cicis fragile Hand. Ihre Armreifen sind durcheinandergeraten, und eine ihrer Perlenketten ist zerrissen. Sie sagt nichts, drückt aber meine Finger.

»Alles gut, Cici«, sage ich. »Ich bin bei Ihnen, Tuva. Hilfe ist unterwegs.«

Ich streiche ihr das graue Haar aus dem Gesicht, und obwohl sie lädiert wirkt, ist sie immer noch ein Kunstwerk, wie eine Komposition und wunderschön. Es ist, als wäre eine Installation von einer hohen Galerie in einem offenen Gebäude gefallen.

»Oh mein Gott!«, ruft Anna-Britta, die aus der Kantine gestürmt kommt. Hinter ihr sind lauter Gesichter unter Hüten und Haarnetzen, alle Augen sind auf Cici gerichtet. »Oh nein. Nicht schon wieder!«

»Sie ist okay«, sage ich ohne jeden Beweis, abgesehen von meinem Gefühl. Aber ich muss Anna-Britta beruhigen.

»Ist sie? Ist sie bei Bewusstsein? Oh Gott!«

Anna-Britta sieht aus, als würde sie gleich ohnmächtig.

»David ruft einen Krankenwagen«, sage ich. »Der müsste jeden Moment hier sein.«

»Dieser Mann«, sagt Anna-Britta. Dann blickt sie die Treppe hinauf.

Oben steht Karin, eine Hand über dem Mund und ihre Füße an der Kante der obersten Stufe. Hunderte ehemalige Arbeiter beobachten sie und mich.

»Komm nach unten, Karin«, sagt Anna-Britta.

Wir hocken um Cici herum wie drei Elefanten, die ein gestürztes altes Tier bewachen. Dann sind die Sirenen zu hören. Das Tor wird geöffnet, worauf es hell und kalt wird, und Hausmeister Andersson steht da, ein Stahlrohrstück in einer Hand und seinen großen Hausmeisterschlüsselbund in der anderen.

»Aus dem Weg«, sagt ein Sanitäter, den ich schon einige Male spätabends im Supermarkt gesehen habe. »Machen Sie uns Platz.«

Wir weichen zurück. Karin und ich steigen einige Stufen hinauf, doch Anna-Britta bleibt bei Cici.

»Passen Sie auf ihr Genick auf«, sagt sie. »Ihr Genick.«

»Wie heißt sie?«

»Cecilia Grimberg.«

Sie arbeiten wie medizinische Balletttänzer, tasten, stellen Fragen und prüfen Cicis Puls, ehe sie eine Trage vorbereiten und ihr eine Halskrause anlegen.

Nun versucht Cici zu sprechen. Sie bewegt die Lippen, ihre Augen sind offen.

»Keine Sorge, Cecilia«, sagt der Mann. »Wir kümmern uns um Sie.«

Der andere Sanitäter, ein Wikinger mit Bart, gebräunten Armen und einem dicken Hals voller Tattoos, sagt: »Alles okay.« Er redet mit uns dreien, sieht uns nacheinander an. »Wir kümmern uns jetzt um sie. Es war richtig von Ihnen, sie nicht zu bewegen. Wer kommt mit uns im Krankenwagen?«

Anna-Britta berührt ihr Schlüsselbein, und der Sanitäter nickt. Die beiden Männer heben Cecilia so behutsam wie Eltern ein Neugeborenes auf die Trage. Sie legen ihr eine Decke über, bevor sie durch den Torbogen gehen. Ich folge ihnen. Draußen hockt der kampfgezeichnete schwanzlose und einäugige alte Kater. Heute faucht er nicht, sitzt bloß im Schnee und beobachtet uns.

Sie steigen in den Krankenwagen. Ich lege einen Arm um Karin, die steif wie ein Besenstiel ist, nur Schulterblätter und Ellbogen, und sie gibt nicht die Spur nach.

»Mir geht es gut«, sagt sie. »Und Oma wird wieder. Es ist Mutter, um die ich mich sorge.«

Nun sitzt Cici aufrecht in dem Krankenwagen. Ihr graues Haar ist zerzaust, und ihre Bluse ist offen. Sie sprechen laut. Cici fleht die Sanitäter an, die Sanitäter flehen sie an, und Anna-Britta zeigt zur Storgatan.

Karin und ich gehen näher an den Krankenwagen heran.

»Ich fahre nicht weg«, sagt Cici, auf deren Wange sich eine Beule und ein Bluterguss bilden. »Ich verlasse Gavrik nicht.«

Alle versichern ihr, dass sie in ein oder zwei Tagen wieder hier sein wird, jetzt aber ins Krankenhaus muss, damit man sie röntgen kann und sie ein wenig unter Beobachtung bleibt. Sie versprechen ihr, dass sie sich keine Sorgen machen muss.

Cici bemerkt uns. Eine ungepflegte Journalistin, die letzte Nacht auf einem Sofa geschlafen hat und wie ein Müllcontainer riecht, und ihre Enkelin, die so dunkel und steif ist wie ihr Lebensschrank. Sie winkt uns zu sich.

»Sag es ihnen, KK.«

»Oma wird nicht mitfahren«, sagt Karin. »Sie hat einen heiligen Schwur geleistet, und sie muss sich um die Vorsichtsmaßnahmen kümmern. Sie müssen sie hier behandeln.«

Anna-Britta schüttelt den Kopf, während Cici nickt.

»Ich rufe unsere Ärztin«, sagt Karin.

Sie macht einen Anruf, und mittlerweile hat sich eine kleine Menge vor dem Tor versammelt. Ronnie, Viggo Svensson in seiner Taxi-Gavrik-Kluft und ein halbes Dutzend mehr. Und wären es nicht fünfzehn Grad unter null, stünden hier mindestens dreißig Leute.

Die Ärztin, Stina Johansson, die auch meine Ärztin und überhaupt die von den meisten Leuten hier ist, kommt und parkt direkt unter dem großen Stahlhaken am Torbogen.

Sie beachtet mich nicht und redet mit Cici und den Sanitätern. Nach zehn Minuten haben sie sich geeinigt, dass Cici zu gebrechlich für die Fahrt nach Karlstad ist. Was Blödsinn ist, aber ich schätze, das muss sie sagen, damit sie Cici in ihrer Wohnung hier behandeln kann. Die Sanitäter wechseln einen Blick, zucken mit den Schultern und sagen, sie müssten das telefonisch melden. Allerdings ist Stina auch niemand, zu dem man einfach Nein sagt. Ich sehe, dass der teure Mercedes-Geländewagen von Hellbom gegenüber parkt. Die Sanitäter bringen Cici auf der Trage nach oben, die jetzt schon munterer aussieht, abgesehen von der roten Schwellung an ihrer Wange.

Karin und ich gehen hinter ihnen her nach oben und in den Empfangsraum, wo Holmqvist schon an der Tür zum Privattrakt wartet.

»Von hier aus kommen wir alleine zurecht«, sagt Karin zu den Sanitätern. »Vielen Dank Ihnen beiden.«

Die Sanitäter sehen einander verwundert an.

Stina, die Ärztin sagt: »Tuva und ich können die Trage übernehmen. Ich werde hierbleiben, bis ich mich vergewissert habe, dass Frau Grimberg außer Gefahr ist. Vielen Dank für Ihre Hilfe.«

Die Sanitäter nehmen Stina beiseite, und die drei flüstern miteinander. Cicis Trage liegt neben Gustavs Chaiselongue, und Anna-Britta hält ihre Hand.

»Sie können uns jederzeit anrufen – Sie alle –, falls sich ihr Zustand verändert«, sagt der tätowierte Sanitäter. »Wir holen die Trage später ab.«

Dann gehen sie.

»Danke«, sagt Anna-Britta zu Holmqvist. »Wir möchten jetzt gerne allein sein, wie Sie sicher verstehen.« Sie zeigt zur Treppe.

Karin steckt ihren Schlüssel ins Schloss, und Anna-Britta

und ich nehmen jeder ein Ende der Trage auf. Ich bemerke einen dünnen Streifen Blut an Anna-Brittas heruntergebissenem Zeigefingernagel. Er sieht aus wie ein pinker Heiligenschein.

»Gehen Sie«, sagt Cici zu Holmqvist.

Er tut, was man von ihm verlangt, aber sein Blick bleibt länger an der verschlossenen Tür hängen, bevor er sich umdreht und die Treppe hinuntergeht.

Wir gehen durch.

»Entschuldigen Sie all das. Entschuldigen Sie vielmals«, sagt Anna-Britta zu mir. »Entschuldigen Sie, wie es hier aussieht, und sehen Sie bitte, bitte nicht hin!«

Ich blicke zum Fußboden, und wir gehen in das nächstgelegene Schlafzimmer, direkt am Schornstein, Cicis Schlafzimmer.

»Ich möchte die Familie sehen«, sagt Cici. »Wenn ich tagelang im Bett bleiben muss und nicht auf meinen Dachboden kann, möchte ich die Familie sehen.« Sie schaut Karin an, deren schnurgerader Pony ihre Augen bedeckt. »Darf ich dein Zimmer leihen, KK?«

Karin lächelt traurig und nickt.

Also tragen wir Cici zum Eckzimmer hinten. Ich kann kurz in Anna-Brittas Zimmer linsen, wo Gustavs Hose und Hemd über einer Stuhllehne hängen. Seine braunen Lederschuhe stehen darunter. Fröstelnd sehe ich weg. In Karins Zimmer heben wir Cici vorsichtig auf das Bett. Dann schickt die Ärztin uns raus, damit sie mit Cici reden und sie untersuchen kann.

»Sehen Sie das alles nicht an«, bittet Anna-Britta, deren Augen müde und gerötet wirken. »Es ist nicht, wie es sein sollte. Bitte, beachten Sie es gar nicht.«

»Ich schreibe nichts über die Privaträume«, sage ich. »Ich werde sie nicht erwähnen.«

Sie kneift die Augen zu, eine Hand an meinem Arm, die andere auf Karins Schulter. Beinahe weint sie, aber dann fasst sie sich wieder.

Anna-Britta beschäftigt sich in der Küche, und dann sitzen wir alle an dem langen Tisch mit den Messern an unseren Zehen und trinken gesüßten Tee aus reparierten Porzellantassen.

»Hoffentlich wird sie wieder«, sagt Anna-Britta.

»Sie muss«, sagt Karin.

»Wird sie«, versichere ich.

»Ihre verfluchten Absätze sind schuld.« Anna-Britta lacht beinahe. »Hochhackige Schuhe mit zweiundachtzig! Höhere Absätze als ich jemals im Traum tragen würde.«

»Es liegt an dem alten Teppich«, sagt Karin. »Ich bin da auch schon Dutzende Male gestolpert.«

Ich denke, dass es eher Cicis mehrlagiger Rock war, behalte es aber für mich. Ihre Röcke sind alle sehr lang und asymmetrisch geschnitten, ich könnte in denen jedenfalls nicht laufen. Vor mir liegen zwei Scheiben Weißbrot auf einem kleinen Tablett, ohne Teller, und eine Schere.

»Wofür ist das?«, frage ich.

»Für Oma«, sagt Karin. »Wir nehmen drei Haare von ihr, legen sie zwischen die Brotscheiben und verfüttern sie an einen Hund. Es hilft ihr, wieder zu Kräften zu kommen.«

Sie sagt es, als wäre es die normalste Sache der Welt. Im selben Tonfall wie jemand erklären würde: »Oh, nur zwei Ibuprofen gegen die Schwellung und ein Glas Wasser.«

Anna-Britta trinkt ihren Tee, doch bevor ich das Haar-Brot-Hund-Ding verdaut habe – unglückliche Wortwahl –, kommt Doktor Stina aus Cicis Zimmer und setzt sich zu uns an den Tisch. Sie muss schon hier gewesen sein, andernfalls würde sie die nasse Wand anstarren, wie ich es möchte, oder die Messerreihe unter dem Tisch.

»Sie soll sich eine Weile ausruhen«, sagt Stina. »Sicher ist nichts gebrochen, aber sie hat üble Blutergüsse, und ich denke, ihr Knöchel ist verstaucht. Ich habe Entzündungshemmer und Schmerzmittel dagelassen, und heute Abend komme ich und sehe nach ihr. Sorgen Sie dafür, dass sie trinkt und ruht. Solch ein Sturz ist ein Schock. Ein ziemlicher Schock.«

Wir danken ihr. Irgendwie fühle ich mich wie ein Familienmitglied, und obwohl dies die verkorksteste Familie ist, die ich kenne, rührt mich, wie sanft sie miteinander umgehen.

Karin spielt mit einem Feuerzeug, das wie eine kleine Taschenlampe aussieht. Sie verbrennt die Kiefernnadeln, auf denen ein großer Schneeball gelegen hat, während Anna-Britta und ich über Alltägliches sprechen.

»Das rote Lakritz sieht lecker aus«, lüge ich.

»Die zweitstressigste Zeit im Jahr«, sagt Anna-Britta. »Gleich nach dem Advent. Es sollte uns helfen, die finanziellen Ausfälle wieder wettzumachen.«

»Jemand, ich weiß nicht mehr, wer, hat erwähnt, dass Sie einen Investor haben. Und da habe ich gedacht, dass der Ihnen vielleicht helfen kann, die Fabrik zu leiten, wo jetzt Cici ans Bett gefesselt ist und Sie so viel zu tun haben.«

Sie lacht, bleckt indes nicht die Zähne wie Karin und Cici.

»Er hilft auf seine Weise, aber nein.«

»Könnte ich mit ihm reden?«

Anna-Britta sieht mich an und weiß sofort, dass ich keine Ahnung habe, wer der Investor ist. Dann bückt sie sich und zupft ein Stück Kaugummi ab, das an einer Holzdiele klebt.

»Wer hat Ihnen erzählt, dass wir einen Investor haben?«, fragt sie und reibt das eklige Kaugummi zwischen ihren Fingern. Doch ehe ich antworten kann, holt sie einen großen Metallbehälter mit Feuerzeugbenzin und einen Lumpen aus der Küche und reibt damit das Kaugummi ab.

»Fällt mir jetzt gerade nicht ein«, sage ich. »Es müsste in meinen Notizen stehen. Ich kann nachsehen.«

Sie stellt den Metallbehälter auf den Tisch und sieht erst Karin, dann wieder mich an. Die Dämpfe liegen schwer in der Luft. »Wir sollten nach Cici sehen«, sagt sie und steht auf. »Danke, dass Sie den Krankenwagen gerufen haben.«

»Oh, das war David.«

Sie beißt die Zähne zusammen.

Zwei der Türen liegen direkt nebeneinander, die zum Bad und die zu Karins Eckzimmer. Anna-Britta öffnet letztere einen Spalt, und ich kann Weihrauch riechen. An den Wänden hängen Poster von Death-Metal-Bands, ein Kinoplakat von *Trollhunter*, Fotocollagen und ein Kinoplakat von *Flammendes Inferno*.

»Würde es Ihnen etwas ausmachen, wenn ich kurz mit reingehe?«, frage ich. »Um mich zu verabschieden?«

Wir klopfen an die offene Tür und schieben sie weiter auf. Cici sitzt halb im Bett, spielt mit ihren Ringen und ordnet ihre Armreifen. Sie blickt zu uns auf.

»Ich bin nicht gefallen«, sagt sie sehr bestimmt und schiebt ihre Armreifen höher auf ihren Unterarm. »Ich bin gestoßen worden.«

33

Ich gehe durch die Fabrikhalle, wo die Leute tuscheln und ängstlich dreinblicken. Arbeiter mit Klemmbrettern haken Listen ab und blicken sich um. Qualitätskontrolleure besuchen die Waschräume in Gruppen. Ich gehe an den Gabelstaplern und den Stempel- und Qualitätskontrollreihen vorbei zu den Rührkesseln. Jetzt ist alles schwarz. Kein Rot mehr. Heute ist Valentinstag, also gibt es wieder schwarzes Salzlakritz.

Jemand hat Cici gestoßen? Ich möchte ungern an ihren Worten zweifeln, weil ich finde, dass man Leuten glauben, ihnen zuhören sollte, und zufällig mag ich Cici sehr. Dennoch war ich vielleicht zehn Meter von der Treppe entfernt, als es passierte. Ich habe mit Holmqvist gesprochen, und sonst war niemand dort. Und wer um alles in der Welt würde eine alte Frau die Treppe hinunterstoßen?

Die Stechuhr sieht aus, als würde sie sich jeden Moment selbst endgültig ausstempeln, und ich frage mich, ob überhaupt noch irgendeine andere schwedische Fabrik mit dieser Technologie aus dem Dampfmaschinenzeitalter arbeitet. Bei den meisten sieht man nur blendend weiße Büros, kostenfreie Kitas, flexible Arbeitsplätze, Firmenwagen mit E-Antrieb, Gleitzeit und Skype-Meetings. Hier nicht.

Der Wurzelschuppen ist umgeben von Bergen aufgepflügten Schnees, und die Bottiche mit dem Restsirup sind von einem unnatürlichen Rot. Auf meinem Weg durch den Torbogen kommt mir ein Lieferwagen entgegen, der sich durch die Enge fädelt. Schließlich trete ich durch die Tore hinaus. Gavrik sieht beinahe normal aus. Die Februarkälte lässt alles glitzern, und dazu herrscht Ostwind. Ich kann Frauen und Männer auf Dächern sehen, die Schnee hinunter auf die mit Warnkegeln abgesperrten Gehwege schippen. Sie haben sich mit Geschirren an den Schornsteinen gesichert. An Regenrinnen hängen Eiszapfen wie gläserne Dolche.

Anstatt zur Redaktion zurückzukehren, wende ich mich nach rechts. Der Himmel verdunkelt sich leicht, und ich öffne die Tür zur Polizeiwache. Aus dem Nummernautomat schaut die Achtundzwanzig heraus, und über dem Tresen leuchtet die Achtundzwanzig, also reiße ich die Nummer ab und drücke die Klingel.

Die Tür geht auf, und Polizeichef Björn kommt heraus.

»Achtundzwanzig?«, fragt er.

Was denkst du denn? Ich halte meine Nummer in die Höhe, und Noora tritt aus dem Büro hinten. Sowohl Björn als auch Noora trinken aus angestoßenen Bechern und sehen von all der Fährmann-Arbeit erschöpft aus.

»Wie kann ich helfen?«, fragt Noora, als hätten wir uns noch nie zuvor gesehen. Björn beobachtet jede ihrer Bewegungen.

»Ich möchte einen Zwischenfall in der Fabrik melden.«

Sie nimmt einen Kugelschreiber und einen Block, und Björn lehnt sich an die Wand, die Waffe fest im Gürtelholster.

»Also?«, fragt Noora ernst.

»Cecilia Grimberg ist heute die Treppe hinuntergefallen. Ihr geht es so weit gut, denke ich, aber es war ein ziemlicher Schreck. Sie sagt, dass sie gestoßen wurde und es kein Unfall war.«

»Ihr geht es gut, sagen Sie?«, fragt Noora. »Keine Messer? Kein Schlag gegen den Kopf? Kann sie herkommen und selbst mit uns reden?«

»Sie ist fünfundneunzig«, sagt Björn gelangweilt.

»Sie ist zweiundachtzig«, korrigiere ich. »Und sie liegt im Bett. Die Ärztin kommt heute Abend wieder zu ihr. Keine Messer, nur ein Stoß. Worum geht es? Versuchter Mord? Tätlicher Angriff? Könnte es mit Per Gunnarsson zusammenhängen?«

Björn kommt näher und zeigt auf die Bürotür, die mit einem Zahlencode gesichert ist. Noora lässt den Kuli fallen und geht nach hinten.

»Sie sagen, sie hat nur blaue Flecken?«, fragt Björn.

Ich nicke.

»Wir haben Ihre Meldung offiziell aufgenommen. Verbreiten Sie keine Gerüchte darüber, dass es der Fährmann war. Die können wir nicht brauchen. Es gibt keinerlei Verbindungen zwischen diesen beiden Vorfällen, und das Letzte, was wir hier brauchen, ist Hysterie. Ich werde mit Anna-Britta Grimberg sprechen, und dann sehen wir weiter.«

»Aber …«

Er sieht mich an, und ich bemerke die trockene Haut an seinem Hals und oben an seiner Brust. Rote schuppige Winterhaut.

»Unter uns«, sagt er. »Und ich erzähle Ihnen das nur, weil Sie schon fast weg sind und ich nicht noch mehr Ärger brauche. Also unter uns: Cecilia Grimberg hat ähnliche Sachen schon früher behauptet. Dass sie gestoßen wurde, dass sie um Versicherungsgeld betrogen oder auf der Straße beschimpft wurde. Sie ist nicht ganz beieinander.«

»Ist sie sehr wohl«, widerspreche ich. »Sie denkt genauso klar wie Sie und ich.«

»Das letzte Mal, als sie glaubte, jemand hätte sie gestoßen, war sie sich sicher, wer es gewesen ist. Aber sie meinte, sie könne es mir nicht sagen. Und auf meine Frage, ob sie es nicht könne oder nicht wolle, antwortete sie, beides.«

»Sind Sie dem nachgegangen?«

Er seufzt. »Sie lechzt nach Aufmerksamkeit, weil sie die von ihrem Mann nicht bekommen hat. So ungefähr kann man es zusammenfassen.«

Er trinkt den Rest von seinem Kaffee, öffnet die Bürotür und lässt mich allein im Empfangsbereich mit den vertikalen Jalousien und den angeschraubten Stühlen zurück.

Ich überquere die Straße. Es ist scheußlich kalt, wahrscheinlich minus zwanzig. Zu kalt für Schnee. Und ich vollführe einen »Ich will mir nicht das Genick brechen«-Schlurftanz zur Redaktion.

»Drei Stunden, bis wir in den Druck gehen«, sagt Lena von meinem Schreibtisch aus. »Schaffst du deine Artikel rechtzeitig?«

»Klar«, antworte ich und rieche noch eine Note vom Stress der letzten Nacht, als ich meine Skijacke ausziehe. »Ich bin jetzt hier. Drei Stunden.«

Sie blickt zur Wanduhr und geht wieder in ihr Büro.

Eine Stunde lang schreibe ich meine Beiträge zusammen, ein wenig schneller, als mir lieb ist. Es ist nicht einfach, Per Gunnarsson gerecht zu werden, da er seit seiner Schulzeit so gut wie kein Leben hatte. Er hatte einen Job, eine Wohnung und weder Freunde noch Familie. Daher fülle ich es mit Einzelheiten zu Schulerfolgen und seinen Reisen nach Norwegen und Thailand auf. Ich nehme ein Zitat von seiner alten Nachbarin mit rein, dass er ihr beim Müllraustragen geholfen, umfassende Stammbäume der wichtigsten Familien im Ort erstellt und einmal den Fernseher repariert hat. Es ist ein dürftiger Versuch, ihm einen Abschluss und eine Form von Gerechtigkeit zu geben, ein Narrativ. Einen anständigen Abschied.

Zwischen den Fährmann-Storys und der Bitte um Informationen zum dunkelblauen Geländewagen schiebe ich noch den Riesenhecht ein, den zwei Mädchen beim Eisfischen im Stausee gefangen haben. Mein Text ist erbärmlich, doch Lars' Fotos sind klasse, und die sind das Einzige, was sich die Leute wirklich ansehen werden: Die zwei rothaarigen strahlenden Mädchen, die den monströsen Hecht mit den klaffenden Kiemen und dem vorstehenden Unterkiefer halten, dessen Maul an ein widerliches Flusskrokodil erinnert. Außerdem gibt es noch eine Geschichte über einen Rohrbruch in einem alten Haus nahe der Eriksgatan. Nun sieht es dort aus, als hätten sie sieben schlecht angelegte Schlittschuhbahnen im Haus, in jedem Zimmer eine. Alles mittelmäßiger Dorfquatsch, aber den wollen meine Leser. Das habe ich im letzten Jahr gelernt. Sie wollen keine Zeitung voller Mordanalysen. Auf der Titelseite, ja, aber nicht in der ganzen Ausgabe. Sie lesen sie, murmeln »muss jemand von außerhalb sein, ein Rumtreiber«, und dann wenden sie sich dem Rest der Nachrichten zu. Sie brauchen einfach auch ein paar Artikel, die ihnen hier in dem Mörderkaff ein Gefühl von Sicherheit vermitteln.

Es gibt Fragen, die mir keine Ruhe lassen. Allen voran die Identität und das Motiv des Fährmann-Mörders, und ob es, ungeachtet dessen, was der Polizeichef sagt, mit Cicis Sturz zusammenhängen könnte. Als Nächstes folgen der Investor der Grimbergs, die Mobilfunkmasten, das große Feuer am See und die wahre Geschichte hinter Ludvigs Tod. Und, nicht zu vergessen, Gustavs Suizid. Der Gerichtsmediziner war zu schnell. Sind all das zufällige Ereignisse, oder steckt jemand dahinter? Ich kann diesen Ort nicht verlassen, solange hier ein Mörder frei herumläuft. Das kann ich Lena, Tam, Noora und all den anderen nicht antun.

Ich versuche, auf die Website des Bolagsverket zu kommen, dem Landesverzeichnis von Firmen und ihren Anteilseignern, aber mein Passwort funktioniert nicht mehr. Sie sagen, dass sie mir ein neues mailen.

»Lars«, sage ich und lehne mich auf meinem Drehstuhl nach hinten.

Nichts.

»Lars!«, brülle ich.

Er blickt auf. Seine Gleitsichtbrille sitzt ein wenig schief, und seine Zähne sind grau vom Lakritz.

»Weißt du viel über die einzelnen Grimbergs?«

»Weniger als du«, antwortet er.

»Du arbeitest schon seit zwanzigtausend Jahren hier. Würdest du noch meinen Job machen, mit wem würdest du über die Fabrik in den Achtzigern und Neunzigern reden?«

Er schnieft und fingert an der Lakritzschachtel.

»Svensson.«

»Welcher?«

»Taxi-Svensson. Den Vornamen weiß ich nicht. Er hat mich mal zum Flughafen in Karlstad gefahren, als ich wegen meiner Psoriasis nach Lanzarote geflogen bin, hat aber nicht viel gebracht, also bin ich nicht wieder hin. Da hat er mir jedenfalls erzählt, dass sein Vater oder sein Onkel früher da gearbeitet hat. Bei dem würde ich es versuchen.«

Viggo Svensson? Nein. Auf keinen Fall.

»Sonst noch jemand?«

Er schüttelt den Kopf und steht auf, um etwas zu kopieren.

Ich kann den Taxifahrer nicht befragen. Das werde ich auf keinen Fall tun.

»Oh«, sagt Lars und dreht sich mit einer Handvoll warmem Papier zu mir um. »Das Mädchen aus dem Supermarkt. Das Ex-Model. Sie hat irgendwas mit der Fabrik zu tun. Ihre Mutter vielleicht?«

Ich maile Lena alles, was ich habe, damit sie mir nicht mehr im Nacken sitzt, und fahre direkt zum Supermarkt. Unter dem ganzen Weiß sind keine Parkmarkierungen zu erkennen, also stelle ich mich einfach irgendwo hin. Die Fahrradständer stehen voller Räder mit Spikes, und die meisten tragen Plastiktüten aus dem Supermarkt über dem Sattel. In dieser Jahreszeit sehen die Autos und die Leute gleich aus: ungepflegt. Die meisten Bewohner von Gavrik duschen in den dunklen Monaten weniger, weil es zu kalt ist, um halb nass rauszugehen, und wer merkt schon was, wenn man das Haar sowieso unter eine Mütze stopft? Die Pflanzen sind tot, und die Autos haben keine Radkappen auf den Winterreifen. Alles ist ungepflegt.

Am Eingang liegen zusätzliche Matten. Die Einkaufswagen sind klatschnass, und an einigen hängen Eiszapfen. Die Kunden freuen sich sichtbar darüber, dass hier Hotdogs, Gesichtscreme, DVDs und XL-Packungen mit starkem schwedischem Kaffee im Angebot sind.

»Ich kann jetzt nicht mit Ihnen reden. Ich habe einen Kunden«, sagt die hübsche Kassiererin, als ich an ihrer Kasse stehe.

Ich warte, aber dann erscheint noch ein Kunde, der vorgeformte Taco-Hüllen und Hackfleisch aufs Band legt, also gehe ich los und hole mir eine Dose Norrland-Bier, mit 3,5 Prozent das Stärkste, was man außerhalb eines Systembolaget kaufen kann. Die stelle ich aufs Band.

»Können wir reden?«, frage ich.

»Haben Sie eine Treuekarte?«

»Nein. Was wissen Sie über die Grimberg-Familie?«

»Was?« Zum ersten Mal sieht sie auf. »Neunundzwanzig Kronen. Bar oder mit Karte?«

Ich stecke meine Karte in die Maschine.

»Mir hat jemand erzählt, dass Ihre Familie die Grimbergs kennt. Stimmt das?«

»Geht es um den Fährmann-Mörder? Ich habe dem Fernsehtypen schon alles erzählt, und der hat meinen Clip nicht mal gesendet. Er ist natürlich von außerhalb, weil es in Gavrik ja gar keine Fähren gibt, nicht eine einzige.« Sie fährt sich mit der Zunge über die Zähne. »Meine Mutter hat früher in der Fabrik gearbeitet, bevor sie gekündigt hat, um meinen Vater zu pflegen. In der Qualitätskontrolle war sie. Ich weiß nicht, wer den Mann umgebracht und Taler auf seine Augen gelegt hat.« Sie schüttelt sich. »Grimbergs machen Lakritz, das ist alles, was ich weiß. Und dass es viel zu salzig ist.«

»Kann ich mit Ihrer Mutter sprechen?«

»Reden Sie lieber mit Onkel Viggo. Der weiß alles über den Laden.«

»Der Taxifahrer?«

»Zahlung abgelehnt«, sagt sie.

Mist.

»Entschuldigung, ist eine neue Karte«, sage ich, und sie sieht mich an, als wolle sie sagen, klar doch, weil sie die Ausrede schon hundertmal gehört hat. Ich versuche es mit meiner anderen Karte.

Sie nickt. »Bon?«

Ich nehme den Bon.

Ganz sicher werde ich nicht am Valentinstag in dem Tacoma in den Utgard-Wald fahren. Kommt nicht infrage. Viggo Svensson ist ein Widerling erster Güte, und ich will nicht allein mit ihm in seinem Haus sein.

Ich gehe hinaus zu meinem Wagen und werfe die Bierdose

auf den Beifahrersitz. Nachdem ich den Motor angelassen und die Heizung eingeschaltet habe, mache ich den Anruf, den ich nicht machen will.

»Viggo, hier ist Tuva Moodyson von der Zeitung.«

»Hallo, Tuva«, sagt er vollkommen neutral. »Was kann ich für dich tun?«

»Können wir reden?«

»Jederzeit.«

»Im Fastfood-Restaurant um sieben?«

»Abgemacht.« Er legt auf, und ich möchte kotzen und mein Handy aus dem Fenster werfen. Aber in dem Restaurant ist es zumindest sicher. Selbst wenn er der Fährmann ist, wenn er Gunnarssons Halsschlagader aufgeschlitzt und ihm Lakritztaler in den Mund gestopft hat, sind wir dort in der Öffentlichkeit, an dem belebtesten Ort hier. Es ist sicher. Mir wird nichts passieren.

34

Morgen früh werden die neuntausend Bewohner von Gavrik meine Worte lesen, während sie ihren Kaffee trinken und ihren gesalzenen Haferbrei essen, einen Tag später als sonst, also acht Tage Neuigkeiten, dank des Druckerstreiks. Aber im Moment tippen Lars und ich noch, und Nils feilt am Wortlaut für Benny Björnmossens Jagdgeschäft-Werbung und an der für den Toyota-Händler, die ein heikles Thema ist, weil Jan-Östnäs mit seiner Bezahlung spät dran ist. So ist es eben in dieser Jahreszeit. Auf den Konten sieht es mager aus, und Altbestände müssen raus. Der Februar bedeutet Rabatte auf unverkaufte Munition und Langlaufskier der letzten Saison.

»Ich brauche den Text!«, ruft Lena, und Nils haut zur Antwort gegen seine Seite der Trennwand, weil er gerade telefoniert.

»Hast du heute Abend etwas vor, Lars?«, frage ich.

»Oh ja«, antwortet er und blickt mit einem breiten Grinsen zu mir rüber. Das Neonlicht spiegelt sich in seiner Halbglatze. »Ein Tisch für eine Person an meinem Sofa, die Haustür dreifach verriegelt, *Arachnophobia* auf Netflix, einer meiner Top 50, Tacos, eine Wanne Eis und ein Sixpack Craftbeer.«

»Und da behaupte noch mal einer, die Romantik wäre tot!«

Er schließt die Augen und küsst seine Fingerspitzen. Tatsächlich liebe ich ihn in diesem Moment.

Ich maile meine fertigen Artikel an Lena. Draußen ist es schon dunkel, und ich werde mir vierzig Minuten gönnen, um vor dem Interview mit Viggo nach Hause zu fahren und zu duschen.

Lena erscheint an der Tür. »Wo sind die anderen Neuigkeiten aus der Fabrik?« Sie sieht wütend aus. »Du hast über den Fährmann geschrieben, aber was ist mit den Insider-Storys über die Grimbergs? Den Stoff wollen unsere Leser.«

»Ist alles da«, antworte ich.

»Nein, ist es nicht.« Sie hat die Augenbrauen weit hochgezogen. »Mir macht es nichts aus, dass du die letzte Woche nebenbei für Holmqvist gearbeitet hast, aber ich brauche einen fairen Anteil, Tuva.«

»Du hast den Nachruf, den Lieferwagen-Unfall, die Story über das Valentinslakritz und das Stück über Anna-Britta, die für die Handelskammer von Gavrik nominiert ist.«

»Und die alte Dame, die eine Treppe runtergeschubst wurde?«, fragt sie. »Die Leser wollen mehr über die Familie erfahren.«

Ich schüttle den Kopf. »Ich habe dir alles darüber erzählt, aber es ist ein privater Vorfall in einer Privatresidenz, keine Nachricht.«

»Wird er im Buch vorkommen?«, fragt sie.

»Ich schreibe nicht über Cecilias Sturz, weder für die Zeitung noch für das Buch. Der ist tabu.«

Sie geht zurück in ihr Büro und knallt die Tür zu.

»Bring sie nicht in deiner letzten Woche noch gegen dich auf«, sagt Lars. »Zeugnis!«

»Ich habe schon einen neuen Job, Lars.«

»Und die Welt ist klein.«

Hier oben ja, ohne Scheiß. Eigentlich ist es ein Schneeglobus, hermetisch abgeschlossen.

Ich nehme den Anruf der Frau an, die oben am Stausee den Wassersport-Club leitet. Sie denkt, dass sie einen alten Obdachlosen gesehen hat, der mehrmals bei dem verfluchten schwarzen Lagerhaus hinter dem Toyota-Händler ein und aus gegangen ist. Sie denkt, dass er »wie ein Fährmann aussieht«, und ich frage sie, wie denn ein Fährmann aussehe, und sie erzählt mir: »Na, so krumm und bösartig.« Ich sage ihr, dass das eigentlich keine Story ist und sie Thord anrufen soll. Vielleicht könnte sie ja auch helfen, eine vorübergehende Bleibe für den Mann zu finden.

Das Fensterthermometer zeigt minus sechzehn Grad an, als ich gehe. Ein Kind in einem einteiligen Skianzug zieht vor mir einen Schlitten über die Straße. Der Kleine sieht wie ein geschrumpfter Astronaut aus. Ich setze meine Kapuze auf und ziehe sie fest zu, damit möglichst keine Luft hineindringt und meine abgestandene Kopfwärme vernichtet. Dann starte ich den Tacoma. Er springt problemlos an. Ich mache meinen üblichen Sicherheitscheck und kratze die Polarkruste von den Fenstern. Vor mir leuchtet das Hotel Gavrik in Pink. Sämtliche Glühbirnen im Erdgeschoss wurden gegen rote ausgetauscht, als handelte es sich um ein Stundenhotel aus der Hölle.

Ich fahre zu Tammys Wohnung. Sie hat superluxuriöses Zeug in ihrem Bad, während meine Dusche mit lauter unparfümierten Billigprodukten aus dem Supermarkt bestückt ist – nein, war. Um sowohl Ekzeme als auch einen Bankrott zu vermeiden. Ich drehe die Heizung auf und lasse meinen Kopf von einer Seite auf die andere kippen, als das Wasser auf meine knochigen Schultern prasselt. Dann seife ich mich mit Tams schickem Duschgel ein, und es fühlt sich gut an. Ich rieche wie ein Pfirsich. Ihre passende Creme benutze ich auf meinem Gesicht und an meinen Unterarmen, damit ich den Duft später noch riechen kann. Und ich bereue es sofort. Was geht denn in mir vor? Damit sende ich Viggo doch ein deutliches Signal. Natürlich sollte es mir egal sein. Ich sollte nicht überlegen müssen, was ich anziehe oder wie ich rieche, dennoch rubble ich mich mit Wasser ab, schrubbe den Duft weg, reibe ihn mir von der Haut. Doch er ist da, und er bleibt.

Danach suche ich das Unromantischste aus, was mein schwarzer Koffer hergibt: eine ungewaschene Mom-Jeans mit einer hohen Taille und einen Baumwollpullover so groß wie eine Grillhülle. Ich ziehe meinen schlimmsten BH an, ohne Bügel, in einem hübschen Grau, in dem meine Brüste vollkommen flach wirken. In welcher fies vermurksten Welt leben wir doch, dass ich mir all diesen Unsinn bewusst machen muss, während Viggo und jeder andere Mann sich um solche Dinge nie sorgen müssen.

Das Feuer ist vorbereitet, aber Tam wird erst spät nach Hause kommen, weil dies einer der umsatzstärksten Abende des Jahres für sie ist. In Göteborg oder Jönköping kochen die Paare vielleicht für sich, treffen sich in ihrer Lieblingsbrasserie oder genießen ein köstliches superscharfes Curry im indischen Restaurant nahe dem Rathaus. Hier nicht. Tam arbeitet Stunden, um Plastikbehälter mit hervorragendem Thai-Essen vorzubereiten. Und Männer – es sind gewöhnlich die Männer – holen das Essen bibbernd ab, kaufen vielleicht noch eine rote Rose, das Stück fünfzig Kronen, die Tam jedes Jahr beim Supermarkt bestellt, wo sie drei Dutzend nur für sie reservieren. Schönen Valentinstag.

Ich parke vor dem Fastfood-Restaurant, wo mein Kühler beinahe einen aufgepflügten Schneehaufen berührt.

Drinnen ist mittelmäßig viel los. Am Tresen, dort wo man sich seinen Pappfingerhut mit Ketchup und die Strohhalme holen kann, haben sie herzförmige Luftballons mit dem Firmenlogo aufgehängt. Dort hängt auch ein Poster, auf dem um Informationen zum Mord an Per Gunnarsson gebeten wird, aber es steht nichts da von einer Belohnung. So läuft es eben, wenn man ein Einzelgänger ist. Sollte mir jemand in den Hals stechen und mir einen Hundezahn in die Ader stecken, würde auch niemand eine Belohnung springen lassen. Ich bestelle einen Kaffee und suche mir einen Platz, von dem aus ich die Eingangstür im Blick habe, wie ein paranoider Gangsterboss in einem Film.

Fünf nach sieben, und keine Spur von Viggo. Ein junges Paar, beide vielleicht sechzehn, sitzt mir gegenüber. Er hat zwei große Menüs, und sie stochert in einem Salat herum, während sie die meisten seiner Pommes frites isst. Sie haben diese dicken Kopfhörer auf und sehen beide auf ihre Handys. Aber das ist nicht schlimm. Oberhalb der Resopal-Tischplatte signalisiert die Szene »nichts ist mehr so wie früher« und »die jungen Leute können gar nicht mehr miteinander reden«, doch unter der Tischplatte haben sie die Füße miteinander verschränkt, die in Turnschuhen derselben Marke stecken, nur in unterschiedlichen Farben, und streicheln sich gegenseitig. Auf Augenhöhe haben wir *2001 – Odyssee im Weltraum* und unten auf dem Boden *Begegnung*.

»Fröhlichen Valentinstag«, sagt eine Stimme hinter mir. Sofort stellen sich meine Nackenhaare auf. Eine Note von abgestandenem Kaffee und Pfefferminz. Ich drehe mich um.

»Wo kommst du denn her?«

Viggos Lächeln erstirbt. »Von da.« Er zeigt auf die Unisex-Toilette, und mir fällt auf, dass er sich das Haar mit

Wasser gekämmt haben muss. Er stinkt nach Supermarktparfüm, und seine Taxi-Gavrik-Regenjacke muss er gebügelt haben.

Er gibt mir einen Herzballon von hier, an dem ein kleines Gewicht hängt.

»Setz dich«, sage ich und schiebe den Ballon zum Nachbartisch.

»Ich dachte mir schon, dass du noch anrufst, bevor du in den Süden ziehst, aber hiermit habe ich nicht gerechnet.«

»Womit?«

»Eine Valentinsverabredung.«

Er setzt sich, und sein Lächeln ist wieder da, dieses schmallippige, das ich nicht sehen konnte, als ich in seinem geparkten Taxi eingesperrt war, weil er vorn auf dem Fahrersitz saß, mit einem Teelicht auf dem Armaturenbrett, während ich hinten gefangen war.

»Ich möchte wegen einer Story mit dir reden, Viggo. Dies ist keine Verabredung.«

»Nenn es, wie du willst.«

»Wie wäre es, wenn du dir einen Kaffee holst?«

»Essen wir nicht?«

»Ich habe schon gegessen.«

Er leckt sich die Lippen und blickt zum Nachbartisch. Dort hockt ein Jugendlicher in seinen Skiklamotten, und die Spitzen seines ziemlich langen Haars müssen unter der Mütze herausgehangen haben, denn sie sind nass und voller Schneeflocken. Weiter oben ist das Haar trocken. Der Junge inhaliert seine Chicken-Nuggets förmlich.

»Macht es dir etwas aus, wenn ich esse?«, fragt Viggo.

Ich schüttle den Kopf.

Vier Minuten später ist er mit einem Tablett zurück. Fischburger, Karottenstäbchen und Apfelsaft. Das sagt ja wohl alles.

»Hat einer deiner Verwandten früher in der Fabrik gearbeitet?«, frage ich.

»Sechs Verwandte von mir haben früher da gearbeitet«, antwortet er. »Onkel Sven hat anfangs die Qualitätskontrolle geleitet, aber am Ende war er die rechte Hand von Ludvig Grimberg. Er war gut mit dem Geschäftlichen und den Verträgen, und er hatte es mit Zahlen. Mit Onkel Sven im Büro brauchten sie keinen Anwalt. So muss Ludvig über die Jahre ein Vermögen gespart haben. Und noch fünf andere waren da, zwei in der Herstellung, eine in der Qualitätskontrolle und eine als Putzfrau in der Kantine. Man könnte sagen, dass die Grimbergs sich über Jahrzehnte auf die Svenssons verlassen haben. Und was haben wir davon?«

»Wie kam ...«

»Und dann natürlich meine Frau«, unterbricht er mich und massiert seinen Kopf seitlich mit den Fingerknöcheln. »Ex-Frau. Das ist das Schlimmste. Der Fabrikant hat Spielchen mit meiner eigenen Ex-Frau getrieben. Gustav Grimberg, meine ich. Psychospielchen.« Nun tippt er sich mit dem Finger an die Schläfe, knirscht mit den Zähnen und sieht mich an.

»Deine Frau?«

»Ex-Frau«, korrigiert er.

»Was für Psychospielchen?«

Geschlagene zehn Sekunden lang schüttelt er den Kopf, bevor er ein kleines Schweizer Taschenmesser zückt – das normalerweise an seinem Rückspiegel hängt – und seinen Fischburger damit halbiert. »Ich gehe nicht auf die schmutzigen Details ein, weil ich nicht will, dass all die Gefühle wieder hochkommen, wirklich nicht. Der alte Grimberg war ja eigentlich nie richtig bei seiner Frau, musst du wissen, und Gustav war genauso wie sein Papa.« Er verstummt und wischt die Messerklinge mit einer Serviette ab. »Aber eines kann ich dir sagen: Würde ich einen brennenden Grimberg sehen, ich würde nicht mal auf ihn spucken.«

Ich lasse ihn essen und wieder zur Ruhe kommen.

»Darf ich dir ein paar Fragen zu den einzelnen Familienmitgliedern stellen?«

Er kaut seine Fisch-Brötchen-Kombination, und ein Mayonnaiseklecks verharrt auf seiner Lippe, bis er ihn ableckt.

»Schieß los.«

»Ich habe von mehreren Leuten gehört, dass es mehr Besitzer gibt als die unmittelbare Grimberg-Familie. Hast du eine Ahnung, wer noch Anteile besitzt?«

Er nickt. Seine Wangen wölben sich, weil sein Mund voller Dorsch und Essiggurken ist.

Die Deckenbeleuchtung flackert ein wenig und wird dunkler, bleibt aber an.

»Wer ist es?«, frage ich.

»Mikey bleibt übrigens länger auf«, sagt Viggo. »Der Babysitter kümmert sich heute Abend um ihn, einer der älteren Jungs aus dem Dorf. Ich habe ihm gesagt, dass du vielleicht noch auf einen Kaffee oder ein Eis mitkommst, deshalb bleibt er für alle Fälle wach.«

»Wer ist der andere Anteilseigner, Viggo?«

»Möchtest du den kleinen Mikey sehen?«

»Reden wir erst mal über die Grimbergs. Ich muss Deadlines einhalten. Der Minderheitseigner, der Investor, kennst du den Namen?«

»Investor!«, wiederholt er lachend, sodass ich Fischmatsch auf seiner Zunge sehe. »Einen Investor würde ich den nicht nennen.«

Ich schiebe meine Unterlippe vor, was so viel heißen soll wie: »Wirklich? Erzähl mir mehr.«

»Hast du diesen kleinen Kerl gesehen, diesen Hauswart?«

»Der Hausmeister?«

»Dem gehören zehn Prozent. Mein Onkel Sven hat das arrangiert.«

Viggo hebt zwei schmale Karottenstifte an seinen Mund und nagt sie wie ein Kaninchen.

»Der Hausmeister?«, wiederhole ich.

Er kaut und fängt an zu reden. Nun sehe ich unnatürlich orange Bröckchen auf seiner Zunge umherwandern.

»Der Hauswart hat früher draußen beim Stausee gewohnt, auf einem großen Grundstück mit genug Platz für ein Pferd und so. Es war der Hof von seiner Frau, wenn ich mich richtig erinnere, und er hat ihn verkauft, als seine Frau gestorben ist. Damit hat er eine Menge Geld gemacht, aber weil er nicht wusste, wohin er sollte, und keine Frau mehr hatte, hat Onkel Sven ihm vorgeschlagen, dass er in die Fabrik investiert. Das hat er gemacht. Zehn Prozent. Ich weiß nicht genau, wie viel ihn die gekostet haben, wahrscheinlich alles, was er hatte, aber es sind zehn Prozent, und er kriegt jedes Jahr eine Dividende.«

»Und er kann …«

Abermals unterbricht Viggo mich kopfschüttelnd. »Mein Onkel hatte mit einem Bonus gerechnet, weil er es arrangiert hatte. So hat er die Firma gerettet. Vielleicht dachte er, dass er eines Tages mir und Mikey etwas hinterlassen könnte, damit ich nicht bei jedem Wetter und zu jeder Tages- und Nachtzeit fahren muss. Aber er hat nicht eine Krone von den Grimbergs gesehen.«

Ich bemühe mich, verständnisvoll dreinzublicken.

»Und dass der Hausmeister im Souterrain wohnen darf, gehört zu dem Deal?«, frage ich.

»Das nehme ich an«, sagt Viggo und zernagt noch einige der zu orangefarbenen Karottenstifte. »Da unten ist es viel zu feucht, hat Onkel Sven früher immer gesagt, und er müsste eigentlich woanders wohnen. Sven meinte, es hätte sich für den Hauswart nicht wirklich gerechnet, sodass er mit jedem Jahr verbitterter wurde. Niemand mag es, wenn man ihn so übergeht. Was trägst du?«

»Wie bitte?«

»Dein Parfüm, sind das Rosen oder Pfirsiche?«

»Das bin ich nicht«, sage ich und ziehe meine Ärmel weiter runter, um so viel Haut wie möglich zu verdecken.

Viggo zupft die kleine Folie von seiner Apfelsaftpackung und saugt durch den Strohhalm, sodass es aussieht, als würde er mir einen Kuss zupusten.

»Riecht wirklich gut«, sagt er, schlürft den Rest von seinem Saft und schnuppert. »Richtig süß.«

Ich kratze an meinem trockenen Augenlid und versuche, mich auf meinen Job zu konzentrieren.

»Der Hauswart ist nicht der, der die Strippen zieht«, sagt Viggo. »Dafür ist er nicht schlau genug.«

»Welche Fäden?«, frage ich.

»Mein Ex-Frau hat gemeint, dass der Hauswart jemanden hat, der ihm sagt, was er tun soll. Der war so kurz davor«, hier drückt er Zeigefinger und Daumen zusammen, »von hier wegzuziehen, irgendwohin, wo es warm ist, wo Palmen wachsen, anstatt sein Geld für schlappe zehn Prozent an die Grimbergs zu binden. Meine Ex-Frau meinte, dass es irgendein alter Mann gewesen ist. Sie hat gesagt, dass sie gesehen hat, wie die beiden draußen beim Toyota-Händler in einem Pick-up saßen. Der hat ihm wohl ausgeredet, ins Ausland zu ziehen, ihn beschwatzt, wie klasse es ist, ein Industrieller zu sein.« Viggo schüttelt den Kopf und verdreht die blutunterlaufenen Augen. »Onkel Sven hat ihm all die Risiken schwarz auf weiß vorgelegt, aber der Hauswart hatte sich schon längst entschieden. Ich weiß nicht, wer der alte Mann war, habe ich nie herausbekommen.«

»Hat dein Onkel jemals das Sommerhaus der Grimbergs am Vänern-See erwähnt?«

»Herrgård?«

Ich nicke.

»Eines der besten Häuser in der Kommune. Fünfhundert Quadratmeter, und das ohne die Flügel.«

»Die abgebrannten Flügel?«

»Na, das kann man wohl sagen! Onkel Sven hat geglaubt, dass es Absicht war. Sag mal, kriege ich eigentlich was für all diese Informationen? Keiner verschenkt gerne was und bekommt nix zurück, besonders nicht am Valentinstag.«

»Wie alt ist Mikey inzwischen?«, frage ich.

»Er ist fast acht.«

»Und Herrgård?«

»Tja, mein Onkel hat tatsächlich geglaubt, dass ein Kind die Flügel angezündet hat, dieses komische Mädchen mit dem schwarz gefärbten Haar. Er dachte, sie hat da herumgespielt, nichts Böses vorgehabt. Er hat gedacht, dass sie von der Versicherung gehört und versucht hat, ihrem Papa zu helfen.«

»Aber da war sie noch ziemlich jung«, sage ich.

»Man darf Kinder nicht unterschätzen. Mein Mikey kann schwierigere Rechenaufgaben lösen oder Sachen schreiben als ich. Jetzt schon! Und er liebt das Thai-Essen von deiner Freundin, isst es noch schärfer als ich. Jedenfalls dachte Onkel Sven, dass die Grimberg-Tochter ihre Eltern belauscht hat. Wie er über die Versicherung redete und sie darüber, wie sehr sie das Haus am See hasse und dass Gavrik ihr Zuhause sei. Aber ich habe meine eigene Theorie. Das Mädchen war damals sauer auf den Papa, weil er Gunnarsson bleiben ließ. Mein Onkel hat die beiden gesehen, das Mädchen und Gustav, meine ich, wie sie sich angeschrien haben. Das Mädchen meinte, dass ihm die Fabrik wichtiger war als die Familie.«

»Und das Mädchen war Karin Grimberg?«, frage ich. »Die Minderjährige, gegenüber der sich Gunnarsson unziemlich verhalten hat?«

»Wurde nie bewiesen«, sagt Viggo und wischt sich den Mund mit einer Papierserviette ab. »Eine der Stemplerinnen ging zur Personalabteilung, zur Frau vom Anwalt, aber keiner hat deshalb seinen Job verloren, weil die Grimbergs keinen entlassen.«

Karin war das Mädchen?

»Nach dem großen Brand waren die Grimbergs nie länger in Herrgård, wie Onkel Sven mir erzählt hat, deshalb haben sie es an den Anwalt verkauft, Henrik Hellbom, der richtig gut wirtschaftet, obwohl er mit nix geboren ist. Der hat nie erfahren, wer sein Vater war, hast du das gewusst? Heutzutage ist das nichts, aber damals war es ein echter Skandal. Es geht das Gerücht, dass Hellbom vor einigen Jahren ein Familienwappen gekauft und jemanden beauftragt hat, seine Wurzeln zu recherchieren, um zu sehen, ob seine Vorfahren adlig waren.« Wieder verdreht er die Augen. »Hellbom riss das Haus am See ab und hat einen von diesen Glaskästen hingebaut. Am Ende kriegt er immer, was er will, und wenn es ihn jahrelange Arbeit kostet. Sieh dir doch nur sein Gesicht an. Weißt du, dass er sich selbst Botox spritzt? Er und seine Frau sind bei einer Art Kursus gewesen, habe ich gehört. Sie setzen sich zu Hause die Botoxspritzen. Glaubt man das?«

Meine Hörgeräte piepen, und ich bemerke, dass sich das Restaurant geleert hat. Nur noch ein Mädchen am Tresen ist da, und ein Paar an einem weiter entfernten Tisch. Ich sehe wieder zu Viggo, der mich beobachtet.

»Glaubst du, der Fährmann ist hier?«, fragt er mit einem matten Lächeln.

»Wie kommst du darauf?«

Er zuckt mit den Schultern. »Fahren wir zu Mikey. Er würde dich wirklich sehr gerne sehen.«

»Das geht nicht, Viggo. Aber ich bin dir ehrlich dankbar, dass du mit mir geredet hast.«

»Hör zu.« Er wirkt nervös. »Ich habe trainiert, siehst du das? Ich habe mich lange genug herumschubsen lassen, aber damit ist jetzt Schluss«, erklärt er und richtet sich auf. »Ich zeige Mikey, wie man ein Mann ist, und ich mache gut, was früher war. Neue Regeln. Also, wie wäre es, wenn wir jetzt zu mir fahren, ich dir und Mikey ein bisschen Eis mache und wir drei nett zusammensitzen? Er wäre begeistert.«

»Ich habe noch eine Verabredung«, erwidere ich.

Viggo sieht mich an, als würde ich ihn betrügen.

»Mit wem?«, fragt er.

»Du kennst ihn nicht. Er arbeitet oben in der Papiermühle und kommt in zehn Minuten her.«

Er schließt die Augen halb und drückt seine Fingerspitze auf die Tischplatte, bis sich das vordere Glied biegt und sein Fingernagel rot wird.

»Sind das irgendwelche Psychospielchen?«, fragt er.

Ich verneine stumm.

»Grimberg hat mir meine Ex-Frau weggenommen, und jetzt verliere ich dich an deinen neuen Job?«

»Vielleicht komme ich am Wochenende vorbei und verabschiede mich von Mikey, bevor ich nach Süden ziehe«, sage ich. »Wie wäre das?«

»Am Sonntag um sieben zum Abendessen?«

»Ich rufe dich an, dann machen wir etwas ab. Ich werde tun, was ich kann.«

Das scheint ihn zu beruhigen.

Ich verabschiede mich, und er steht auf, wartet offenbar auf eine Umarmung, aber ich bleibe sitzen und schüttle ihm die Hand. Dann geht er zur Tür, steckt sein Schweizer Taschenmesser ein und blickt noch einmal mit einem schmallippigen Lächeln zu mir herüber, ehe er die Tür öffnet. Noora geht an ihm vorbei nach drinnen, die Musik wechselt, und dann ist es, als hätte es Viggo nie gegeben.

35

Noora hat einen Kapuzenpulli an, und irgendwie sieht ihr Haar gut aus. Sie muss ihm eine Kur verpasst und es richtig getrocknet haben. Kurz sieht sie mich an, dann geht sie zum Tresen.

Mir wird mulmig. Auf der Wache und bei dem verunglückten Lieferwagen war es auch so seltsam. Ich gehe zum Tresen und stelle mich hinter sie. Ihr Kopf zieht mich an. Sie riecht nach guten Sachen, hier in diesem eiskalten Ort. Ich nehme die Geräusche im Restaurant gedämpfter wahr, und Nooras Stimme wird glasklar. Sie bestellt sich ein Menü, löst einen Coupon ein.

Als sie bezahlt und ihre Kreditkarte ins Lesegerät steckt, spannt sich ihr Pullover auf dem Rücken, sodass ich den schwachen Abdruck ihres BH-Trägers und ihrer Wirbelsäule sehe, die Form ihres Körpers unter den dicken Wintersachen. Ich spüre meinen Puls. Noora nimmt ihr Tablett, bedankt sich bei der Bedienung und geht weg.

»Ja, bitte?«

Ich stehe da und starre auf die beleuchtete Speisekarte, die ich längst auswendig kenne. Mein Gehirn ist ein weicher Klumpen zerkochte Pasta.

»Ähm.«

»Was möchten Sie?«

»Einmal das Menü«, sage ich.

»Mit welchem Getränk?«

»Cola.«

»Neunundfünfzig Kronen.«

Ich bezahle und nehme das braune Tablett mit der bedruckten Papierunterlage auf. Es ist feucht an den Rändern, und meine Pommes frites sehen zu blass aus. Ich befülle meinen Cola-Becher nur halb, weil ich das immer mache. Dann blicke ich mich im Restaurant um.

Sie liest ein Buch.

Ich gehe an ihr vorbei, damit sie mich sieht, und setze mich an den Nebentisch. Meinen Rücken halte ich ein wenig gerader als sonst, mein Kinn recke ich ein wenig höher.

Sie lächelt.

Mein Mund wird vollkommen trocken, null Speichel. Eine Sandwüste. Ich sehe besser denn je, nehme die Krähe draußen bei den Mülltonnen wahr, das Paar in der Ecke, das sich voneinander abgewandt hat, den öligen Dampf, der von meinen zu blassen Pommes frites aufsteigt.

Ich bin wieder fünfzehn Jahre alt.

Hier kann ich meine Cola nicht auffüllen, wie ich es normalerweise tue, nicht direkt neben ihr. Ich möchte, aber ich kann nicht. Also esse ich eine Handvoll schlaffe Pommes. Zu salzig. Als ich tatsächlich fünfzehn war, ohne Vater und mit einer Mutter, die nicht zurechtkam, habe ich mich in Zeitungsläden verliebt. Ich ging nach der Schule hin, um Kaugummi oder Schokolade zu kaufen, dann sah ich einen Jungen oder ein Mädchen im Laden stehen und in Zeitschriften blättern und verliebte mich innerhalb eines Sekundenbruchteils. Richtig. Mächtig. Mit Körper, Geist und Seele. Mein Magen sackte gen Blase, und mein Herz verkrampfte sich so hart wie eine unreife Avocado. Ich beobachtete sie oder ihn aus dem Augenwinkel, war begeistert, überwältigt, verzückt. Verliebt betrachtete ich ihr Haar, die Handgelenke, die Art, wie sie blinzelten.

Dies hier ist genauso. Genau in diesem Moment.

Noora hält beim Lesen eine Hand auf das Buch. Ihr Daumennagel ist lackiert, die anderen Fingernägel sind es nicht. Irgendeine französische Maniküre, selbst gemacht.

Ich sehe nach unten und wieder auf, will ihr keine Angst machen.

Mit der rechten Hand greift sie nach ihrem Hamburger. Kleine Stückchen Eisbergsalat fallen in die Pappverpackung. Sie ist selbstsicher, dreht den Ellbogen auf der Tischplatte, und ein Grübchen bildet sich auf ihrer Wange, als sie kaut.

Ich trinke von meiner Cola.

Ich atme nicht normal. Zu flach, angestrengt, verkrampft und heiß.

Noora hat ihren Hamburger aufgegessen. Meinen habe ich noch nicht angerührt. Dann wischt sie sich ihren Mund mit einer Serviette ab, sieht zu mir, leckt sich den Mundwinkel und nickt zu der Bank ihr gegenüber.

Ich zeige auf meine Brust – »Ich?« –, und sie lächelt. Ihr Grübchen sieht aus, als hätte man einen Stich in feiner Seide zusammengezogen.

Oh Gott!

Ich rücke rüber zu ihrem Tisch. Auf ihrem Kapuzenpulli prangt kein Logo, und er sieht weich aus. Vielleicht ist er mit Fleece gefüttert.

»Ich hasse den Valentinstag«, sagt sie.

»Ich auch.«

»Der existiert bloß für die Karten- und Süßwarenindustrie, nicht für die Menschen.«

Ich nicke und packe meinen Hamburger aus. Zum ersten Mal in meinem Leben bin ich unsicher, wie ich dieses

Ding essen soll. In meinen Händen ist es auf die Größe eines Sandkuchens angewachsen, und jetzt rutscht auch noch die mittlere Schicht herunter, sodass das ganze Teil auseinanderzufallen droht. Ich lege es wieder hin.

»Keinen Hunger?«, fragt Noora.

»Eigentlich nicht.«

»Du hast deinen Abschiedsumtrunk verpasst.«

Oh mein Gott, sie war da? Sie ist gekommen?

»Warst du da?«, frage ich. »Bist du auch gekommen?«

Noora nickt, und ein schwarzes Haar, das so dick ist, dass man es deutlich sieht, fällt nach unten auf ihre Schulter. Nun hängt eine Hälfte nahe ihrem Schlüsselbein, während die andere noch halb über ihrer Kapuze schwebt. »Ich war mit Thord in Ronnies Bar. Er zeigt mir hier alle Leute und so. Es waren eine Menge Leute da, und die wurden ziemlich unruhig, haben uns gefragt, ob es irgendwelche Notrufe gegeben oder jemand den Fährmann gesehen habe.«

»Ich habe nur in dem Schneesturm festgesteckt, weiter nichts.«

Sie nickt. »Habe ich gehört. Verdammtes Värmland-Wetter.«

»Und ist er gesehen worden?«, frage ich.

»Oh ja. Ich schätze, es laufen an die dreißig Fährmann-Psychos mit Hunden hier herum, nach dem, was ich heute gehört habe. Ein gruseliger Typ hat uns erzählt, dass es ein ausländischer Hund mit Tollwut gewesen ist, der Gunnarsson umgebracht hat. Er meint, in anderen Ländern ist die Tollwut sehr verbreitet, und jetzt ist sie hier in Schweden, weshalb wir die Hunde keulen müssten. Er will sogar helfen. Und wir haben eine Menge Leute, die komische Schneeschädel melden und dunkle Geländewagen gesehen haben, denn von denen gibt es ja reichlich in Gavrik.«

Ich nicke.

»Wann gehst du?«, fragt sie.

»Gehen?« Ich sehe zur Tür.

»Wann du von hier wegziehst.«

Niemals. Ich gehe nicht weg. Nie. Warum begegne ich Noora jetzt, wo ich gerade dabei bin, den Ort zu verlassen?

»Montag.«

Sie nickt, und an der Farbe um ihre Pupillen und der Art, wie sie die Lider schließt, erkenne ich eine Spur von Bedauern oder ein »Was hätte sein können?«. Aber das bilde ich mir garantiert nur ein.

»Meine neue Zeitung erscheint jeden zweiten Montag, deshalb wollen sie, dass ich am Dienstag anfange und mich in Ruhe einarbeite.«

Noora betrachtet ihren Becher und sagt: »Wieso bieten die hier keinen Alkohol an? Damit würden sie vom ersten Tag an den Umsatz verdreifachen.«

Ich greife in meine Jackentasche und hole meine Plastik-Colaflasche heraus.

Noora kneift die Augen zusammen.

»Ich bin Polizistin und könnte dich verhaften.«

Ich schenke zuerst ihr in ihren halb leeren Becher ein, dann mir. Sie hebt ihren Pappbecher an, lächelt mit diesem einzelnen Grübchen, und wir stoßen an. Na ja, es ist eher ein dumpfes Klopfen, weil die Becher aus Pappe sind.

Wir trinken.

Ihre Schultern sinken ein wenig herab. Sie blickt in ihren Becher und sagt stumm »Danke«. Bisher hat sie mich nicht nach meinen Hörgeräten gefragt, und dafür könnte ich sie küssen. Wir sind einfach zwei Frauen, die am 14. Februar in einem Fastfood-Restaurant sitzen und keine Verabredung haben.

»Siehst du Henrik Hellbom oft auf der Wache?«, frage ich.

»Den Botox-Anwalt?«

Ich bejahe.

»Ab und zu. Thord denkt, dass er dem Chef ein Timeshare für eine Ferienwohnung oder so verkauft. Jede Menge Papierkram. Und ich habe gehört, wie der Chef über eine ›bombensichere Investition‹ gesprochen hat – als würde es so etwas geben. Was haben Männer bloß immer mit Geld?«

Ich erinnere mich an die Broschüren mit Rennbooten und die Kreuzfahrtkataloge. Bietet Hellbom dem Polizeichef einen Anteil am Grimberg-Profit an, damit der für einen reibungslosen Ablauf der Ermittlungen sorgt? Hat Björn überhaupt so viel Einfluss?

»Und es geht das Gerücht von einer internen Ermittlung«, sagt sie. »Das ist nicht für die Zeitung gedacht, und ich weiß auch nichts Genaues. Aber man redet, dass nach Grimbergs Selbstmord nicht ganz nach Vorschrift verfahren wurde.«

»Nach Polizei-Vorschrift?«, frage ich und halte meine Stimme gesenkt.

»In der Gerichtsmedizin«, flüstert sie. »Der Gerichtsmediziner ist irgendwie mit den Grimbergs verbandelt, und die hatten gebeten, dass es besonders schnell geht, damit sie Gustav beerdigen können. Da könnte eine interne Ermittlung laufen.«

»Woher …«

Sie unterbricht mich. »Mehr kann ich nicht sagen. Und bis jetzt habe ich sowieso noch nichts Konkretes.« Sie tupft sich den Mund mit einer Papierserviette ab und wechselt das Thema. »Wo gehst du hin? Weit weg?«

Ich esse ein paar Pommes frites. Mit dem Rum, der meine Zunge betäubt, bin ich entspannter.

»In die Nähe von Malmö, in eine Kleinstadt, aber von dort bin ich in zwanzig Minuten in der Stadt.«

»Tja, falls du mal Stoff brauchst, kannst du mich jederzeit anrufen, und ich erzähle dir meine Geschichte. Eventuell müsste ich es erst mit dem Chef klären, aber sollte okay sein.«

»Deine Geschichte?«

»Beide Eltern irakische Ärzte. Meine Mutter war Kardiologin, und jetzt ist sie Putzfrau. Eine Kardiologin als Putzfrau. Mein Vater arbeitet in einem Baumarkt in einem Gewerbegebiet auf der grünen Wiese. Ich bin zur Polizei, sobald ich konnte, und habe angefangen, mit Hunden zu arbeiten, aber eigentlich wollte ich bei Problemen mit Gangs und bei Minderheiten-Hassverbrechen helfen. Und dann schicken die mich nach Gavrik, wo jeder eine blütenreine Weste hat und es keine Kriminalität gibt.«

»Wir hatten einige Verbrechen diese Woche.«

»Wem sagst du das?« Ihre Augen wirken müde.

»Und letztes Jahr«, ergänze ich.

»Habe ich gehört. Björn sagt, du hättest dich raushalten und den Medusa-Fall den Profis überlassen sollen.«

Ich verdrehe die Augen.

»Aber Thord findet, dass du es super gemacht hast. Er mag dich.«

»Er ist in Ordnung«, sage ich.

»Jetzt ist er gerade unterwegs, um eine Frau wegen ihrer Schnapsbrennerei zu warnen. Sie hat sich eine Brennerei in ihrem Bad gebaut, wo sie neunzigprozentigen Wodka brennt und ihn in ausgespülten Weinschläuchen an die Einheimischen verkauft. Sie schlitzt ein winziges Loch in die Schläuche, befüllt sie mit Raketentreibstoff und versiegelt sie wieder. Thord hat Sorge, sie könnte ihre halbe Straße in die Luft jagen.«

Mir fällt das Haus des Feuerwehrmannes ein. Und seine Nichte, die rothaarige Stemplerin.

Noora nippt an ihrem Drink. »Glaubst du wirklich, dass die alte Grimberg die Treppe runtergestoßen wurde?«

Ich zucke mit den Schultern und schütte die restlichen Pommes frites aus der Pappe aufs Tablett. »Keine Ahnung. Sie ist alt, aber ihr Verstand ist noch rasiermesserscharf. Ich will morgen mit ihr reden.«

»Björn denkt, dass die alte Grimberg durchaus der Fährmann sein könnte.«

»Weil Björn ein Arsch ist.«

Sie neigt das Kinn zur Brust und kichert. Es geht in ein Hüsteln über, und sie trinkt noch etwas Cola-Rum, um es zu stoppen.

»Kein Kommentar«, sagt sie.

»Steht ihr kurz vor einer Verhaftung?«, frage ich. »Was war diese zweite Spur?«

Sie schüttelt den Kopf, was so viel heißen soll wie »Bedaure, ich darf nichts sagen«. Dann wechselt sie erneut das Thema. »Der Chef denkt, dass Ludvig Grimberg vor Jahren einige Probleme hatte. Der Chef war bei ihm im Fabrikbüro, und es ging um anonyme Erpresserbriefe. Irgendein altes Familiengeheimnis, ein großer Skandal, den sie geheim halten wollten.«

»Haben sie je herausgefunden, von wem die Briefe kamen?«

Sie verneint.

Ich beuge mich näher zu ihr und frage: »Inoffiziell, verfolgt ihr noch andere Spuren? Irgendwas?«

Sie lehnt sich mir entgegen. »Da ist eine Sache. Ich erwähne die nur, weil du helfen könntest. Quid pro quo.«

Ich rücke noch näher.

»Gunnarsson hat in der Schulzeit andere schikaniert«, flüstert sie. Unsere Gesichter befinden sich so dicht beieinander, dass ich sie küssen könnte. »Er war verschrien. Wir sehen uns die Leute an, die in seinem Jahrgang oder jünger waren und auf die er es abgesehen hatte. Es könnte ein Motiv sein.«

»Und sind schon Namen aufgetaucht?«, frage ich.

»Nein. Wir kennen bisher zwei von denen, die er damals getriezt hat: einen Taxifahrer und einen Autohändler. Aber die waren beide zum Tatzeitpunkt bei der Arbeit.«

»Rache?«

Sie steht auf und zuckt mit den Schultern.

»Gehst du schon?«, frage ich.

»Du nicht?«

Wir werfen unseren Abfall in die vorgesehenen Eimer und Öffnungen in der Wand, wie es verantwortungsbewusste Schweden tun, und gehen nach draußen. Jetzt ist es schweinekalt, richtig wildschweinekalt. Eiskristalle glitzern wie unechte Diamanten, und die Schneeberge werfen Schatten.

»Ronnies?«, frage ich.

»Zu voll.«

»Das Kino hat schon zu. Die sind schon halb durch *Dirty Dancing*. Im Hotel gibt es keine Bar, und das Restaurant ist ausgebucht. Es bleibt nur Ronnies.«

»Ich muss noch ein oder zwei Stunden warten, bis ich nach Hause kann«, sagt sie. »Meine Mitbewohnerin hat ein Date.«

»Aha.«

»Wir könnten ein bisschen herumfahren, in deiner …«, sie sieht zu dem Tacoma, »Limo?«

»Oder möchtest du noch auf eine Cola-Rum mit zu mir kommen?«, frage ich. »Meine Mitbewohnerin, na ja, sie ist nicht meine Mitbewohnerin, sondern ich wohne bei ihr, bis ich weg bin, jedenfalls wird sie erst in einigen Stunden zurückkommen. Aber wir könnten dort etwas trinken.«

Sie sieht mich an, sehr genau an, und mir ist nicht mehr so kalt. Es mag zwanzig Grad unter null sein, und ich habe mir den Schal nicht vors Gesicht gebunden, weil ich dann blöd aussehen würde, dennoch ist mir nicht kalt.

Wir fahren zu Tam, parken und gehen nach oben, ohne viel zu reden. Noora ist hinter mir, und ich fühle, wie mich ihr Blick wärmt, als wir in die Wohnung gehen.

»Schön ist es hier«, sagt Noora. »Du hast dir die richtige Wohnung ausgesucht.«

Ich zünde den Holzofen an. Er raucht eine Weile, bevor die kalte Luft aus dem Schornstein abgezogen ist und das Feuer angeht. Mein Vater hat es mir erklärt, ehe sein Auto von einem Elch gerammt wurde. Er hat mir erzählt, dass die kalte Luftsäule im Schornstein erst erwärmt werden muss, damit das Feuer richtig angehen und der Rauch abziehen kann. Ich schließe die geschwärzte Glasklappe und denke an das Gesicht meines Vaters. Dann mische ich uns beiden einen Drink.

Noora streichelt meine Hand. »Auf Neuanfänge.« Sie stößt mit mir an, und diesmal klingen die Gläser wirklich. Mir fällt ein, dass ich sie nie nach ihrem neuen Leben hier gefragt habe.

»Wie lebst du dich ein?«

Sie kneift die Augen zusammen, sinkt auf das Sofa und zieht erst ein Kissen auf ihren Schoß, dann eine Decke näher zu sich.

»Es war hart, Ende Januar anzukommen, aber allmählich lerne ich alles kennen. Der Ort ist komisch, doch ich freue mich auf den Sommer.«

»Im Sommer ist es genauso komisch.«

Sie grinst. »Sag das bitte nicht! Mir wäre lieber, wenn du lügst.«

Ich setze mich neben sie und ziehe eine andere Decke

über meine Knie. Sie ist weich, hellblau und hat Fransen an allen Seiten. Wir sitzen da, sehen ins Feuer, und unsere Knie berühren sich beinahe. Der gelbe Feuerschein spiegelt sich im Zimmer und lässt die weißen Wände wärmer erscheinen.

»Schönes Feuer«, sagt Noora.

»Ja, nicht schlecht.« Nun rückt sie näher, sodass sich unsere Waden unter den Decken berühren. Ich wage nicht, mich zu bewegen. Vorhin noch dachte ich, meine Sinne wären besonders geschärft, aber jetzt höre ich auch jeden ihrer Atemzüge ganz deutlich und fühle sie außerdem auf meiner Haut. Ich kann sie riechen. Ihr Bein liegt an meinem, und ich konzentriere mich auf diesen leichten Druck, auf ihre Haut, sauge alles in mich auf – ihr Bein an meinem, ihr Knie an meiner Wade.

Ich bewege mich keinen Millimeter.

Noora beugt sich vor und stützt eine Hand auf ein Kissen. Jetzt sehe ich den zarten Flaum auf ihren Wangen, wie das Gefieder eines frisch geschlüpften Kükens. Sie riecht gut. Ihr Atem duftet nach Rum und Zucker. Er ist heiß an meinem Hals. Sie kommt näher, beugt sich nach unten und lehnt ihren Kopf an meine Schulter. Ist das die Geste einer Freundin oder einer Liebhaberin? Ihr Arm auf meinem Rücken. Langsam winden wir uns ineinander wie Kletterrosen. Aber ich bin viel zögerlicher. Ich habe schreckliche Angst davor, dass das hier alles nur Einbildung ist und ich alles verderbe. Ihr ist bloß kalt. Oder sie ist müde. Ich bewege mein Kinn und lehne es vorsichtig auf ihr Haar. Der Duft ist schwindelerregend. In der Ecke flackert das Feuer. Mit winzigen Bewegungen schiebe ich meine Hand auf ihre Schulter. Ich betrachte meine Finger und verlangsame meinen Atem, bis er im Rhythmus mit ihrem ist. Wir heben und senken uns in der Feuerwärme, die Decken über uns. Ich inhaliere ihr Shampoo, ihre Haut, alles von ihr.

36

Die Wohnungstür wird aufgestoßen. Ich reibe mir die Augen. Mir ist heiß. Noora hat sich an mich gekuschelt, wir liegen immer noch unter den Decken. Das Feuer glimmt schwach in der Zimmerecke.

Tammy kommt herein.

Sie sieht kalt und verfroren aus und schleppt große blaue Ikea-Taschen voller Vorratsdosen mit sich. Als sie sieht, dass ich nicht alleine bin, verhärten sich ihre Züge. Im matten Licht erkenne ich, dass sie die Backenzähne aneinanderreibt, eine verräterische Wölbung seitlich in ihrem Gesicht macht sich bemerkbar. Sie fixiert mich. Noora sieht sie nicht einmal an.

Ich halte einen Finger an meine Lippen. »Sie schläft«, flüstere ich.

Tammy geht in die Küche. Ich höre, wie sie die Kochmesser weglegt, sie ist nicht gerade leise. Die Kühlschranktür knallt, und wenige Minuten später knallt auch die Badezimmertür ins Schloss.

Noora rührt sich, streckt sich wie eine Katze auf einem warmen Felsen. Sie hat einige Sommersprossen auf ihrer Wange, bei denen ich an eine ferne, kürzlich entdeckte Galaxie denken muss. Nachdem sie sich aufgesetzt hat, streicht sie mir übers Haar.

»Wie spät ist es?«, fragt sie.

»Mitternacht.«

Sie richtet ihre Kleidung. Ich fühle mich ausgeglichen und gut, fürchte aber zugleich, dass alles auf dem Spiel steht.

»Gehst du?«, frage ich.

»Ich muss.«

Ich ziehe meine Sachen glatt, befreie mich von der Decke, und dann stehen wir an der Wohnungstür, zerzaust und idiotisch grinsend. Unsere Finger sind verschränkt.

»Fröhlichen Nicht-Valentinstag«, sage ich.

»Der war gestern.«

Ich küsse sie, sie presst ihre Lippen gegen meine. Unsere Finger sind immer noch verschränkt, drücken und streicheln sich. Ich fühle ein Streifen ihrer Zunge, dann geht sie.

Als ich um sieben aufwache, ist Tammy schon fort, und die Flaschen sind weggeräumt. Ich dusche. Meine Haut ist hundertmal empfindlicher als vorher, jede Berührung fühlt sich an wie elektrisch aufgeladen. Ich sehe nicht verkatert aus und fühle mich auch nicht so. Aber ich habe einen Bärenhunger.

Bacon und Rührei. Ich benutze sogar Tammys Frühlingszwiebeln und schneide sie mit ihrem japanischen Messer in winzige grüne Ringe. Obwohl ich überhaupt nicht kochen kann, schmeckt es köstlich. Hinterher wasche ich ab und gehe hinunter zu meinem Wagen. Die Bierdose aus dem Supermarkt ist explodiert. Die Kälte hat sie nicht richtig gesprengt, sondern eher in Zeitlupe zu einer schrägen, hellbraunen Eisskulptur verformt. Als wäre die Dose eingeschlafen und hätte mitten in der Nacht ihr Innerstes ausgekotzt, als wäre sie an ihrem Erbrochenen erstickt, hätte ihre Zunge verschluckt und wäre dann leise erfroren.

Ich gehe ins Büro. Die Tür bimmelt, und drinnen sitzt

Lena an ihrem Schreibtisch. Sonst ist niemand hier. Lars kommt samstags nicht in die Redaktion, und Nils ist für ein verlängertes Wochenende an irgendeinen See gefahren, von dem ich noch nie gehört habe. Dort will er im Eis nach Barschen angeln. Man sägt ein Loch ins Eis, lässt die Schnur hineinfallen und sitzt sieben Stunden da, um einen Fisch so groß wie ein Deoroller herauszuholen, der hundert Prozent nach Schlamm schmeckt. Ich kapiere es nicht.

Die Bierdose lege ich zum Auftauen ins Spülbecken.

»Möchtest du Kaffee?«, frage ich Lena durch den Türspalt hindurch.

Keine Antwort.

Ich gehe hinein.

»Ich verlange nicht viel von dir, Tuva.« Sie sieht zu mir auf und mir direkt in die Augen. »Ich bitte dich nur, deinen Job so gut zu machen, wie du kannst.«

Meine Haut juckt in der Jeans, und meine Hände sind klebrig vom kalten Bier.

»Weiß ich.«

»Und das Beste, was du tun kannst, ist besser als das, wozu die Besten fähig sind, verstanden?«

Ich nicke. Kann sie das Bier riechen?

»Deine letzte Ausgabe war deine schwächste. Die meisten deiner Artikel hast du spät geliefert, und ich hege den Verdacht, dass du deine Arbeit für den Ghostwriter vorgezogen hast, weil er dir mehr zahlt als ich.« Ich will antworten, aber sie hält eine Hand in die Höhe. »Dies hier« – sie nimmt die frisch gedruckte Ausgabe des *Posten* von ihrem Schreibtisch – »ist deines Namens nicht würdig.«

»Tut mir leid«, sage ich. Mir bleiben die Worte fast im Hals stecken.

Lena seufzt schnaubend.

»Setz dich«, sagt sie.

Mir ist nach Heulen, aber ich gebe dem Gefühl nicht nach. »Es gibt etwas, was ich tun könnte.«

Sie sieht mich misstrauisch an.

»Lass mich eine Story für dich schreiben, unentgeltlich, aus dem Süden. Nächste Woche oder nächsten Monat, wann immer du willst. Ich schreibe einen Artikel, in dem ich die beiden Orte vergleiche, etwas, das die Leute in Gavrik interessieren könnte, ein Eindruck von der Gegend dort aus der Perspektive von hier.«

Sie kratzt die Vertiefung über ihrer Oberlippe und denkt nach.

»Das müsstest du mit deinen Vorgesetzten klären.«

»Werde ich.«

Wir trinken unseren Kaffee in ihrem Büro, was ich noch nie getan habe, und ich habe das Gefühl, dass ich meine Beziehung zu ihr doch noch retten kann. Sie erzählt mir, dass ihr Mann Johan, der Wasserkraftingenieur, den sie in den USA kennengelernt und für den sie alles hinter sich gelassen hat, ihr gestern Abend Elchlende mit Preiselbeeren gekocht hat und sie danach *Predator* gesehen haben, weil sie beide den Film mögen.

»*Predator*?«, frage ich.

Sie zuckt mit den Schultern.

Danach erzähle ich ihr von meinem Date. Lena hört zu, aber es ist, als hätte sich eine Schlucht zwischen uns aufgetan. Ich erwähne nicht, dass mein Date mit der Polizei zu tun hatte oder dass es eine Sie war oder ein Nicht-Date im Fastfood-Restaurant. Aber sie kennt mich gut genug, um die Lücken allein auszufüllen. Lena erhebt ihren Kaffeebecher.

»Auf die Romantik.«

Ich hebe meinen ebenfalls hoch, sage jedoch nichts.

Als ich zu Tammy komme, ist sie nicht da. Was hingegen

da ist, ist ein riesiges Graffiti auf der einen Seite ihres Imbisswagens. Mistkerle. Es ist ein Bild von einem braunen Gesicht mit großen schwarzen Augen, in denen jeweils ein »G« leuchtet.

»Das haben sie gestern gemacht, als ich im Van war.«

Ich drehe mich um, und da ist Tam, die in ihrer Skijacke und der Pudelmütze klein wirkt.

»Was?«

»Ich glaube, es waren zwei, aber ich bin mir nicht sicher. Es könnte auch nur einer gewesen sein. Sie haben irgendwas Schweres gegen die Tür geschoben, und die Klappe war schon verriegelt für die Nacht.« Sie schluckt. »Und mein Handy war in meinem Wagen.«

»Die haben dich eingesperrt?«, frage ich.

Tammy sieht zu ihrem Imbisswagen hinüber, und ihrer Miene nach zu urteilen, möchte sie nie wieder einsteigen.

»Es dauerte nur fünf Minuten, aber, ja, jemand hat mich da eingesperrt. Ich habe geschrien und gebrüllt. Keiner ist gekommen. Vielleicht war es derselbe Drecksack, der mir die letzten Nächte gefolgt ist. Vielleicht ist es der Fährmann.«

»Dir gefolgt?«

Sie zuckt mit den Schultern. »So ein Kerl, den ich immer wieder sehe, riesige Kapuze, sodass ich sein Gesicht nicht erkenne, und er hält immer Abstand, aber ich sehe ihn dauernd. Ich bilde mir das nicht ein.«

»Warum hast du nicht …«

»Es ist wohl das Beste, wenn du deine letzten Nächte im Hotel verbringst, falls es dir nichts ausmacht, Tuva. Ich fühle mich gerade nicht so gut. Eventuell nehme ich mir eine Weile frei.«

»Ist es, weil ich jemanden mitgebracht habe? Sie ist nicht über Nacht geblieben.«

»Macht es dir etwas aus?«, fragt sie.

»Es tut mir leid«, sage ich und will sie umarmen. Aber sie verschränkt die Arme vor der Brust und weicht zurück. Die Luft ist eisig, und der Himmel ist so weiß wie Karins antike Zyanid-Pille. So früh ist niemand sonst hier, abgesehen von einem gebeugten Mann in der Ferne, der seinen Hund ausführt, und beide wirken, als wünschten sie sich, der Spaziergang wäre bald vorbei.

»Tam, bitte.«

»Ich kann dir auch bei den Kosten helfen, falls das ein Problem ist. Ich brauche ein bisschen Zeit allein, und ich muss wissen, dass keine Fremden in meiner Wohnung sind.«

»Ich kann das bezahlen«, sage ich. »Heute Nachmittag bin ich weg.«

»Okay«, sagt sie und geht zu ihrem Wagen.

Schmerz regt sich tief in meinem Bauch, als wäre etwas zerrissen. Eine Hälfte von mir ist Liebe oder vielleicht nur Schwärmerei, warm und friedlich. Die andere ist Feuer und Eis zugleich bei dem Gedanken, dass ich Tam verletzt habe und sie verliere.

Vielleicht braucht sie bloß Zeit. Wie würde ich mich nach einem harten, eisigen Arbeitstag fühlen, wenn mich irgendein Schwachkopf in meinem Wagen eingesperrt hat, ich mitten in der Nacht nach Hause komme und meine nicht zahlende Untermieterin mit einer Fremden auf dem Sofa vorfinde. Genau in dem Moment, in dem ich Sicherheit brauche, eine Umarmung, einen Tee und die Gewissheit, dass ich in meinem Zuhause sicher bin. Wie würde ich mich fühlen? Ich werde später mit ihr reden und alles klären. Sie ist meine einzige enge Freundin hier, und ich will nicht fortgehen, ohne mich mit ihr versöhnt zu haben. Das kann ich nicht.

Hastig gehe ich die Storgatan hinauf. Meine Wangen brennen im Wind. Im gesalzenen Schnee liegen schlaffe pinke Luftballons und rote Herzen mit Schleifen dran. Einige liegen noch auf dem Schnee, andere wurden untergepflügt, sodass der Schnee die Farbe von Erdbeereis hat. Als ich an Ronnies Bar vorbeigehe, gebe ich acht, die gefrorenen Pfützen von Erbrochenem zu meiden – unförmige Eisflecken aus halb verdautem Hotdog, Käsetoast und Bier.

Heute hebt sich die Fabrik dunkel vom Himmel ab. Die Schornsteine bewegen sich genauso auf mich zu wie an dem Tag, an dem Gustav starb. Wieder bläst der Wind von Osten, ziehen Wolken über mich hinweg und scheinen sich die Backsteine zu neigen. Aus dem noch funktionierenden linken Schornstein steigt Rauch auf, und ich sehe die Lastwagen, die hintereinander in der Durchfahrt stehen, um mit Kisten voller Salzlakritztaler beladen zu werden.

Ich gehe durch die Fabrikhalle. Hier kenne ich jeden und keinen. Dann bemerkt mich die rothaarige Stemplerin und stempelt noch kräftiger, hämmert die Lakritztaler platt und drückt jedem ein großes G auf.

Karin sitzt auf der obersten Treppenstufe.

»Hi«, sage ich.

Sie lächelt, aber ihre Augen sind gerötet, und ihr Mascara rinnt ihr in grauen Linien über die Alabaster-Wangen.

»Was würde ich für ein Leben geben«, sagt sie.

»Wie geht es deiner Großmutter?«, frage ich.

Karin steht auf und wischt sich mit dem Ärmel die Augen.

»Ihr geht es gut, aber Mutter …« Die Mascara-Streifen sehen aus wie Insektenbeine, die ihre Wangen umfangen. »Bald könnte nur noch ich übrig sein.«

Ich gehe nach oben und berühre ihren Arm, aber sie zuckt zurück.

»Sag das nicht«, erwidere ich.

Sie zeigt auf die Porträts und Fotos im Treppenaufgang.

»Jeden Tag muss Mutter an ihnen allen vorbei. An Großvater Ludvig, der sie verachtet hat, sie nie hier haben wollte und fand, sie wäre nicht geeignet, die Ehefrau eines Fabrikbesitzers zu sein.« Das Gemälde, auf das sie weist, zeigt einen Mann mit grauem Haar, einem krummen Oberkörper und einem kleinen ordentlichen Schnurrbart. »Ich will mir gar nicht ausmalen, was er davon gehalten hätte, dass meine Mutter das alles leitet. Siehst du denn nicht?« Sie sieht mich blinzelnd und aufgebracht an. »Die sind das Problem!« Wieder zeigt sie auf die Fotos und wird lauter. »Und sie, die unantastbaren Arbeiter. Wir dürfen sie nicht im Stich lassen, selbst wenn wir dabei draufgehen. Vater hielt es nicht aus, und jetzt muss Mutter an ihnen allen vorbei, jedem einzelnen Augenpaar, jeder Familie, die darauf angewiesen ist, dass wir diese Fabrik am Leben erhalten.«

»Hat Gunnarsson dir unangemessene Avancen gemacht, Karin?«

Sie sieht mich an und beißt die Zähne zusammen.

»Kein Kommentar.«

37

Der Empfangsraum ist eine Luftschleuse zwischen dem Öffentlichen und dem sehr Privaten. Er ist ein inszeniertes Portal, das zwei Welten miteinander verbindet. Wir gehen hindurch. Der große Salon wird von der fahlen Nachmittagssonne erhellt, und das Licht tut ihm keinen Gefallen.

In dieser Jahreszeit ist es weißes Zahnarztlicht, wie es Leute bei Nahtoderfahrungen sehen, und es bleicht jedwede Wärme oder Nuance. Der Lebensschrank starrt mich an, steht sperrangelweit offen, als wollte er mir drohen. Die Leistung meiner Hörgeräte lässt wegen der hohen Decke ein wenig nach. Die feuchte Wand ist dunkel, und unter dem Speisesaaltisch liegen mehr Messer als bei meinem letzten Besuch. Nun sind Schnitz-, Brot-, Filettier-, Schlachter-, Grapefruit- und Steakmesser hinzugekommen. Auch das mit dem Geweihgriff und dem geprägten oder gravierten G ist dabei. Stellenweise sind sie übereinandergestapelt. Messer auf Messer, und sämtliche Klingen weisen nach draußen auf die Welt.

»Du gehst nicht viel aus dem Haus, oder?«, frage ich.

»Draußen läuft ein wahnsinniger Mörder frei herum«, antwortet sie. »Hast du das nicht gehört?«

Ich sage nichts.

»Ich gehe raus, wenn ich den Ort verlasse«, erklärt sie.

»Aber ich hänge nicht im Café in Gavrik herum, wie ihr alle.«

Es gibt kein Café, es sei denn, sie meint die Sitzecke im Supermarkt.

»Warum nicht?«

Ihre Augenlider unter dem Pony wirken schwer. »Weil wir nicht wie du sind, Tuva.«

»Ich muss dich noch einmal fragen, Karin. Hat Per Gunnarsson dir Angst gemacht, als du ein Teenager warst? Wurde er zudringlich?«

»Wer hat dir das erzählt?«

»Ich habe gehört, dass er beinahe gefeuert wurde.«

»Beinahe«, wiederholt sie.

Ich will ihr mehr Fragen stellen, aber sie klopft an die Tür, hinter der Cici sich erholt, dreht sich um und geht weg.

»Komm schon rein«, sagt eine schwache Stimme.

Ich schaue mich nach Karin um, doch sie ist schon an dem dreibeinigen Kaninchen vorbei und in einem der anderen Zimmer.

»Ich bin es leider nur«, antworte ich.

»Ich weiß, wer es ist«, sagt Cici. »Kommen Sie rein, und lassen Sie sich mal richtig ansehen.«

Verlegen gehe ich hinein. Warum zur Hölle habe ich keine Blumen oder Weintrauben mitgebracht wie jeder anständige Mensch? Noora hätte Blumen mitgebracht. Pfingstrosen.

»Sie strahlen ja richtig«, sagt Cici, stemmt die flachen Hände auf die Bettdecke und setzt sich genauso auf, wie es früher meine Mutter getan hat. »Haben Sie zum Valentinstag eine neue Liebe gefunden?«

Was? Sie weiß es nicht. Wie sollte sie auch?

»Ein herzhaftes Frühstück«, sage ich. »Weiter nichts. Kann ich Ihnen irgendwas bringen? Wasser oder Tee mit Zucker?«

Cici schüttelt den Kopf.

»Dies sind unsere letzten gemeinsamen Tage. Werden Sie mal zu Besuch kommen?«

Ich nicke und richte ihre Decken. Dann bemerke ich die Spiegel.

»Für Ihr Make-up?«, frage ich.

Sie lächelt, allerdings ist es nicht wie zuvor, sondern blasser, mit mehr Patina und ohne Zähneblecken. Es ist ein viel älteres Lächeln.

»Kommen Sie her, meine Liebe.«

Ich hocke mich neben ihr Bett, und sie riecht irgendwie nach frischen Zitronen, als hätte sie sich die Haut mit der Schale eingerieben.

»Sehen Sie hin.«

Es sind sechs Spiegel, die so arrangiert wurden, dass Cici von ihrem Bett aus die Straße beobachten kann. Sie kann in einen großen Spiegel blicken, der genau im richtigen Winkel steht, und benutzt ihr Opernglas, doch ich erkenne auch so die Storgatan, auf der Leute zum Supermarkt gehen, um sich ihre Süßigkeiten für den samstäglichen Fernsehmarathon zu holen. Und durch einen anderen ovalen Spiegel mit Goldrahmen hat sie den Friedhof von St. Olov im Blick. Die Spiegel am Fenster sind nach unten geneigt, sodass Cici ihre Schwiegereltern, ihren Sohn und ihren Enkel in frostiger Stille ruhen sehen kann.

»Ist das nicht Zauberei?«, fragt sie. »Die liebe KK hat alles heute Morgen für mich aufgebaut. Sie ist so ein süßes kleines Ding.«

»Ja, wunderbar«, sage ich und bereue zutiefst, dass ich selbst nie darauf gekommen bin, etwas Ähnliches für meine Mutter in ihren letzten Wochen zu tun. Ich habe ihr nie gesagt, dass ich sie liebte oder mochte, nie, dass ich allein klarkomme, und nie habe ich ihr die Spiegel so montiert, dass sie den wunderschönen Vänern-See sehen konnte, zugefroren und mit Dutzenden von Schlittschuhläufern darauf, die klare Linien auf die gläserne Oberfläche malten. Es hätte ihr gefallen, denke ich. Und ich bin nicht einmal auf die Idee gekommen.

»Können Sie mir erzählen, was mit Ihrem Haus am See passiert ist?«

Sie nickt wehmütig und blickt von mir zu den Spiegeln, die auf die Grabstelle gerichtet sind.

»Es war ein gutes Zuhause für uns alle. Wie ein Schutzschild. Teilweise war es feucht, aber nicht so wie dieser alte Schwamm. Wir hatten Kühe in der Nähe, natürlich nicht unsere, und das Marschland, in dem es jeden August von Libellen wimmelte.«

»Sie müssen traurig gewesen sein, das aufzugeben.«

»Nein«, sagt sie. »Keine Reue. Mir mögen noch hundert Jahre oder hundert Sekunden zum Leben bleiben. Keinerlei Reue.«

Ich sehe sie verwundert an.

»Das meine ich ernst«, versichert sie. »Für das Haus war die Zeit gekommen, also ist es gegangen. Wenn die Zeit gekommen ist, muss man gehen, und für Häuser oder meine Schätze oben gilt dasselbe. Von denen habe ich eine Menge weggegeben, alles, was aus Wolle oder Seide war. Ich habe es Leuten gegeben, die es brauchten, Sie wissen schon, den Menschen aus dem Kosovo, aus Syrien, denen, die gerade erst hier angekommen waren. Sie kommen her, und es ist so unglaublich kalt. Sie brauchen die Sachen, nicht eine verknöcherte Alte, die auf ihrem Dachboden Modeschauen für sich selbst abhält. Die Hälfte habe ich verschenkt. Weg. Keine Reue.«

»Sie sind stärker als ich«, sage ich. »Ich bedaure vieles, und es folgt mir überallhin.«

»Ach, ich bin nicht stark«, widerspricht sie und tippt mit dem Zeigefinger auf mein Handgelenk. »Ich bin verängstigt. Dies ist die einzige Weise, wie ich leben kann, und ich bin zweiundachtzig, also klammere ich mich an das, was funktioniert. Es hilft mir. Nichts zu bereuen hilft. Wenn man seinen Schwiegervater verliert, seinen Mann und dann noch seinen Sohn und Enkel, aber immer noch lebt, braucht man ein Schutzschild aus Granit. Wenn ein Mann kaltblütig abgeschlachtet wird, nur ein paar Meter unter der Stelle, an der man sich nachts schlafen legt, braucht man erst recht ein Schutzschild. Mein Glaube, dass jeder seine Zeit hat, ist mein felsenfester Schutz.« Wieder blickt sie durch die Spiegel zur Grabstelle. »Jetzt gerade bin ich hinter dem Granit.«

»Ich habe meine Eltern verloren«, platzt es aus mir heraus. »In gewisser Weise habe ich sie beide verloren, als ich noch ein Kind war.« Ich sehe durch den anderen Spiegel zur Storgatan. Immer noch hocke ich neben dem Bett. »Ich dachte, beide Tode wären zu verhindern gewesen. Sie wurden mir genommen. Entrissen. Ein Schutzschild wie Ihres hätte mir geholfen weiterzumachen.« Ich denke an Tante Ida mit ihrer Narbe, die sich die Mühe gemacht hat, mir eine Viel-Glück-Karte zu schicken, und sehe Cici an. »Vielleicht glauben Sie nicht, dass Sie stark sind, aber das sind Sie. Ich denke, Sie sind …« Doch mir bleibt die Luft weg, und ich bringe die Worte nicht heraus.

Sie lächelt. Jetzt sind die Zähne wieder da, so wie letzte Woche, und es macht mich glücklich bis in die Zehenspitzen.

»Wenn es Ihnen besser geht, sollten Anna-Britta, Karin und Sie vielleicht mal für ein oder zwei Wochen verreisen. Und wenn Sie im Sommer nach Süden kommen, können wir uns mal auf ein Mittagessen treffen.«

»Urlaub!«, sagt sie, als hätte ich ihr vorgeschlagen, dass wir auf dem Mond Unkrautvernichter trinken. »Wir haben nie Urlaub gemacht, nicht ein einziges Mal. Meine Flitterwochen waren in der Türkei, wo Wurzeln geprüft und wichtige Handelsvereinbarungen getroffen wurden. Was würden unsere Arbeitnehmer denken, wenn wir einfach so Urlaub machen?«

»Die machen auch Urlaub.«

»Natürlich tun sie das, und den brauchen sie verflucht noch eins auch und verdienen ihn. Aber wir sind anders. Wir werden hier gebraucht, damit alles gut weiterläuft. Und wegen dieses Wahnsinnigen, der einen Toten mit unserem Lakritz bedeckt, müssen wir schwerer arbeiten denn je.« Sie reibt die Kaninchenpfote an ihrem Hals. »Würden wir verreisen, fänden wir bei unserer Rückkehr einen Haufen zusammengefallener feuchter Backsteine vor und Lakritzmasse, die wie ein schwarzer Fluss die Storgatan hinunterfließt. Und vierhundert Leute ohne Arbeit.«

Für einen Moment bin ich still, während ich dieses Bild vor mir sehe, diesen Lakritzfluss, und ich blicke durch die Spiegel zur Storgatan. Es wird dunkel.

»Erzählen Sie mir von Karin und Per Gunnarsson.«

Sie kneift die Augen ein wenig zu. »Ah, Sie wissen es also?«

Ich nicke.

»Sonderbar«, sagt sie. »Aber es ist ja nichts passiert. Gunnarsson war ein Versager, sehr ungeschickt in seinen Umgangsformen, aber letztlich hat er bloß in aller Öffentlichkeit und am helllichten Tag mit KK gesprochen. Wir haben das intern geregelt, und Gott sei Dank hat niemand seinen Job verloren. KK war wütend auf ihren Papa, und Gustav war wütend auf die Stemplerin, die es angezeigt hatte. Ihre Großeltern halfen, die ganze Sache aus der Welt zu schaffen. Sie haben vermittelt, und letztlich war ja nichts geschehen.«

Nichts geschehen? Im Ernst?

»Darf ich Sie etwas fragen, Cici? Sind Sie früher schon mal die Treppe runtergestoßen worden?«

»Nein«, antwortet sie.

»Aha.«

»Nicht hier.«

Ich beiße mir auf die Lippe.

»Damals im Haus am See. Das muss sechs oder sieben Jahre her sein. Aber da war ich noch kräftiger, nehme ich an. Ich fiel nur einige Stufen runter, stieß mir den Kopf am Geländer. Keine bleibenden Schäden. Bis heute weiß ich nicht, warum ich geschubst wurde.«

»Haben Sie eine Ahnung, wer Sie gestoßen haben könnte?«, frage ich.

Sie sieht hinauf zur Decke. »Da gibt es etwas, das Sie für mich tun könnten, falls Sie Lust haben.«

»Was?«

»Würde es Ihnen etwas ausmachen, rauf auf meinen Dachboden zu gehen? Ich wäre überglücklich, wenn Sie ein paar Armladungen herbringen könnten, alles durcheinander, russisches Roulette, sozusagen. Ein reines Glücksspiel. Nehmen Sie Sachen von den Kleiderstangen und aus den Hutschachteln, bringen Sie mir Schmuck und die buntesten Turnschuhe, die Sie finden können. Zwei Arme voll, wenn Sie mir die bringen könnten?«

Ich stehe auf. Meine Beine sind taub vom langen Sitzen aber ich gehe zur Treppe, die zum Dachboden führt, und spähe hinauf. Eigentlich will ich da nicht allein hinaufgehen. Dort ist es zu groß und schattig. Es gibt Hunderte Winkel, in denen sich der Fährmann verstecken kann.

An jede Stufe ist ein Rosmarinzweig angeheftet. Die

Luft wird kühler. Ich sehe die Bienen und Motten, die auf den Dachbalken schlafen, und ich werde misstrauisch, obwohl ich es auch als Privileg empfinde, hier oben allein mit ihnen zu sein.

Welche Kleiderständer? Dieser Raum ist so groß wie ein Kirchenschiff, so lang wie ein Fußballfeld und beinahe so breit, unterbrochen nur von den beiden riesigen runden Schornsteinen. Unter den Fenstern summen die Heizkörper.

»Hallo?«, rufe ich.

Nichts.

Ich gehe zur Vorderseite des Gebäudes und sehe, wie sich die Sonne in der Ferne auf den Utgard-Wald senkt. Sie sieht wie ein entzündetes Auge aus, das sich langsam und schmerzhaft für die Nacht schließt. Leute gehen in die Redaktion des *Posten*, um sich ihre Wochenausgabe zu nehmen und zwanzig Kronen in die Keksdose zu stecken. Anschließend sehen sie sich bei Björnmossen die herabgesetzten Hackmesser an.

Als ich zum anderen Ende wandere, hallen meine Schritte auf dem Dachboden. Hier ist die Grableuchte, die immer noch neben Cicis Nähmaschine flackert. Sie hat eine wetterfeste Haube mit Luftlöchern und sieht aus, als könnte sie tagelang brennen. Auf dem Tisch liegt ein Rollschneider, wie meine Mutter ihn früher zum Stoffschneiden benutzte, als sie noch Hobbys hatte. Und daneben befinden sich ein Stapel Ersatzklingen sowie eine Schneiderschere. Ich gehe weiter. Hier war ich noch nicht. Stapel runder Hutschachteln, wie Hochzeitstorten aufgeschichtet, und Haufen loser Stoffe und Stickarbeiten liegen hier. Eine Schaufensterpuppe mit schwarzen Augen und abblätternder Plastikhaut beobachtet mich, ihr Körper nichts weiter als eine Metallstange unter einer Nerzstola. Schuhständer sind an der Wand aufgereiht. Ich wähle ein verstaubtes Paar Turnschuhe aus rotem Wildleder, weil ich denke, dass die Cici recht sein müssten. Der Boden knarzt unter meinen Füßen, und ich halte inne, um mich zu den dunklen Nischen hinter den Kleiderständern umzuschauen. Mein Herz pocht, aber ich zwinge mich, flach und leise zu atmen.

Schließlich bewege ich mich weiter.

Halsketten wurden über die langen steifen Hälse von drei Puppen mit Handschuhen drapiert und außerdem an Stahlnägeln an der Wand befestigt. Ich kann die Marionetten an ihren Fäden sehen. Manche haben Bärte, manche rosige Wangen, und bei einigen sind die Schnüre so verwirrt, dass sie aussehen, als hätten sie sich erhängt. Da ist eine, die Lena ähnelt, und eine mit Pferdeschwanz und Stupsnase, die mir ein wenig zu ähnlich ist.

Ich greife mir ein halblanges Kleid, auf das unten knurrende Wölfe aufgestickt sind, die einander jagen, und wähle zehn oder zwölf Ketten mit unterschiedlich großen Perlen, Kristallen und Bernsteinen aus. Vermutlich sind sie alle unecht. Neben dem Linoleum-Laufsteg steht ein Stuhl, auf dem ich alles ablege, bevor ich zu einem Ständer mit Hosen an der hinteren Wand gehe. Schaut man hier aus dem Fenster, möchte man glauben, dass es bereits Nacht ist. Der Schnee schimmert grau unter mir, und die Rührer, Verkoster und Qualitätskontrolleure streben in ihren hässlichen Skijacken und überdimensionierten Moonboots aus dem Personaleingang und durch den Torbogen zur Ruine von St. Olov, die Mützen haben sie fest über die Ohren gezogen. Links von mir hat eine Schaufensterpuppe ihren Kopf zu weit zur Seite gedreht, sodass sie wirkt, als hätte sie Schmerzen. Die Schatten, die sie und ihre leblosen Gefährtinnen werfen, wirken nicht normal. Sie gleiten über die Wände, wenn ich mich bewege. Eine Schmeißfliege regt sich und summt träge, bevor sie sich auf einem Fenster niederlässt. Im Hof hinten ist es still, doch dann sehe ich eine Gestalt mit einer Kunststoffdose oder Kiste hinter einem Lieferwagen hervorkommen. Und als Nächstes sehe ich Licht. Das sind Flammen.

38

Die Mauern von St. Olov glühen rötlich gelb, und unten ist niemand, um das Feuer zu bezeugen.

Hier oben bin nur ich. Ich und einhundert komatöse Wespen.

Ich lasse die Kleider und Ketten fallen, wobei eine reißt und lauter murmelgroße Kugeln über die Dielen und den Linoleum-Laufsteg kullern. Ich sprinte die Treppe hinunter, nehme jeweils zwei Stufen auf einmal.

Cici kann nichts tun.

»Anna-Britta«, rufe ich, versuche allerdings, nicht zu panisch zu klingen. »Karin!«

Nichts.

Ich renne am Lebensschrank vorbei, der immer noch offen steht, an dem Tisch, über dem die Lampe mit Winden geschmückt ist, dem Kaninchen und den Messern. Anna-Brittas Tür ist offen, und nach wie vor liegen Gustavs Sachen auf dem Stuhl. Doch da liegt noch etwas anderes. Ein Foto. Es ist ein Foto von mir auf Gustavs Stuhl.

Erschrocken bleibe ich stehen und starre hin, ehe ich wieder losrenne, an dem Kachelofen und dem Eckzimmer vorbei. Ich gelange in den Empfangsraum.

»Anna-Britta!«, schreie ich lauter. »Feuer!« Inzwischen bin ich oben an der Treppe. Dort ist der Kasten mit der Aufschrift »Bei Feuer Glas einschlagen!« direkt über dem

Lichtschalter. Ich drücke mit dem Finger darauf. Schon Dutzende Male hat meine Hand vor solch einem Kasten geschwebt, hauptsächlich in der Schule, wenn andere Hockey oder Handball spielten und ich mich in einer dunklen Ecke versteckte, bereit, den Knopf zu drücken, um Hilfe, Aufmerksamkeit zu bekommen, einen Ausweg. Aber ich habe es nie getan. Das Glas knackt, und der Alarm geht los. In meinen Ohren fühlt er sich an wie der Bohrer beim Zahnarzt, und ich spüre einen stechenden Schmerz am Finger. Blut. Ich stütze meine Hand an die Wand, wo sie einen roten Flecken auf der verblassten Tapete hinterlässt. Dann drehe ich die Lautstärke meiner Hörgeräte auf die niedrigste Stufe, und Blut befeuchtet meine Wange, als ich sie streife.

»Tuva!«, ruft Anna-Britta von unten. »Sie sind verletzt.«

Sie kommt nach oben gelaufen, aber ich schüttle den Kopf und zeige zu den Wohnräumen. »Mir geht es gut, aber Cecilia ist noch da drinnen.«

Sie sieht zu meinem blutenden Finger und bemerkt Cicis Bernsteinarmband, das ich vor ein paar Minuten oben auf dem Dachboden anprobiert habe. Dann blickt sie mir in die Augen.

»Helfen Sie mir«, sagt sie.

Wir rennen durch den großen Salon.

»Sehen Sie nicht hin«, befiehlt sie, als wir am Schrank und dem Messertisch vorbeieilen.

Cici sitzt im Bett, hat aber die Decken zur Seite geworfen, sodass ich ihre orangen Leggings und ihre gestreiften Kniestrümpfe aus den Achtzigern sehe.

»Was ist los?«, fragt Cici.

»Feuer im Wurzelschuppen«, sagt Anna-Britta. »Die Feuerwehr ist unterwegs. Wir müssen dich rausbringen.«

»Wo ist die kleine Karin?«

Anna-Britta sieht mich an.

»Ich weiß es nicht«, antworte ich.

Wir heben Cecilia von beiden Seiten hoch. Anna-Britta nennt es »Gamstragegriff«, und es ist furchtbar umständlich, denn so können wir kaum gehen. Aber wir kommen bis zur Treppe, wo zwei Feuerwehrmänner übernehmen und sie nach unten tragen, als wäre sie federleicht.

Die Arbeiter stehen dicht gedrängt auf dem Sammelplatz, sprich: dem Parkplatz des Hotel Gavrik. Einige haben Skijacken an, aber die meisten tragen noch Schürzen und Haarnetze. Nun stehen sie so dicht zusammen wie Kaiserpinguine in einem Sturm am Südpol. Die Einsatzkräfte müssen sie bald ins Warme bringen, sonst werden alle blau vor Kälte.

Anna-Britta spricht mit der Brandmeisterin. Zwei Männer vergewissern sich, dass alle Gebäude geräumt sind, und eine Armee übergewichtiger Ratten stürmt fiepend aus dem Schuppen, wobei sie wild übereinander springen, um der Hitze zu entkommen.

»Die Privaträume oben sind leer. Das haben Tuva und ich überprüft«, sagt Anna-Britta zu einem der Männer, der durch die unverschlossene Tür laufen will. »Da muss niemand mehr nachsehen.«

Der Mann ignoriert sie. Zwei Frauen bekämpfen die Flammen. Der Löschzug passt nicht durch den Torbogen, weshalb er auf der Storgatan-Seite parkt, und die großen Scheinwerfer tauchen alles in ein gleißend weißes Licht. Die Schläuche schlängeln sich über den Hof.

Ich denke an die Nagetiere, die in den Fallen gefangen sind. Jetzt sind sie nicht mehr so human, diese durchsichtigen Kästen, aus denen die gefangenen Ratten freien Blick auf ihr drohendes Ende haben, nachdem ihr letztes Abendmahl bereits vertilgt ist. Sie sehen ohnmächtig zu, wie ihre Verwandten in Panik fliehen.

Ich spüre Hitze auf meinen Wangen. Die Flammen schlagen höher und höher, genährt von aufgestapelten Sommerreifen für die Lieferwagen und Bottichen voller Restzucker. Die Luft riecht nach verbrannten Töpfen und heißem Gummi, und sie klebt stickig schwer an meinem Gaumen.

»Sanitäter!«, brüllt ein Feuerwehrmann und zeigt zur Mauer von St. Olov.

Zwei Sanitäter nähern sich zögernd dem Feuer, und zusammen mit einem Feuerwehrmann ziehen sie einen brennenden Körper aus den Flammen.

Es handelt sich um eine Frau.

Jemand hinter mir ringt nach Luft.

Ihre Kleidung ist größtenteils schwarz von Ruß und ihr Haar versengt. Ihre Arme sehen aus wie zu lange gekochter Schinken. Die Sanitäter hasten mit der Trage an uns und der Menge vorbei zum Krankenwagen. Die Frau stöhnt. Von ihrer Haut steigt Rauch in die kalte dunkle Luft auf. Der Polizeichef wird aktiv und beginnt, die Leute zurückzudrängen, um dem Krankenwagen Platz zu machen. Ich sehe, wie ein Sanitäter einen Venenzugang im verbrannten Arm der Frau legt. Morphium? Ihre verkohlten Arme sind wie Krallen gebogen, aber ihre Zähne sind immer noch hell. Und ich erkenne sie wieder. Es ist die weiße Riesin, die Verkosterin.

Da ich meine Kamera nicht bei mir habe, knipse und filme ich mit meinem Handy.

»Sucht noch mal alles ab!«, brüllt der Brandmeister.

Nun können sie näher an den Brandherd heran, und es ist klar, dass es nicht noch mehr Opfer gibt. Sie pumpen weiter eiskaltes Wasser auf die Flammen.

»In dieser Jahreszeit ist alles knochentrocken«, sagt die Brandmeisterin. Meine Hörgeräte sind wieder auf normale Lautstärke gestellt, nachdem der Alarm und die Sirenen verstummt sind. »Keine Feuchtigkeit«, sagt sie.

Hin und wieder springen Flammen auf wie weiße Schlangenzungen, und ich höre schwache nichtmenschliche Schreie. Von weiter weg und in Bodennähe. Mäuse, Spinnen oder Igel im Winterschlaf. Vielleicht Insekten. Oder gefangene Ratten.

»Es ist unter Kontrolle«, sagt die Brandmeisterin zu Anna-Britta. »Sie können Ihre Leute jetzt nach Hause schicken. Wir wollen ja nicht, dass sie Frostbeulen bekommen.«

Anna-Britta geht durch den Torbogen, und ich sehe, wie Karin sie grüßt und ihre Schulter berührt. Sie sind von dem Mauerwerk eingerahmt, und hinter ihnen funkelt die Storgatan grau.

Noora und Polizeichef Björn kommen zu mir und der Brandmeisterin.

»Alles unter Kontrolle?«, fragt Björn.

Die Brandmeisterin nickt. »Sieht schlimmer aus, als es ist«, antwortet sie. »Noch eine halbe Stunde, dann ist es ganz aus. Diese Frau hatte Pech.« Sie hustet in der verqualmten Luft. »Wir können hier mit Noora weitermachen. Es ist unnötig, dass bei dieser Kälte alle draußen sind.«

Polizeichef Björn nickt und fragt: »Was sagt Ihr Gefühl? Unfall oder Absicht?«

Die Brandmeisterin zuckt mit den Schultern. »Mein Gefühl ist nicht mehr so verlässlich.« Sie schnuppert, wobei sich ihre Nasenflügel blähen. »Da drinnen muss ein großes Nest gewesen sein. Wir hatten schon Anrufe aus dem ganzen Ort, dass Ratten herumlaufen und Hunde und Katzen verschrecken. Ein großes Nest, schätze ich.«

Ich sehe zu Noora und frage sie stumm: »Okay?« Sie richtet sich auf und wendet sich an Polizeichef Björn. »Ich nehme die Zeugenaussagen auf. Und ich werde alles fotografieren, sobald die Feuerwehr es erlaubt.«

Björns Zähne klappern. Er nickt ihr zu und dann der

Brandmeisterin. Mich beachtet er nicht. Dann geht er weg, um mit Anna-Britta zu reden.

»Ein höllisches Feuer«, sage ich zu Noora.

Sie sagt nichts. Wasser schießt aus den Schläuchen, und die beiden Feuerwehrfrauen geben sich gegenseitig Halt. Die Flammen sind jetzt anders, kleiner, rauchiger, und ins Gelb mischen sich blaue und grüne Akzente.

Um neun Uhr ist das Feuer erloschen, und der rote Löschzug hat das Fabrikgelände verlassen. Noora hat von sieben oder acht Leuten Aussagen aufgenommen und jeden Winkel fotografiert, doch morgen wird sie alles wiederholen, sowie es hell ist. Die ganze Zeit sieht sie mich nicht an, macht sich nur ihre Notizen.

»Die verfluchte Tinte ist gefroren«, sagt sie und holt einen zweiten Kugelschreiber aus der Tasche ihrer Uniform.

Im Torbogen ist es jetzt kalt. Die Hitze aus der Ecke mit dem Wurzelschuppen, der seit über hundert Jahren hier stand, ist fort.

»Du hast gesehen, wie das Feuer ausgebrochen ist?«, fragt sie.

»Ja. Ist alles okay, Noora? Habe ich …«

Sie sieht mich mit großen Augen und geschürzten Lippen an, dann blickt sie sich um.

»Erzähl mir bitte nur, was du gesehen hast.«

Mein Magen fühlt sich falsch an, als hätte ich irgendwas vermasselt und wüsste nicht einmal, wie.

»Ich war auf dem Dachboden oben im alten Teil des Gebäudes. Ich habe Cecilia Grimberg mit ihrer Kleidung geholfen, weil sie nach dem Sturz nicht selbst hinaufgehen konnte.«

Wieder muss ich an die Rattenfallen denken. Plexiglas. Kästen, die auf die Tiere schmelzen wie ein vorgekochter vakuumverpackter Delikatessen-Albtraum.

Noora schreibt etwas auf und sieht wieder zu mir, genauer gesagt: auf meinen Mund.

»Schafft die Frau es?«, frage ich.

»Was hast du gesehen?«

»Ich konnte zum Hof sehen, aber die Fenster da oben sind nicht sehr sauber, und das Glas der alten Scheiben ist wellig, aber ich glaube, dass ich eine Person gesehen habe, die vom Wurzelschuppen weglief. Sie kam hinter einem der Lieferwagen hervor und hatte einen Behälter bei sich, eine Art Plastikkanister.«

»Hast du die Person erkannt?«

Ich schüttle den Kopf.

»Mann oder Frau?«

Ich blicke hinüber zu dem qualmenden Pflaster. Der Schnee ist verschwunden, und die Reifenstapel sind zu lakritzfarbenen Stümpfen zusammengeschmolzen.

»Ich konnte sie nicht sehr deutlich sehen. Sie schien normal groß zu sein, aber es kann jeder gewesen sein. Ich glaube, der Behälter war so ein kleiner Benzinkanister, wie sie in der Tankstelle außerhalb verkauft werden.«

»Was genau hat die Person getan?«

»Sie ist weggelaufen. Und dann sah ich die ersten Flammen.«

»Um wie viel Uhr war das?«

»Vielleicht drei Minuten, bevor ich den Alarm ausgelöst habe. Gegen fünf. Können wir nach deiner Schicht reden?«, frage ich.

Sie schüttelt leicht den Kopf. »Wer war sonst noch auf dem Hof. Wen hast du noch gesehen?«

»Niemanden«, sage ich. »Kurz vorher waren einige der Arbeiter gegangen, aber als ich die Gestalt vom Schuppen weglaufen sah, war keiner mehr da.«

Zwei Feuerwehrleute überprüfen die Asche auf dem

Hof, ob auch wirklich alles gelöscht ist. Dann geben sie die Tür in der Durchfahrt für Cici, Anna-Britta und Karin frei. Zehn Minuten später, als meine Unterhaltung mit Noora vorbei ist, kommen rund vierzig Leute und bleiben unter dem Torbogen stehen.

»Was ist jetzt?«, fragt Noora Anna-Britta.

»Das nennt sich Nachtschicht«, antwortet Anna-Britta.

Noora runzelt die Stirn.

»Ich muss Bestellungen liefern und habe Zulieferer, die sich auf mich verlassen. Da gibt es eine Kette, die ich nicht einfach unterbrechen darf.« Sie zeigt in die qualmende Hofecke. »Sperren Sie den Wurzelschuppen ab, meinetwegen alles, wenn es sein muss, aber diese Nachtschicht muss arbeiten können.«

39

»Was ist das für ein Februar«, sagt Hausmeister Andersson, der hilft, Cici die breite Treppe hinaufzubugsieren. Sein Schlüsselbund klimpert am Gürtel. Ich nehme an, dass er von Gustavs Selbstmord, Gunnarssons Ermordung und dem Feuer spricht, doch er fährt fort: »So etwas habe ich noch nie erlebt, diese Kälte!«

Cici verzieht das Gesicht vor Schmerz, als sie gestützt von Andersson auf der einen und mir auf der anderen Seite die Stufen hinaufhumpelt. Sie besteht darauf, selbst zu gehen. Karin läuft voraus, um Türen zu öffnen und Möbel aus dem Weg zu rücken, denn wir brauchen ziemlich viel Patz.

»1982 war es schlimm«, sagt Andersson hustend. »Mehr Schnee als jetzt, Verwehungen und alles, aber nicht so kalt.« Es ist, als würde er einen Monolog auf einer Bühne halten. Ich sehe, dass er unter seinem Overall eine Art buntes Hawaiihemd trägt. »Na, wenigstens hat das Feuer einiges Ungeziefer vernichtet.«

Wir schlurfen in den Empfangsraum.

»Den Rest schaffen wir allein, Andersson«, sagt Karin.

»Ich kann helfen.«

»Nein, wir kommen klar«, entgegnet Karin.

Andersson wirkt enttäuscht, weil er ausgeschlossen wird. Er nickt ernst und geht.

»Hast du Schmerzen, Oma?«, fragt Karin.

Cici schüttelt den Kopf, nimmt die Kaninchenpfote an ihrem Hals in die Hand und reibt damit über ihre Oberlippe. »Ich werde es überleben«, sagt sie. »Vorerst.«

Karin sieht mich an, und wir helfen Cici durch die Tür und den Samtvorhang.

»Kommt Andersson manchmal her, um Sachen zu reparieren?«, frage ich.

»Eines Tages wird er es wohl müssen«, antwortet Cici. »Doch bisher war er noch nicht hier.«

»Aber er ist seit Jahrzehnten der Hausmeister«, sage ich.

Cici lächelt mich an. »Ich bin ziemlich geschickt mit einem Akkubohrer.«

Anna-Britta bringt Bettzeug und Kissen aus Karins Eckzimmer.

»Ich bin noch nicht tot«, sagt Cici zu ihr.

»Polizeichef Björn sagt, dass es heute Nacht minus dreißig Grad werden soll«, erklärt Anna-Britta. »Du kannst nicht in einem Zimmer mit zwei Außenwänden schlafen. Da erfrierst du.«

»Wenn ich gehe, dann mit einem Knall, nicht mit einem Wimmern«, verkündet Cici.

Anna-Britta trägt alles zu Cicis Schlafzimmer nahe dem Kachelofen und dem Empfangsraum.

Die eine Seite des Raums ist ganz normal, aber in der Ecke ist die Innenwand gebogen, dahinter verbirgt sich ein Teil des riesigen Schornsteins, der sich ins Zimmer drängt.

»Karin, kannst du bitte den Kessel aufsetzen?«, fragt Anna-Britta. »Tuva, es steht Ihnen frei, nach Hause zu gehen, aber ich kann Ihnen auch ein Abendessen aus der Kantine bringen lassen.«

Tammy will heute Abend ganz gewiss nicht mit mir essen, und ich brauche mehr Informationen.

»Ein Abendessen wäre sehr nett«, sage ich. »Sofern es keine Umstände macht.«

»Was ist schon ein Esser mehr, wenn ich vierhundertdreizehn Münder zu stopfen habe?« Sie trägt keine Wimperntusche, und ich kann ihre Wimpern kaum sehe. »Und es ist gut, wenn die Küche zu tun hat. Je mehr Arbeit wir haben, desto besser für alle.«

Nach einigem Federbettgeschüttel und Lakenglattziehen kommt Karin, um Cici zu holen, die nun todmüde aussieht. Anna-Britta bringt sie in ihr Schlafzimmer und schließt die Tür. Ich bemerke Nachttöpfe oder »Pisspötte«, wie mein Vater sie nannte, in den Schlafzimmern, und in gewisser Weise leben diese Frauen hier, als wären sie in der Vergangenheit eingesperrt.

»Ich bestelle dir ein Tablett«, sagt Karin. »Mutter würde es bloß vergessen.«

Karin ruft unten in der Kantine an.

Das arme hinkende Kaninchen hoppelt in seinem Drahtkäfig herum. Im Fell an seinem Ohr hängt ein Stück Salat.

»Hol ihn raus«, bedeutet Karin mir stumm und gestikuliert mit dem Telefon am Ohr, dabei kann ich ihre Lippen besser lesen, als ihr bewusst ist.

»Wirklich?«, flüstere ich.

Sie nickt.

Ich öffne die Drahtklappe, und das Kaninchen, das so groß ist wie ein kleiner Hund, hüpft heraus. Vermutlich lassen die Grimbergs es hier immer mal frei durch den großen Salon laufen. Ich sehe, dass es auf die Messer unter dem langen Tisch zusteuert, deshalb stelle ich ihm meinen Fuß in den Weg, um es abzulenken. Das weiße Kaninchen mit den langen Schlappohren und dem lächerlichen Schwanz bringt ein wenig Menschlichkeit, Normalität und Vertrautheit in diesen gigantischen schimmligen Raum.

Karin stellt den Kessel auf und zündet eine dicke Kirchenkerze mit sieben Dochten an. Dies hier ist das genaue Gegenteil von Tams Wohnung, es gibt keine Kaschmirüberwürfe oder Sofas mit tiefer Sitzfläche und unnötigen Kissen, keine edlen Duftkerzen oder Dimmer für die Lampen, keine einzige Fotografie oder irgendein Kunstwerk. Die Familie ist die Kunst, schätze ich, so wie sie hier in ihrer absurden Installation leben. Es klopft an der Tür.

Karin rennt an mir vorbei. Ihr langes schwarzes Kleid fegt über die Dielen, als würde sie zum anderen Endes des Raumes gleiten. Sie schließt die Tür auf, geht hindurch und macht sie hinter sich zu. Einen Moment später kehrt sie mit einem Tablett zurück.

»Kann ich helfen?«, frage ich.

Sie verneint stumm.

Der Ablauf ist fast komisch. Sie bringt ein zweites Tablett, schließt die Tür hinter sich und stellt es ab, öffnet die Tür erneut, holt ein drittes Tablett und reiht es neben den anderen auf, bevor sie das letzte Tablett holt und dann die Tür wieder von innen abschließt.

»Jetzt haben wir alle«, sagt sie.

Ich helfe ihr, die Kantinentabletts zum Messertisch zu tragen. Jedes einzelne ist mit Frischhaltefolie bedeckt, die innen voller Kondenswassertropfen ist. Karin zupft die Folie von einem der Tabletts, und ich sehe den Falukorv-Eintopf: Scheiben anämischer Wurst in zerkochtem Kohl. Außerdem gibt es ein Glas Wasser, Messer und Gabel und eine Papierserviette. Karin bringt es in Cicis Zimmer.

Das Kaninchen hockt unter dem Lebensschrank und sieht mich an. Seine Augen sind leuchtend rot, und es futtert das Salatstück, das an seinem Ohr gehangen hat.

»Lassen wir unsere Tabletts noch zugedeckt, bis Mutter

rauskommt, sonst wird alles kalt, und dann schmeckt es noch schlimmer.«

»Hast du nie Lust, dir Thai-Essen aus dem Imbisswagen beim Supermarkt zu holen? Oder einen Hamburger?«

Sie sieht mich an, als wäre ich nicht ganz dicht.

»Vater hat immer gesagt, ›Was gut genug für unsere Arbeiter ist, ist auch gut genug für uns.‹ Wir kochen nicht in der Familie, haben wir nie. Hiervon leben wir.«

»Was für ein furchtbarer Abend«, sagt Anna-Britta, die zu uns kommt. »Wer hat Hunger?«

»Würstcheneintopf«, sagt Karin.

»Köstlich. Ich bin froh, dass Sie mit uns essen, Tuva. Da Sie nun durch die Tür gekommen sind, sind Sie beinahe eine Grimberg.« Sie richtet sich auf. »Sicher verstehen Sie, warum wir so unter uns bleiben. Aber da Sie nun schon einmal in den Privaträumen sind, sind Sie hier auch herzlich willkommen.«

Wir setzen uns. Anna-Britta sitzt am Kopf des Tisches, ich Karin gegenüber, wo ich die Zehen unter meinem Stuhl krümme, um mich nicht zu verletzen.

»Verzeihen Sie die Frage, wahrscheinlich ist es nichts weiter, aber mir fiel auf, dass Sie ein Foto von mir in Ihrem Schlafzimmer haben, Anna-Britta.«

Karin reißt die Augen weit auf.

»Habe ich?«, fragt Anna-Britta und sieht rüber zu ihrer Schlafzimmertür. »Ach ja, stimmt. Es ist von der Polizei, weiter nichts. Ein Ausdruck von der Überwachungskamera im Stechuhrraum von dem Tag, an dem Cecilia gestoßen wurde.«

»Bin ich eine Verdächtige?«, frage ich.

»Du meine Güte, nein!« Sie bedeutet uns, dass wir essen sollen.

Das Essen ist lauwarm und zu wenig gewürzt. Es ist

abscheulich. Doch auf eine befremdliche Art fühlt sich dies hier wie eine Familie an. Irgendwie gehöre ich an diesen Tisch mit dem Wursteintopf, und seit ich letztes Jahr zu Weihnachten allein in meinem Bett gegessen habe – hauptsächlich Flüssiges –, finde ich es okay.

An der Lampe hängen noch mehr Winden als vorher. Sie sehen aus wie blondes Winterhaar, mein Winterhaar. Die Strähnen hängen schlaff in der feuchtkalten Luft, aber sie bewegen sich sanft im Atem, sobald jemand spricht.

Karin greift nach dem Kontaktlinsenbehälter und dreht die Deckel des blauen wie des weißen Linsenfaches ab. Ich kann nicht anders, als hinzustarren.

»Pfeffer und Salz«, erklärt sie und zeigt es mir.

Nachdem sie ihren Eintopf nachgewürzt hat, nimmt sie eine Prise Salz und wirft sie über ihre linke Schulter.

»Dank all der Vorsichtsmaßnahmen war es nur ein kleines Feuer, nur der Wurzelschuppen«, sagt Anna-Britta. »Und wir hoffen, dass sich unsere liebe Verkosterin schnell erholt.«

Karin reibt sich die Augen, und ich sehe Tinte an ihrem Arm, die nicht von einem Tattoo stammt. Das hat sie auch, aber weiter oben, wo ihre Mutter es nicht sehen kann. Das auf ihrem Unterarm ist frische Tinte.

»Hast du geschrieben?«, frage ich und zeige auf ihren Arm.

Karin zieht die Ärmel ihres schwarzen Crêpe-Kleides bis hinunter zu ihren Fingerknöcheln. Die Adern und Sehnen auf ihrer Hand zeichnen sich ab wie blaue Weinranken.

»Modelliert und gemalt«, antwortet sie. »Etwas für Oma.«

»Kannst du morgen die Spiegel aufstellen, Karin?«, fragt Anna-Britta. »Cecilia muss die Familie sehen können.«

»Natürlich«, sagt Karin und schiebt ihre halb volle Eintopfschale zur Seite.

»Ich mache das schon«, sagt Anna-Britta. »Setzt ihr euch doch zur Kerze.«

Mir wird klar, dass bei Anna-Britta »Ich mache das schon« nicht dasselbe bedeutet wie bei normalen Eltern, die schmutziges Geschirr vom Küchentisch räumen. Sie belädt keinen Geschirrspüler oder zieht sich Gummihandschuhe an, sondern stapelt die Tabletts mit all dem übrig gebliebenen Essen aufeinander und führt Karins Scharade umgekehrt aus: Sie öffnet die Tür, bringt ein Tablett raus und schließt die Tür. Viermal.

Wir gehen zu dem kalten Ofen, und ich sehe das Kaninchen, das ängstlich unter dem Schrank kauert. Seine riesigen Schlappohren zittern, als Karin sich nähert.

Es ist kalt hier. Ich habe lange Unterhosen und ein langärmeliges Thermo-T-Shirt an, ein gutes aus dem Skiladen, dazu Stulpen und ein Micro-Fleece und einen richtigen Fleece-Pullover, aber mir ist immer noch kalt. Wahrscheinlich beträgt die Temperatur in diesem Raum nicht mehr als zwölf Grad.

»Ist es warm genug für Cecilia?«, frage ich.

Karin nickt. »Sie ist im wärmsten Zimmer, wegen des Hitzegedächtnisses des Schornsteins. Das hält sich in den alten Steinen. Ihr geht es gut.«

Hitzegedächtnis?

»Was für ein Abend«, sage ich.

Karin starrt zu der Stelle, an der ein Feuer sein sollte. »Hast du gewusst, dass Mutter ihre Uhr so eingestellt hat, dass sie nur noch die Uhrzeit anzeigt, zu der mein Bruder gestorben ist? Auf die Sekunde genau. Dieser Ort zerstört sie, und sie weiß es nicht mal.«

»Es wird besser. Bald ist Frühling.«

»Nein, bald nicht. Frühling wird es erst in drei Monaten, und bis dahin könnte meine Mutter schon bei den anderen im Familiengrab liegen. Was bedeutet, dass nur noch ich übrig sein werde.«

»So etwas darfst du nicht sagen.«

»Du hast gut reden«, erwidert sie. Die sieben Flammen der Kerze spiegeln sich in ihren Pupillen. »Würde ich versuchen, die Fabrik zu verkaufen, käme es heraus. Es würde sich herumsprechen. Und dann würden die Arbeiter mich nicht gehen lassen, nicht zulassen, dass ich verkaufe und dieses Gebäude verlasse. Es ist ausgeschlossen, dass ich lebend aus der Fabrik käme.«

40

Auf der Fahrt zu Tammys Wohnung lasse ich den Schal vor meinem Gesicht. Straßenlaternen beleuchten den leeren glitzernden Ort. In Gavrik gibt es einen Mörder, einen Mann oder eine Frau mit einer Waffe und einem Motiv, und es könnte jeder sein. Deshalb bleiben die Einheimischen in ihren Häusern. Sie sagen Verabredungen ab und schlafen mit geladenen Gewehren unter ihren Betten.

Gavrik ist verlassen, und das an einem Samstagabend. Keine Schlange vor Ronnies Bar, keine Wagen im Drive-thru vom Fastfood-Restaurant, keine Teenager, die berauscht von dem, was passieren könnte, zu Hauspartys unterwegs sind.

Tam ist nicht zu Hause. Sie wird in ihrem Van sein, hat eine elektrische Heizdecke über den Knien, wenn sie gerade nicht bedient, und guckt irgendeine gehackte Serie auf ihrem iPad. Der Heizlüfter brummt, ihre Messer sind sauber und geschärft, ihre Zutaten stehen bereit und ihre Soßen dampfen in die trockene Winterluft. Und eine Pistole liegt neben ihr.

Ich schließe den Tacoma ab und merke, dass ich mein Handy drinnen gelassen habe. Weil ich nicht weiß, wie es mit minus dreißig Grad fertig wird, schließe ich die Fahrertür wieder auf. Der Schlüssel geht problemlos ins Schloss, und ich ziehe am Türgriff. Nichts. Da ist kein Widerstand, nur ein schlaffes Flappen des Plastiks, das sich in seinen Angeln bewegt. Die Kabelverbindung zum Türmechanismus ist gerissen.

»Scheiße«, fluche ich. »Leck mich, du arktischer Scheißkisten-Dreadlock-Idioten-Kaff-Mist!«

Dann atme ich eisige Luft tief ein und fühle mich besser. Ich gehe zur Beifahrerseite. Hier liegt ein steinhart gefrorener Schneehaufen. Vorsichtig ziehe ich am Türhebel. Kein Problem. Ich nehme mein Handy und lasse den Wagen unverschlossen. »Hallo, Autodieb, es ist Februar in Gavrik und du hast keinen Schlüssel zu diesem Wagen? Viel Spaß, Alter, das Teil gehört dir, gern geschehen, und gute Fahrt noch, deine Tuva.«

Die Wohnung ist aufgeräumt, also muss Tam hier gewesen sein. Die Decken auf dem Sofa sind ordentlich zusammengelegt wie immer, und aus der einen ragen die Fransen hervor. Mit einer Hand streiche ich über das weiche Kaschmirgewebe und hebe die Decke an mein Gesicht. Vielleicht bilde ich es mir ein, aber ich meine, Nooras warmes würziges Parfüm zu riechen. Ich vergrabe mein Gesicht in dem Stoff, inhaliere so viel von ihr wie möglich.

Dann hole ich den Rum aus dem Schrank und stopfe ihn in einen Koffer.

Diese Wohnung könnte in gar keinem größeren Kontrast zum Zuhause der Grimbergs stehen. Sie ist normal groß und angefüllt mit echtem Besitz und weichen Dingen, auf denen man sitzen und sich nach einem harten Tag nahe sein möchte. Es gibt eine Einbauküche mit einer halbedlen Stereoanlage an der Wand. Es gibt einen Fernseher! Ich gehe zu Tammys Bett und habe ein komisches Gefühl in der Brust. Meine Augen brennen. Auf ihrem Nachttisch stehen drei Fotos. Eines von ihren Eltern, als sie jung waren. Es ist eine tolle Aufnahme von den beiden auf Fahrrädern in irgendeinem Vorort von Bangkok vor ihrem ersten Haus. Das Foto könnte von einem Profi aufgenommen worden sein, aber es wurde von Tams Onkel gemacht. Das Licht war perfekt, ein Schnappschuss von einem Amateur, dennoch stimmt alles. Die Gesichter im richtigen Winkel, und das Bild strahlt Liebe aus, ist schlicht richtig und schön. Dann ist da noch ein Foto von Tam und ihrer Mutter vor einigen Jahren, als sie zusammen Pilze im Utgard-Wald sammeln. Tam hält ein kurzes gebogenes Messer in der Hand, ihre Mutter einen Korb. Es ist mit Selbstauslöser gemacht, die Kamera stand auf einem Baumstumpf. Und schließlich ist da ein Bild von mir. Das kleinste Foto in dem Trio ist eines von ihr und mir, letztes Jahr unten beim Stausee aufgenommen. Wir stehen Arm in Arm, das Wasser glitzert im Hintergrund. Ein Selfie von besten Freundinnen.

Ich überlege zu warten, bis Tam nach Hause kommt, um mich zu entschuldigen und alles zu besprechen, aber sie ist abends immer so müde. Morgen werde ich sie sehen. Das hat Vorrang, ich werde alles wieder richtigstellen, bevor ich fortgehe. Ich brauche Tam, und ich denke, dass sie mich wohl auch braucht.

Mein Kulturbeutel ist noch im Bad, also stecke ich ihn in einen meiner drei schwarzen Koffer, die alle an der Tür stehen, wo Tam sie hingepackt hat.

Die Fransendecke zieht mich zurück zum Sofa. Ich schnuppere ein letztes Mal an ihr, und es fühlt sich wie ein trauriger Abschied von allem Guten in meinem Leben an. Und ich beginne zu weinen. Die weichen blauen Fäden saugen meine salzigen Tränen auf. Ich sehe ein Gesicht vor mir, das gleichzeitig Tammy, Lena und Noora ist, alle enttäuscht, alle abgewandt. Als das Gesicht mich wieder anblickt, ist es das meiner Mutter, und es hat Lakritztaler anstelle von Augen.

Ich lege die blaue Decke wieder zusammen und lasse meinen Schlüssel auf dem Couchtisch, bevor ich meine Koffer nehme, von denen ich einen mit dem Fuß schiebe. Hinter mir fällt die Tür schwer ins Schloss. Kein Zurück.

Die Hoteltür ist verrammelt und verriegelt. Ich stehe mit drei Koffern da wie eine Touristin, die das mit den Zeitzonen nicht hinbekommen hat. Mir ist schwindlig. Die einzige Person in der Nähe ist der bucklige Alte mit dem dicken Stock und der zu großen Kapuze, der mit seinem Husky-Wolfshund und einer Supermarkttüte voller Dosen unterwegs zu St. Olov ist. Wahrscheinlich hat er das extrastarke Norrland-Bier gekauft. Ich google das Hotel Gavrik auf meinem Handy und rufe an. Nach einer halben Ewigkeit nimmt die Empfangsdame ab, die gleichzeitig die Kellnerin ist, und kommt nach unten, um mich reinzulassen.

»Wir nehmen nach zehn keine Gäste mehr auf«, sagt sie anstelle einer Begrüßung. Ich erinnere mich nicht an ihren Namen. Sie trägt einen Einteiler oder eine superlange Strickjacke, die sie wie einen Bademantel um sich geschlungen hat, Schaffellpantoffeln und ein Paar Ohrenwärmer, die um ihren Hals hängen wie bei einem Holzfäller, der eine Pinkelpause macht.

»Ich bin es, Tuva vom *Posten*. Tut mir leid, dass ich so spät bin, aber ich brauche ein Zimmer für zwei Nächte. Ich kann auch im Voraus bezahlen.«

Sie saugt Luft durch ihre geschürzten Lippen ein.

»Egal welches Zimmer.«

»Die Polizei hat uns gesagt, dass wir besonders vorsichtig sein sollen. Wachsam.«

»Ich bin es, Tuva«, wiederhole ich.

Sie schnieft. »Wir renovieren einige der Zimmer, und die meisten sind nicht geputzt. Hier kommen keine unangemeldeten Gäste, nicht im Februar, nicht mal im Sommer, weil die Leute telefonisch im Voraus buchen oder per E-Mail.«

»Darf ich reinkommen? Hier draußen ist es eisig.«

»Drinnen ist es nicht viel wärmer«, sagt sie. »Minus neunundzwanzig Grad, und es kann noch kälter werden.«

Immerhin lässt sie mich rein und schlurft in ihren Pantoffeln hinter den Empfangstresen.

»Ich sehe mal, was ich habe.«

Was sie hat? Wie viele Leute können hier denn wohnen?

»Da wären zwei«, sagt sie. »Die Flitterwochen-Suite – ist eigentlich keine Suite, nur ein richtig langes Zimmer – oder ein Standard-Einzelzimmer mit eingeschränkter Aussicht.«

»Ich nehme das zweite.«

»Ist noch nicht renoviert«, sagt sie. »Ich bin ehrlich zu Ihnen. Das kann ich Ihnen für tausendzweihundert Kronen die Nacht überlassen.«

»Ach, kommen Sie schon! Sie werden das Zimmer heute Abend nicht mehr los. Wie wäre es mit zweitausend Kronen für beide Nächte?«

»Es gibt ein Hotel in Munkfors, bei dem Sie es probieren können. Die sind billiger als wir.«

Ich sehe sie wütend an.

»Die Telefonnummer habe ich hier.«

»Na gut«, sage ich und gebe ihr meine Kreditkarte. »Ich nehme es.«

Sie checkt mich ein und sagt mir, dass das Zimmer im zweiten Stock auf der Rückseite ist und ich auf keinen Fall meine Tür öffnen soll, ohne mich erst zu vergewissern, wer da ist. Sie sagt, Gavrik sei unsicher. Ich quetsche mich mit meinen Koffern in den winzigen Aufzug und fahre hoch. Oben schiebe ich die Schlüsselkarte in den Schlitz, und das kleine Licht leuchtet grün. Mit einem erleichterten Seufzer gehe ich hinein. Die drei Koffer füllen das Zimmer praktisch aus. Es gibt eine leere Minibar, die warm ist, und einen Fernseher mit einem Sprung in der Scheibe. Das Bad ist eine Linoleum-Schande mit einem dieser klebrigen Duschvorhänge voller Schimmelflecken. Es stinkt. Ich überprüfe das Schloss und sehe durch den Spion, aber jemand hat das Ding falsch herum eingesetzt, sodass ich nicht sehe, wer draußen ist, aber dafür sieht mich jeder von draußen. Morgen werde ich den mit einem Kaugummi abdecken. Die Verbindungstür zum Zimmer nebenan überprüfe ich doppelt – sie ist verschlossen.

Ich hole den Rum aus meinem Koffer, setze mich aufs Bett und ziehe alle vorhandenen Decken heran. Sie sind nicht allzu sauber, aber sie dürften mich am Leben halten, sollte nachts die Heizung ausfallen.

Auf dem Bett trinke ich in großen Schlucken, nippe nicht und blicke durchs Fenster zur Lakritzfabrik. Ich bin mitten im Geschehen, schlafe zwischen meinem Büro, oder vielmehr meinem Ex-Büro, der Wache – wo Noora gerade irgendwas tut – und der Fabrik. Dies ist die Kaffversion des Bermudadreiecks. Und dann höre ich ein Kratzen an der Tür.

41

Ich schaue in den Flur, aber da ist niemand. Es müssen Mäuse sein. Oder Ratten. Ungeziefer. Typisch für die Jahreszeit.

Nachdem ich wie ein Stein geschlafen habe, wache ich um kurz nach neun auf. Die tief stehende Sonne scheint durchs Fenster, schickt ihre Strahlen zwischen den Grimberg-Schornsteinen hindurch und auf das Sperrholz des Kopfteils von meinem Bett.

Ich greife nach einem Glas Wasser, doch da ist nur die Rumflasche. Mit fest zusammengekniffenen Augen streiche ich über das gewölbte Glas. Aber so weit bin ich noch nicht. Solche Probleme habe ich nicht.

Mein Schädel ist zu eng. Er passt nicht. Ich reibe mir die Augen, stehe auf und öffne das dreifach verglaste Fenster, sodass eisige Luft hereinströmt wie Meerwasser in ein geborstenes U-Boot. Ich dusche, sofern man von Duschen sprechen kann, denn es ist eher ein kraftloses Plätschern auf meinen Kopf. Dann setze ich meine Hörgeräte ein und fahre im Aufzug nach unten zum Frühstück. Eine Familie, bestehend aus zwei extrem Beige tragenden Erwachsenen, einem rotgesichtigen Mann und einer kleinen ungeschminkten Frau, zerrt ihr brüllendes Kind kurz nach meiner Ankunft aus dem Saal. Gott sei Dank.

Das Büffet ist ein Witz, nein, ein Verbrechen. Winzige

Gläser mit verwässertem Saft, so kleine Cornflakes-Packungen, dass ein Hobbit vier bräuchte, geschnittenes Brot von der billigsten Supermarktsorte und ohne Kruste. Vielleicht wird es so hergestellt, nicht gebacken, nur irgendwie gefertigt.

Beim Bürsten heute Morgen habe ich einen Klumpen Haare verloren. Einen großen. Darauf könnte ich vor Antritt meines neuen Jobs in zwei Tagen wahrlich verzichten. Unten im Süden werde ich rohes Gemüse essen und kanisterweise Wasser trinken. Einen Versuch ist es wert. Wenigstens habe ich den Schlafwagen gebucht. Elf Stunden in einem Schlafwagen, der mich von diesem Kaff in den zivilisierten, weltoffenen Süden bringt. In elf Stunden von minus dreißig Grad zu ungefähr minus fünf, von relativer Dunkelheit zu relativer Helligkeit. Ich habe die Tageslichtzeiten gegoogelt. Das ist ein erheblicher Unterschied.

Mir bleibt noch der Tag heute, um eine Spur zu finden, mit der ich der Polizei helfen kann. Denn wenn sie nicht bald Fortschritte machen, wird es noch eine schreiende ausgeblutete Leiche hier geben, das fühle ich.

Es muss eine Verbindung zwischen Hellbom und Gunnarsson geben. Und ich muss herausfinden, wer die Schneeschädel in der Stadt verteilt. Wen hat Gunnarsson vor zwanzig Jahren noch schikaniert? Gab es andere Mädchen, mit denen er geredet hat?

Die Grimbergs zu befragen, ist nach wie vor meine beste Option. Sie haben noch mehr, viel mehr zu erzählen. Morgen dann werde ich der Polizei alles erzählen, was ich herausbekommen habe, und Holmqvist meine Recherche übergeben, per E-Mail und ausgedruckt, wie verlangt. Ich werde mich von Tam und Noora verabschieden. Morgen Abend holt mich ein Taxi ab und fährt mich zum Bahnhof nach Karlstad, wo ich den Zug um halb zwölf nehme. Ja, das Taxi ist ein Luxus, aber auch mein Traumabgang. Fast vier Jahre habe ich mir ausgemalt, wie ich auf der Rückbank sitze, meine gesamte Habe im Kofferraum, und ein Ticket für eine einfache Fahrt in meiner Tasche. Aber nicht Viggo wird mich fahren, keine Sorge. Das wird seine neue Kollegin tun.

Als ich das Hotel verlasse, sehe ich Noora, doch sie grüßt mich nicht. Sie ist mit Thord zusammen. Ich hole meine Interview-Ausrüstung und wandere durch die Tore von Grimberg Liquorice. Es sind andere Polizisten da, die ich nicht kenne, und Hausmeister Andersson wirft schaufelweise Splitt auf den Boden.

»Ah, Sie sind es«, sagt er, als ich auf ihn zugehe.

»Eine furchtbare Nacht«, antworte ich.

»Der alte Wurzelschuppen hätte schon vor Jahren weggemusst«, sagt er. »Und durch die ganze Löscherei kann da hinten jetzt die Eishockeymannschaft trainieren. Sehen Sie sich das an!«

Der Hof hinter dem Torbogen ist ein schwarzer Spiegel, über den weiße Wolken tanzen.

»Das ganze Wasser und minus dreißig Grad, gucken Sie sich das an«, sagt er. »Wie das hier aussieht. Noch mehr Arbeit. Aber die alte Miezekatze tut mir leid.«

»Was?«

»Haben Sie es nicht gehört? Der alte Kater ist letzte Nacht vor seinen Schöpfer getreten. Wir haben ihn heute Morgen gefunden, verkohltes kleines Ding, nur noch Knochen und versengtes Fell. Er war um die zwanzig, vielleicht älter, also wäre er sowieso bald gestorben.«

»Und was ist mit der Verkosterin? Der verwundeten Frau?«

»Ach die.« Er verzieht das Gesicht. »Sie lebt. Gut geht es ihr nicht, aber sie lebt.«

War es der Kater, den ich letzte Nacht gehört habe, hat er so entsetzlich geschrien? Oder war es die weiße Riesin?

»Grässliche Art zu sterben, verbrennen«, sagt er. »Grässlich.«

Ich nicke. Das Salz in seinem Splitt kann ich beinahe schmecken. Er hat seinen Pass in der Jackentasche, er ragt aus seiner Tasche. Bordeauxrot mit goldener Schrift. Eine Frau mit dünnen Latexhandschuhen geht an uns vorbei, und als sie sich dem Personaleingang nähert, zieht sie ihre Mütze ab. Es ist die Rothaarige.

»Die hasst es hier«, sagt Hausmeister Andersson und weist in ihre Richtung.

»Was?«

»Hat sie mir mal erzählt. Sie fragt sich, wie es kommt, dass ihre Mama krank ist und die Grimbergs hier immer noch im Luxus leben. Sie hat gesagt, die Grimbergs müssten jämmerlich dahinsiechen, nicht ihre Mama, die sich hier ein Leben lang krummgeschuftet hat. Aber sie kann nicht kündigen, denn wo sollte sie hin? Kennen Sie andere Firmen in der Gegend, die Lakritzstempler brauchen?« Er schüttelt den Kopf. »Sie ernährt ihre ganze Familie und brennt nebenbei Schnaps, um über die Runden zu kommen. Den verkauft sie in Weinkartons. Tödliches Zeug. Lakritz und Schnaps. Einmal hat jemand versucht, sie auszurauben. Ich schätze, an den Wochenenden hat sie einiges Bargeld im Haus. Sie hat dem Kerl einen Strumpf voller Billardkugeln um die Ohren gehauen. Ihn fast totgeschlagen. Jedenfalls hat die nicht viel Gutes über Grimberg Liquorice zu sagen, das steht fest.«

»Hat sie Gunnarsson gekannt?«

»Die zwei haben nicht miteinander geredet.«

»Kannten sie sich?«

»Könnte man sagen«, antwortet er. »Sie war es, die ihn

damals erwischt hat, als er mit der jungen Karin Grimberg redete. Und sie hat es auch gemeldet.«

»Weiß die Polizei davon?«, frage ich.

»Woher soll ich das wissen?«

»Sie kennen die Grimbergs doch gut. Sie haben eine Geschäftsbeziehung zu ihnen.«

»Ach.« Er blickt hinauf zum großen Salon und dann zu seinem Keller. »Haben die Ihnen das erzählt, ja? Tja, für die ist das richtig gut gelaufen. Haben sie Ihnen das auch erzählt?«

»Wäre es Ihnen lieber, wenn jemand anderes …«

Er unterbricht mich und knallt den Holzstiel seiner Schaufel auf die Pflastersteine.

»Falls die jammern, weil ich hier unten wohne, sagen Sie denen …« Andersson bebt beinahe vor Wut. »Vergessen Sie es. Ist egal.«

»Nein, sagen Sie es ruhig«, fordere ich ihn auf.

»Würden die mir bezahlen, was mir zusteht«, flüstert er nun. »Wäre ich in null Komma nichts hier weg und irgendwo, wo es warm ist. Mit Palmen und Abendessen im Freien. Glauben die, ich will da unten wohnen?« Er blickt erst zu seinem Keller hinüber und dann zum großen Salon hinauf. »Mir reicht es bald … Haben die behauptet, dass ich mir das hier ausgesucht habe?«

»Zahlen sie Ihnen keine Dividende?«, frage ich.

Andersson weicht ein paar Schritte zurück. »Ich muss weitermachen«, sagt er und geht weg.

Am anderen Ende des Torbogens betrachte ich die Reste des Wurzelschuppens, die an einigen Stellen noch qualmen, und das geschmolzene Reifengummi, das glatt und zähflüssig ist, wie Asphalt im August.

Rechts von mir steht der Propangasheizer, den sie für Gustavs Grabstelle benutzt haben. Er ist an und raucht, und er steht hier, auf der Seite der Fabrik, aber nahe an der Grenze und nahe beim Familiengrab auf der anderen Seite der Mauer.

Hinter dem eingestürzten Schuppen, der nun nur noch aus einigen wenigen verkohlten Dachbalken besteht, sind schaurige Schneeschädel auf der Mauer von St. Olov aufgereiht. Ich nehme an, dass sie die ganze Zeit schon dort waren, der Schuppen und die Lieferwagen aber die Sicht versperrt haben. Sie sind viel größer als die traditionellen Schädel, eher kürbisgroß. Oder waren es. Die meisten sind von der Hitze letzte Nacht halb geschmolzen, sodass ihre Gesichter jetzt so glatt und ausdruckslos sind wie Henrik Hellboms. Ihre Augen müssen rausgefallen sein, und die Überreste der Eisschädel sind seitlich eingefallen wie zu einem nie endenden Schrei.

Die Schneeberge im Ladebereich sind bereits weg, und übrig ist ein ekliger Geruch von Ruß und aschenfleckigem Eis unter meinen Füßen. Ich sehe Thord und Noora mit zwei offiziell wirkenden Frauen sprechen und warte, bis sie fertig sind.

»Eine schlimme Nacht«, sage ich zu Thord.

»Leider. Und es heißt, aller schlechten Dinge sind drei.«

Ich frage mich, welche drei er meint. Der Selbstmord, die Tat des Fährmanns, der Lkw-Unfall, Cicis Sturz oder dies hier. Sind wir nicht schon über drei hinaus? Deutlich? Welche der Ereignisse zählen?

»Kann ich ein Statement für die Zeitung bekommen?«

»Ich dachte, da bist du nicht mehr«, sagt Noora, ohne eine Miene zu verziehen.

»Der Neue fängt am Dienstag an, also arbeite ich bis dahin. Zitat?«

Thord lächelt mich an, als würde er mich vermissen. »Es geht das Gerücht, dass dein Ersatz ein halbprofessioneller

Segler ist. Hier oben wird er nicht viel zum Segeln kommen, was?«

Ich lache laut, und es tut mir im Kopf weh.

»Du darfst schreiben«, sagt Thord, »dass die Polizei von Gavrik um circa siebzehn Uhr auf einen Notruf reagiert und in einer Ecke der Grimberg-Fabrik ein Feuer entdeckt hat, das die Feuerwehr sofort löschen konnte. Du kannst auch schreiben, dass eine Person Verbrennungen zweiten Grades erlitten hat und gegenwärtig in der Spezialabteilung für Brandopfer in Karlstad behandelt wird. Schreib, dass die Polizei Gavrik die Brandursache ermittelt, und sollte jemand irgendwelche Informationen haben bezüglich ...« Beim letzten Wort zwinkert er mir zu, und ich tippe, er hat es sich von Björn ausgeliehen. »... des Vorfalls, möge er oder sie sich bitte umgehend bei uns melden.«

»Danke.«

»Inoffiziell behandeln wir es als einen Fall von Brandstiftung.«

»Glaubt ihr an einen Zusammenhang mit dem Fährmann-Mord?«

»Nein«, antwortet er. »Aber, und das ist inoffiziell, wenn es so viele Vorfälle an einem Ort innerhalb so kurzer Zeit gibt, du weißt schon, dann muss ich nachforschen, ob und wie sie zusammenhängen. In diesem Ort läuft so mancher mit einem Groll herum, teils seit Jahrzehnten.«

Ich justiere mein Hörgerät, weil es im Ohr schmerzt.

»Habt ihr gewusst, dass es die rothaarige Stemplerin war, die vor Jahren Gunnarsson gemeldet hat? Sie hat gesehen, wie er Karin ansprach.«

»Wissen wir«, antwortet Thord. »Einige Leute verlangen, dass wir eine Ausgangssperre verhängen.«

»Könnt ihr das?«, frage ich.

»Es ist Februar. Das müssen wir gar nicht.«

»Darf ich fragen, wer die sind?« Ich nicke zu den beiden auswärtigen Frauen.

Noora und Thord blicken hinüber, wo die Frauen das verschmorte Gummi auf den Pflastersteinen fotografieren. »Brandermittlerinnen aus Karlstad. Die sind eher Raketenforscher als Inspektoren, wenn du mich fragst«, sagt Thord. »Sie haben ein Labor, aber ich habe das nie gesehen. Wir können von Glück reden, dass wir sie bekommen haben.«

»Glück?«

»Keine Todesfälle, kein großer Schaden«, sagt Noora. »Der Chef musste einen Gefallen einfordern, um sie am Wochenende herzubekommen. Sie sind gleich fertig.«

Ich versuche, ihren Atem in der kalten Luft zwischen uns zu riechen, kann es aber nicht.

Thords Funkgerät rauscht und knistert, und ich sehe, dass er es zusammen mit dem Waffenholster und einem schwarzen Teleskop-Schlagstock am Gürtel trägt. Noora und er verabschieden sich und verlassen das Gelände in Richtung Wache. Ich fotografiere wieder, diesmal mit meiner richtigen Kamera, vielmehr der vom *Posten*, einer richtig teuren, die ich zurückgeben muss.

Ich gehe mit Schuhhüllen und Einweghaube durch die Fabrikhalle, wo ich die Lippen der Arbeiter zu lesen versuche. Doch die meisten haben ihre Köpfe gesenkt, und die Maschinen sind zu laut, als dass ich viel verstehe. Ich schnappe »Versicherung, immer die Versicherung« von einem Typen mit einem verdeckten Nasenpiercing auf und »Zwölf Sätze Sommerreifen« von einem mit großen hübschen Lippen – Kusslippen. Ich wandere weiter zu den Stemplern und Verkostern, aber die sagen nicht viel. Die Rothaarige stempelt doppelt so schnell wie alle anderen, und die Muskeln an ihren Unterarmen treten hervor. In der Verpackung lehnen zwei Männer und eine Frau an einem Gabelstapler nahe der Laderampe. Zwei stehen mit dem Rücken zu mir, doch den dritten kann ich trotz seines Kinnbarts lesen, und er sagt: »fast ihr ganzes Gesicht weggeschmolzen«, bevor er den Kopf schüttelt und »innerhalb eines Monats« sagt, ehe die anderen beiden reden. Ich gehe langsamer und höre einen sagen: »Dieser Anwalt, tippe ich, und seine Partner.«

In der Kantine stinkt es nach verbrannten Streichhölzern und übergekochtem Spinat. Ich stemme die schwere Tür zum Treppenhaus auf und schließe sie hinter mir, worauf der Kantinenlärm hinter der massiven Eiche verstummt. Nun stehe ich an der Stelle, an der Cici gelandet ist. Als ich hinaufgehe, ist mir schwindlig und ich fühle mich wacklig auf den Beinen. Ich halte mich am Handlauf fest und blicke direkt auf ein Foto. Eine Sepia-Aufnahme, dennoch erkenne ich, dass die Frau in der Mitte, der eine Art Schild überreicht wird, die rothaarige Stemplerin ist. Oder ihre Mutter. Oder ihre Großmutter. Der Mann, der ihr den Schild reicht, sieht ein bisschen wie Hellbom aus. Ich knipse es mit meinem Handy und gehe weiter. Könnte Hellbom mit den Grimbergs verwandt sein? Ein enterbter Cousin?

»Hallo«, sagt Anna-Britta oben an der Treppe. »Auf ein Wort in mein Büro, bitte.«

Ich folge ihr hinein.

»Ich wäre Ihnen dankbar, wenn Sie in Ihrem letzten Artikel möglichst wenige Einzelheiten in Bezug auf das Feuer schreiben.«

»Die verletzte Frau?«

Sie nickt.

Vor ihr liegen offiziell aussehende Papiere, die mit dem Brieföffner mit Knochengriff beschwert sind, den ich schon einmal gesehen habe. Ich versuche, sie kopfüber zu lesen.

»Ich werde taktvoll sein«, sage ich.

Anna-Britta bemerkt, dass ich lese, und dreht die Papiere um, doch ich kann den Briefkopf erkennen – »Third Way Publishing«.

42

Karin gibt sich stoisch wie eine trauernde Mutter, die sich um der Kinder willen, die überlebt haben, zusammenreißt. Sie steht nahe der Treppe und sieht mich an, der extrem gerade Pony bedeckt ihre Augen zur Hälfte. Dann geht sie voraus in den Empfangsraum.

»Mutter wäre es lieber, du wärst ihre Tochter«, sagt sie. »Und Oma werden die anregenden Unterhaltungen mit dir fehlen.«

»Sie wird mir auch fehlen.« Mir ist unwohl bei dem Gedanken an das Foto, das ich in Anna-Brittas Schlafzimmer gesehen hatte. Das Foto von mir.

Karin öffnet die Tür zu den Privaträumen und zieht den schweren Samtvorhang zur Seite, um mich durchzulassen. Sie riecht nach überhaupt nichts.

»Ignorier das«, sagt sie und macht eine ausladende Geste mit ihrem Arm. »Wir erweitern.«

Ich gehe hinein und bleibe abrupt stehen. Auf den Dielen sind in langen Reihen Perlenschnüre ausgelegt, und jede Schnur ist anders. Sie bilden so etwas wie eine Laufbahn durch den Raum.

»Drei sind schon fertig«, sagt Karin.

Sie meint die Dreierreihe, in der die Schnüre liegen. Ich erkenne Zuchtperlen, blassgrüne Kunstperlen, warm schimmernden Bernstein und einige moderne schwarze

Würfel. Die Schnüre liegen dicht hintereinander und umschließen eine große freie Fläche in der Raummitte.

Karin klopft an die Tür, die dem Schornstein am nächsten ist, und geht.

»Kommen Sie rein«, sagt eine Stimme. Zwar verstehe ich sie nicht genau, aber ich kann es erraten.

»Hallo, Cici. Wie fühlen Sie sich?«

»Wie eine Maus, die in der Falle sitzt«, antwortet sie und bleckt grinsend ihre Altweiberzähne. »Ich bin froh, dass Sie da sind.«

»Morgen Abend gehe ich fort, und vorher habe ich noch einige Fragen.«

»Sie gehen schon morgen?«, fragt sie.

Ich nicke.

»Ehe Sie fliehen, kommen Sie mich noch mal besuchen, falls Sie Zeit haben. Ich möchte mich richtig verabschieden, und ich will Ihnen ein sehr wichtiges Geheimnis verraten.«

Natürlich dränge ich, dass sie es mir gleich sagt, aber sie lehnt das ab.

»Sie haben noch mehr Fragen? Für das Buch?«

»Wenn es Ihnen nichts ausmacht.«

»Wir haben einen Vertrag, meine Liebe. Ich darf mich gar nicht sträuben.«

Mittels ihrer komplizierten Spiegelanordnung kann ich draußen einen Mann sehen – ich denke, es ist Hausmeister Andersson –, der den Propangasheizer entfernt, der in der Nähe der Mauern von St. Olov auf dem Boden steht.

»Armer Puss«, sagt sie. »Er war dem kleinen Ludo solch ein treuer Freund und Beschützer. Überallhin ist er ihm gefolgt, um Ludos nackte Beine gestrichen, wollte von ihm unterm Kinn gekrault werden. Das hat er bei keinem von uns gemacht, nie. Die beiden hatten eine intensive Verbindung. Sie waren Zwillinge im Geiste, Puss und Ludo.«

Ich sehe Karin, eingerahmt vom Spiegel, auf den dampfenden Boden zugehen, zu der Stelle, wo das Heizgerät nun an der Mauer lehnt. Andersson gräbt ein Loch in die schwitzende Erde, die er schaufelweise an die Kirchenmauer schippt. Karin steht vollkommen still.

»Geben Sie mir mein Opernglas, damit ich es sehen kann, meine Liebe«, sagt Cici.

Ich reiche es ihr.

»KK bricht es das Herz«, sagt sie. »Es trifft sie besonders schlimm. Nicht der Kater an sich, die beiden waren sich nie besonders grün, aber sie hat Puss geliebt, weil er Ludo geliebt hat. Dieses Tier war die letzte Verbindung zu ihrem Bruder.«

Andersson legt einen großen Pappkarton in die Grube, zieht seine Mütze ab und hält sie flach an seine Brust. So steht er mit Karin da, nur sie beide. Sie blicken hinab in das flache Grab. Die schrägsten Trauernden der Welt beim schrägsten Begräbnis der Welt. Dennoch ist es nicht absurd, sondern rührend. Lilla Ludo ist nur einen oder zwei Meter von diesem Loch entfernt, und unter der Erde trennt ihn keine Mauer von seinem geliebten Haustier.

»Was für eine Art zu sterben«, sagt Cici. »Verbrannt in einem Lakritz-Inferno. Aber zumindest ist es ein spektakulärer Tod, meinen Sie nicht? Das hätte ich dem alten Puss nicht zugetraut. Tja, kein Katzenaltenheim für unseren Puss.«

Lächelnd sehe ich wieder zu Cici, und mein Blick fällt auf die Kaninchenpfote an ihrem Hals. Sie sieht heute Morgen verformt aus, als hätte Cici auf ihr gelegen oder sie zu energisch gerieben. Sie beobachtet immer noch die kleine Zeremonie. Arbeiter kommen zu ihrer Schicht und machen einen großen Bogen um Karin und Andersson.

»Wir haben ein Faible für spektakuläre Abgänge, immer schon gehabt«, sagt Cici.

»Wie meinen Sie das?«, frage ich und schalte die Aufnahmefunktion meines Handys ein.

»Mein Schwiegervater ist auf einem See gestorben. Er war zum Eisangeln, und wir wussten nie genau, ob er ertrunken oder erfroren ist. Ah, sehen Sie, Andersson schüttet das Grab zu.«

»Und Ihr Mann?«

Cici nimmt das Opernglas ein wenig herunter und betrachtet mich aufmerksam aus ihren wachen kleinen Augen. »Oh, Ludvigs Tod war der eindrucksvollste von allen. Wir haben ihn immer noch nicht gefunden.«

Ich runzle die Stirn.

»Seine Leiche, meine ich. Er hinterließ eine Nachricht, aber eigentlich war es eher eine verfluchte Schatzsuche, fünfzig Schritte hierhin, meine Lieblingsfarbe und solche Sachen. Sie fanden leere Medikamentenfläschchen, aber die konnten auch Wochen alt gewesen sein. Er ist einfach weg und gestorben. Tja, entweder hatte er irgendwas falsch gemacht, oder wir waren nicht schlau genug, denn wir haben ihn nie gefunden.«

»Wie furchtbar«, sage ich.

»Wie teuflisch, würde ich eher meinen. Die Versicherung hat uns viel weniger bezahlt, als uns zustand, und das erst nach einem jahrelangen Streit. Davon hat sich die Familie nie richtig erholt. Mein Mann war schrecklich klug, ein wundervoller Liebhaber und Freund, aber gut geplant hat er nie.«

Wir blicken wieder zum Schauplatz des Begräbnisses. Karin und Andersson sind fort. Da draußen herrschen an die minus zwanzig Grad. Bei solchen Temperaturen kann niemand länger still stehen. Es ist unmöglich.

»Der Anwalt Hellbom, ist er ein Cousin von Anna-Britta? Mir ist da eine gewisse Ähnlichkeit aufgefallen.«

Ihre Miene verfinstert sich. »Der hat nichts mit mir zu tun. Und wer weiß schon, wie er wirklich aussieht, so oft wie der operiert wurde.«

»Per Gunnarsson, das Opfer des Fährmanns. Ich weiß, dass Sie von Ihrem Dachboden aus alles sehen. Wissen Sie, wen er in der Schulzeit getriezt hat? Erinnern Sie sich an Namen?«

»Ich erinnere mich an den Namen meines Sohnes«, antwortet sie. »Gunnarsson war ein Rüpel seinerzeit. Er hat Gustav das Leben sehr schwer gemacht. Aber es folgten Entschuldigungen, und wir alle haben es hinter uns gelassen. Gunnarsson quälte die halbe Schule.«

»Gibt es sonst noch etwas, das ich wissen sollte?«, frage ich und hoffe, sie verrät mir ihr Geheimnis doch noch. »Irgendwas aus Ihrem Leben, das im Buch erscheinen sollte?«

Sie schnaubt. »Es ist das erste Mal, dass jemand mich danach fragt«, sagt sie. »Danke, meine Liebe.«

Ich warte.

»Bringen Sie mein Motto irgendwo unter. Würden Sie das tun?«

»Schick gemacht und nicht zur Party geladen?«, frage ich.

Sie grinst. Ihre Zähne sind gerade und glänzen. »Im Moment wohl eher ›schick gemacht und nicht fit für die Party‹.«

Wir lachen gemeinsam. Es ist ein herzliches Lachen, bei dem wir uns an den Händen halten und uns die Tränen kommen.

»Was ist so witzig?«, fragt Karin, die an der Tür vorbeigeht.

»Oh, KK, komm rein und setz dich.«

Aber Karin weicht zurück.

»Würden Sie mit ihr reden?«, flüstert Cici. »Sie sagt, Sie sind ihre einzige richtige Freundin.«

Ich beobachte, wie Karin mit einem kleinen Hammer und einem Meißel mit Eichenstiel in Richtung ihres Eckzimmers verschwindet.

43

Ich finde sie in ihrem Eckzimmer. Ich stehe an der Tür und linse in das Bad nebenan. Als sie mich sieht, winkt sie mich hinein. Wir gehen an ihrem Bett vorbei – ein Meißel liegt auf dem Bettpfosten – zum Fenster mit Sicht auf St. Olov direkt unterhalb von Cicis geneigtem Dachfenster.

»Holzarbeiten?«, frage ich und zeige auf den feinen Meißel.

»Ton«, sagt sie. »Meine Mutter hat vorgeschlagen, dass ich ein neues Stück anfange, etwas Kreatives tue, um einen klaren Kopf zu bekommen.«

Sie sieht durchs Fenster.

»Wir leben hier, wir sterben hier, und dann liegen wir dort«, sagt sie.

Das braune Viereck, das die letzte Ruhestätte des Katers markiert, wird von feinen weißen Schneeflocken zugedeckt, als würde jemand von weit oben Puderzucker auf einen vergifteten Kuchen streuen.

»Aber du verlässt uns«, sagt sie. »Du kannst weg.«

Mit ihrem pechschwarzen Haar und dem Muttermal über ihrer Lippe, das sie jeden Morgen mit einem Augenbrauenstift nachzieht, erscheint sie fast unwirklich. Sie tut mir leid. Ich mag Karin, und bliebe ich in diesem Kaff, würde ich versuchen, sie hier rauszuholen, um ihr zu zeigen, wie sie ein wenig Spaß haben kann.

»Wir sind hier angekettet.« Sie dreht den Kopf nur halb zu mir und verschränkt die Unterarme, als sollte sie in Handschellen gelegt werden. Dabei sieht sie mich nicht an. »Wir können nicht wegfliegen. Ich dachte, dass ich es kann, und anderthalb Semester ging es gut. Doch selbst da zog es mich zurück. Zu diesem Gemäuer, diesem feuchten Grab von einem Erbe. Ich fühlte seine Kraft auch dort.«

»Also wirklich, Karin«, sage ich und bereue es sofort. Wer bin ich, zu irgendwem »also wirklich« zu sagen? »Es war schrecklich für euch alle, und es tut mir sehr leid, aber es wird wieder besser. Du bist zwanzig Jahre alt, du kannst alles tun, kannst überallhin.«

Sie schaut zum Familiengrab, zu ihrem Bruder, dem Kater und ihrem Vater. »Vielleicht hast du recht.« Nun dreht sie sich ganz zu mir um. »Aber vielleicht hast du auch keine Ahnung.«

»Selbstverständlich habe ich recht. Wie wäre es, wenn du mich im Sommer in Skåne besuchst? Ich kenne da unten niemanden, und ich wäre wirklich sehr froh darüber. Was sagst du?«

Sie sieht mich mit halbverhangenen Augen an und lächelt. Es ist ein zittriges Lächeln, bei dem ihre Lippen beben und die winzigen Muskeln seitlich zucken.

»Ich komme heute Abend wieder«, sage ich. »Soll ich Thai-Essen mitbringen?«

Sie lacht laut und schüttelt den Kopf, dass ihr Haar fliegt und durcheinandergerät.

»Komm gern, aber ohne Essen.«

Ich gehe zurück zum Büro, wo Lena an meinem Schreibtisch sitzt.

»Bist du degradiert worden?«, frage ich, wobei die Türglocke noch in meinen Hörgeräten bimmelt.

Lena steht auf, hilft mir aus der Jacke und hängt sie auf. Das hat sie noch nie getan.

»Jetzt ist es nicht mehr lange«, sagt sie.

»Warum hast du den Neuen angeheuert? Denkst du nicht, die Einheimischen werden sich vor den Kopf gestoßen fühlen? Immerhin ist er Profisegler und kommt aus reichem Haus.«

Sie kneift sich in die Nasenspitze, und in meinem Hörgerät ertönt eine Batteriewarnung.

»Vor vier Jahren dachte Lars, dass sich die Leute vor den Kopf gestoßen fühlen, weil ich eine verkorkste, taube Bisexuelle aus Stockholm direkt von der Uni weg eingestellt habe.«

»Und er hatte recht«, sage ich.

»Es tut ihnen gut. Sie müssen dringend wachgerüttelt werden. Und du warst gut genug, damit umgehen zu können, was ich von Sebastian ebenfalls glaube.«

»Glaubst du?«

»Ich habe ihn eingestellt, oder nicht? Als du dich für diese Stelle beworben hast, gab es drei andere Bewerber, und ich kann dir sagen, die waren nicht sehr vielversprechend. Abgehalfterte Zyniker, die sich nach den guten alten Zeiten zurücksehnten. Dieses Mal bekam ich siebzehn Antworten auf meine Anzeige. Deinetwegen. Wegen deiner Medusa-Berichterstattung. Und eine Handvoll von ihnen waren exzellente Leute, die ich vor vier Jahren vom Fleck weg genommen hätte und die eines Tages vielleicht so gut wie du gewesen wären.«

»Hättest du nicht einem anderen armen Schlucker eine Chance geben können? Jemandem, dessen Vater ihm nicht schon mit seinem Geld alle Türen geöffnet hat?«

»Du urteilst schnell.«

»Findest du?«

Lena hockt sich auf Nils' Schreibtisch, neben seine Yuppie-Rolodex.

»Erstens mal ist er gut. Ja, er sieht aus wie der Kronprinz aus einem zentraleuropäischen Land, aber er kann schreiben. Seine Familie hatte früher mal Geld, jetzt nicht mehr. Sein Vater ist bankrott, und seine Mutter ist an einer Hirnblutung gestorben. Ohne jede Vorwarnung. Zack.«

»Mist«, sage ich.

»Ja, Mist. Er hat zwei kleine Schwestern und während der gesamten Schulzeit in diversen Jobs gearbeitet, um sie zu unterstützen. Sein alter Herr kommt nicht gut damit klar, alleinerziehend zu sein. Er ist in keiner guten Verfassung und derzeit krankgeschrieben.«

»Okay«, sage ich.

»Er ist ein netter Junge.« Wieder mal wirkt sie enttäuscht von mir, und die Kluft zwischen uns scheint noch größer. »Geben wir ihm einen Vertrauensvorschuss.«

Ich ziehe mich kleinlaut und mit einem fiesen Geschmack im Mund an meinen Schreibtisch zurück. Dort drucke ich alles aus, was ich zuletzt für Holmqvists Buch gemacht habe, und schreibe anschließend auf, was sonst noch passiert ist – das Feuer und was ich über Cicis Leben und über das Haus am See erfahren habe. Die Tatsache, dass man Ludvigs Leiche nie gefunden hat. Jedes Mal, wenn ich ein Wort tippe, das mit »N« anfängt, wird es zu »Noora.« Ich sehe ihren Namen überall auf meinem Bildschirm. Ich spreche ihn lautlos in meinem Kopf, lasse ihn über meine Zunge rollen, drücke ihn an meinen Gaumen und schmecke ihn.

Das meiste von dem, was ich habe, gebe ich Holmqvist. Den Rest behalte ich für mich. Privates und Einzelheiten, die nicht ins Endprodukt gehören, verwalte ich treuhänderisch für die Grimberg-Familie.

Und dann fällt mir der Briefkopf in Anna-Brittas Büro ein. Dieser Verlag, den Holmqvist als Ableger eines großen New Yorker Verlagshauses beschrieb.

Third Way Publishing.

Google ist mein Freund. Third Way hat eine hübsche Website, auf der schicke Fotos ineinander übergehen. Und sie haben schon reichlich Memoiren herausgebracht, vor allem »Misery Memoirs« – diese düsteren Lebensgeschichten. Davon könnte ich ein halbes Dutzend verfassen.

Es gibt auch Referenzen auf der Website, und die sehen recht anständig aus. Als ich den Verlag im Internetbuchhandel suche, finde ich reichlich Angebote, und beim Reinblättern sehen die Bücher auch gut aus, aber ihr Verkaufsrang ist mies. Ich meine, keines von ihnen ist in den Top-Neunzigtausend. Das kann kein gutes Zeichen sein.

Ich grabe tiefer. Die ersten anderthalb Seiten Sucherbgebnisse sind ausnahmslos Third-Way-Werbemist und verlinkte Blogs. Dann entdecke ich die negativen Nachrichten. Ein »Kreuzritter« mit einem Hang zu Semikolon und Großbuchstaben nennt sie »Self-Publishing-Betrüger.« Er sagt, Third Way wäre letztlich »Vanity Press«. Das muss ich nachschlagen, und ich lerne, dass es sich gar nicht um einen richtigen Verlag handelt, sondern um einen Selbstkostenverlag. Im Grunde schreibt der Typ, dass reiche Idioten die Leute dafür bezahlen, dass sie ihre Bücher für unglaubliche Summen lektorieren, formatieren und drucken.

Das kann nicht sein. Holmqvist bezahlt mich, aber sie bezahlen ihn. Und sie haben Gustav Grimberg einen Vorschuss gezahlt, meinte Holmqvist.

Ich forsche weiter und finde einige Leute, die gern mit Third Way arbeiten, mit ihrem Buch, dem Service und der Covergestaltung zufrieden sind. Könnte Holmqvist einen anständigen Deal von ihnen bekommen haben, weil er sich schon einen Namen gemacht hat?

Eines der Fotos auf der Website zeigt ein Hundebuch: *Hundetraining für große Rassen*. Es ist ein Ratgeber, und mir fällt besonders das Bild von dem Deutschen Schäferhund mit dem orangen Halsband auf, der neben seinem nicht abgebildeten Trainer bei Fuß geht.

Ich suche »Hundezüchter in Värmland«, verfeinere auf Deutsche Schäferhunde und finde zwei in der Nähe von Munkfors, beide recht ländlich gelegen, mitsamt Kontaktinformationen. Ich rufe den ersten an.

»Hallo?«, meldet sich eine Frau.

»Hi, ich rufe wegen Ihrer Deutschen Schäferhunde an.«

»Wir haben keine mehr. Der letzte Wurf ist schon verkauft.«

»Eine Frage, haben Sie Anfang diesen oder Ende letzten Jahres einen ausgewachsenen Schäferhund aufgenommen?«

»Ausgewachsen?«

»Ja.«

»Wir nehmen keine ausgewachsenen Hunde auf. Wir sind ja kein Tierheim. Wir haben Kalle den Riesen und Schlappohr-Macy-Anne, und das sind unsere Zuchttiere, mehr können wir uns nicht leisten bei dem, was die fressen.«

»Okay, danke. Und entschuldigen Sie die Störung.«

»Soll ich Sie auf die Warteliste setzen?«

»Nein danke. Wiederhören.«

Ich rufe den anderen Züchter an, wo es zunächst endlos klingelt, bis es sich anhört, als würde ein Hund abnehmen. Es ist nur Bellen und Knurren zu hören.

»Fredrik, bist du das?«, fragt eine Frau.

»Nein, mein Name ist Tuva Moodyson, und ich ...«

»Warten Sie kurz.« Der Geräuschkulisse nach müssen

dort an die fünfzig kläffende, knurrende Hunde sein, und die Frau versucht, sie zu beruhigen. Dann knallt eine Tür.

»Was haben Sie gesagt, wie Sie heißen? Tuvasson?«

»Moodyson«, antworte ich. »Darf ich Sie etwas zu Ihren Hunden fragen?«

»Wozu? Sind Sie vom Ordnungsamt? Wir hatten im Dezember unsere Überprüfung, und es ist alles abgesegnet.«

»Nein, ich versuche, einen Hund zu finden. Ich glaube, er wurde Anfang diesen oder Ende letzten Jahres von Ihnen adoptiert.«

»Meinen Sie Philip?«

»Haben Sie ihn dieses oder letztes Jahr aufgenommen?«

»In der ersten Januarwoche, aber er war kein unerwünschtes Weihnachtsgeschenk. Das ist ein guter Hund.«

»Ich glaube, er hat vorher meinem Freund gehört. Haben Sie Philip von David Holmqvist in Gavrik übernommen?«

»Ja, genau der. Er kam nicht damit klar, dass Philip ihm sein schönes Auto zerfressen hat. Ehrlich gesagt hat er uns einen Riesengefallen getan. Und er wird dieses Jahr noch Papa, was sagt man dazu?«

»Philip oder David Holmqvist?«

Sie lacht. »Philip hat meine neue Hündin praktisch im selben Augenblick geschwängert, als sie zur Tür reinkam. Das werden gute starke Welpen, würde ich sagen. Falls Sie auf die Liste wollen, müssen Sie sich beeilen. Achttausend Kronen, und ich verlange zehn Prozent Anzahlung, wenn es geht. Wie heißen Sie noch gleich? Tuvasson?«

Ich bedanke mich und beende das Gespräch. Jetzt hasse ich mich. Verdächtige ich etwa Holmqvist, den Hundezahn in die Wunde gesteckt zu haben? Seit Jahren, fast schon sein Leben lang wird Holmqvist bedrängt und schikaniert, weil er ein komischer Kauz ist. In diesem Ort gibt es mehr

Gerüchte über ihn als über irgendwen sonst, bloß weil er ein bisschen anders aussieht und auftritt. Und ich hatte Bilder von ihm im Kopf, wie er seinen verdammten Hund röstet, die Gourmetstücke isst und irgendwie diesen Zahn in Gunnarssons Hals platziert. Jetzt ist mir schlecht. Und ich fühle mich schuldig. Und ich brauche einen Drink.

Draußen sehe ich einen Mann im schwarzen Anzug und langem Mantel. Er späht durchs Fenster. Dann verschwindet er wieder und ich gehe zur Tür. Als ich sie öffne, bläst mir kalte Luft um den Hals. Es ist Henrik Hellbom, der Anwalt. Ich kann sein Gesicht deutlich erkennen. Es sieht aus, als ob seine Haut flüssig über seinen Schädel gegossen wurde und dort angetrocknet ist. Er gibt Anna-Britta eine Akte und verschwindet leicht gebeugt durch das Fabriktor.

44

Pulverschnee weht durch die offene Tür herein und schmilzt auf meinen Drinnenschuhen, sodass sie kränklich fleckig aussehen. Das Thermometer am Fenster zeigt minus sechsundzwanzig Grad, und immer noch kann ich Anna-Britta und den gelifteten Anwalt sehen. Er trägt diese Kalbslederhandschuhe und hat eine alte Aktentasche bei sich. Sie gehen durch den hinteren Hof, und etwas an der Art, wie sie einander ansehen, an ihrer Körpersprache signalisiert Intimität. Der Eisenhaken oben wirkt wie ein »Komm her!«-Finger, der Leute durch den Torbogen lockt wie ein industrieller Rattenfänger.

Ich verabschiede mich von Lena, und sie fragt, ob ich morgen vorbeikomme. Ich antworte, dass ich es versuchen werde, was sie zu enttäuschen scheint, als hätte sie sich meinen Abgang anders vorgestellt.

Mein rechtes Ohr tut weh. Ich diesem Winter hatte ich Glück, was Entzündungen angeht, toi, toi, toi, aber jetzt kündigt sich eine an. Das Sofa-Surfing hilft nicht. Ich justiere mein Hörgerät, was den Druck auf meine wunde Haut ein wenig lindert. Ich brauche neue Salben, etwas Teures aus einem Schweizer Labor.

Es sind keine Autos unterwegs. Die Leute haben ihre toten Weihnachtsbäume in ihren Gärten gelassen, weil es zu kalt ist, um sich mit ihnen abzukämpfen, und überhaupt:

Wer bekommt im Februar schon Besuch? Vor der lutherischen Kirche schippt ein Bagger alten Schnee und kippt ihn in einen großen Laster, um ihn wegzufahren und auf irgendein verlassenes Feld zu schaffen. Auf dem Weg zum Stausee zähle ich sechs Häuser mit Töpfen und Auflaufformen vor der Tür. Sechs. Wahrscheinlich mit Wursteintopf oder langsam gegartem Fleisch oder vielleicht Rippchen mit einer klebrigen Glasur. Elchsicher. Ich muss anfangen zu kochen, wenn ich im Süden bin. Einer von rund hundert vagen Vorsätzen.

Gavrik lasse ich hinter mir, und die Straße ist apokalyptisch leer. Es ist stockdunkel, allerdings mit einem grauen Schimmer, weil der Schnee das wenige Sternenlicht reflektiert, das es durch die dicken Eiswolken oben schafft. Am Stausee parke ich. Hier steht nur noch ein weiterer Wagen.

Das Wasser ist gefroren, und man sollte glauben, dass man es befahren oder zumindest darauf gehen kann. Doch das wäre ein fataler Fehler. Wir hatten in der letzten Woche einen raschen Wechsel von Frost, Tauwetter und neuem Frost, weshalb sowohl die Eisangler als auch die Hockeyspieler noch einen oder zwei Tage warten, ehe sie sich auf die glänzende Fläche trauen.

Ich denke an das Paar, von dem Cici gesprochen hat, ihre besten Freunde. Vor Jahren sind sie gemeinsam in diesem Wasser ertrunken, in demselben Wasser, auf das ich jetzt blicke, unter dem unzuverlässigen Eis. Ein Paar mit Steinen, Ketten und der Tragik ihrer letzten Umarmung beschwert.

Näher als hier kommt man in ganz Gavrik und Umgebung dem Wasser oder dem Horizont nicht. Tam hat mir erzählt, dass sie hier in einem Sommer ihre Furcht vor dem Schwimmen in offenem Gewässer überwunden hat. Seitdem habe ich den Stausee für mich entdeckt. Nach dem

Tod meiner Mutter war ich mindestens zehnmal hier, allein fünfmal in jener ersten Woche. Irgendwie gibt es mir mehr, als die beiden Gräber in Karlstad zu besuchen. Wenn ich an meinen Vater denke und eine Dosis Zuversicht brauche, sehe ich stets nach oben. Aber wenn ich an meine Mutter denke, blicke ich in die Ferne, auf das Wasser oder das Eis.

Ich bin hier, um mich endgültig von diesem Kaff zu verabschieden.

Und ich spüre einen ziehenden Schmerz in meiner Brust. Im Haus des Stausee-Pächters gehen Lichter an. Sie sind nur schwach. Der Rauch aus dem Schornstein steigt schnurgerade auf und steht wie eine Bleistiftlinie am windstillen Himmel.

Ich muss mich wieder mit Tammy vertragen. Ich war wirklich eine Bitch, und das hat sie nicht verdient. Deshalb muss ich alles erklären, mich entschuldigen und sie drücken, bis sie keine Luft mehr kriegt. Allein mir diesen Wunsch einzugestehen, tut schon gut.

Am Rande des Stausees geht ein Mann mit seinem Hund spazieren. Sein Atem ist deutlich zu sehen.

Ich denke an Noora, streichle die haarlose Haut auf der Innenseite meines Unterarms und bin wieder unter diesen Decken. Ihr Atem. Ihre Fingerspitzen, die über mich gleiten, über meine Unterarme, meinen Hals, meine Beine. Ich muss sie wiedersehen. Vor meinem geistigen Auge treffen wir uns, und ich erzähle ihr, wer der Fährmann ist, gebe ihr einige andere Beweisstücke, die jeder andere übersehen hat. Und hinterher habe ich einen guten Geschmack im Mund, weil ich meinen Teil getan habe. Ich habe geholfen, den Mann zu stoppen, der Halsschlagadern aufschlitzt und faustgroße Lakritzbälle in die Kehle eines Toten rammt.

Plötzlich ist da ein tanzender Lichtstreif am Himmel.

Ich setze mich auf und staune wie früher als Kind im

Zoo. Das Nordlicht flackert und verschwindet, denn dicke Wolken schirmen es vor den Blicken der Sterblichen ab. Es war smaragdgrün. Ich starre hin, und obwohl das Heizgebläse auf Hochtouren läuft, ist mir in meiner Daunenjacke und den Fleeceschichten darunter kalt. Dann leuchtet es erneut. Viel sehe ich nicht, bloß einen feinen Schleier zwischen den Wolken vom strahlendsten Grün, wie ein wehender Schweif eines galoppierenden himmlischen Pferdes.

Ich warte auf mehr, aber es kommt nichts. Der Mann mit dem Hund nähert sich. Er trägt einen schweren Wollmantel und einen Rucksack.

Nun lege ich den Rückwärtsgang ein, wende und fahre zurück zur Straße. Der Mann mit dem Hund steigt in seinen Wagen, und in meinem Rückspiegel blitzen blaugrüne Lichter auf. Die Götter, meine Eltern, eine magnetische Ladung oder der Sonnenwind tanzen und necken mich, wollen sich mir nicht direkt zeigen. Das Grün spiegelt sich in dem Eis und dem Schnee, und alles schimmert hinter mir. Ich drehe mich um, worauf es prompt verblasst, sodass ich wieder nach vorn sehe, in meinen Spiegel. Sogleich ist es wieder da, drei breite Streifen, Vorhänge aus elektrischem Licht, die über den Horizont peitschen und prasseln. Ich denke an meinen Vater und die Tatsache, dass ich mir nicht vorstellen kann, alt zu werden, weil er es nicht wurde. So sehe ich meine Zukunft nicht. Die grünen Blitze verlassen mich, und alles wird dunkel, während ich von einem friedlichen Gefühl erfüllt davonfahre, die Hände liegen locker am Lenkrad und mein Atem geht ruhig.

Es ist sechs Uhr, und jemand aus den Häusern vorhin holt seinen Schmortopf aus dem Garten. Sein Schneeschieber lehnt bereit für morgen an der Hauswand. Der Mann trägt riesige offene Holzfällerstiefel, stößt den Stein weg, der den Deckel beschwert, und bringt das Essen nach drinnen, um es in seiner warmen Küche für seine liebende kleine Familie zu erhitzen.

Ich fahre an St. Olov vorbei, dem finstersten aller Orte, an der Fabrik, deren Schornsteine am Nachthimmel fast unsichtbar sind, und weiter die Storgatan entlang. Der Mann mit dem Hund fährt mit seinem schwarzen Geländewagen immer noch hinter mir, hält aber einen sicheren Abstand. Das Neonschild über Ronnies Bar leuchtet nur schwach. Bei dieser Kälte funktioniert das Gas darin nicht so gut, wie es eigentlich sollte. Das Blau leuchtet so beinahe weiß.

Vor Tams Imbisswagen ist keine Schlange, was für einen Sonntagabend ungewöhnlich ist, aber auch im Supermarkt scheint es ruhig zu sein. Allerdings parkt ein dunkelgrüner Geländewagen mit laufendem Motor in der Ecke ganz hinten. Ich fahre an ihm vorbei und halte neben Tammys Van. Er ist geschlossen. Noch nie habe ich erlebt, dass sie sonntagsabends nicht aufhatte. Es muss die extreme Kälte sein.

Meine Reifen knirschen auf den harten Eishubbeln, als ich vor dem Supermarkt parke. Ich verriegle den Wagen. Der Laden ist okay für mich. In Supermärkten dieser Kette kaufe ich schon ein, seit ich vierzehn war, seit Papa starb und Mama es nicht mehr konnte. Ich lernte einzukaufen, das Haushaltsgeld einzuteilen und Dosengerichte aufzuwärmen. Ich kam klar. Aber ich erzählte meiner Mutter nie, wie ich das alles geschafft habe. Nie habe ich ihr gesagt, dass es mir leidtat, dass sie ihren Mann verloren hatte, dass ihr Leben so schwer war. Ich hätte ihr sagen müssen, dass mir ihre stumme Freudlosigkeit und ihre Angst leidtaten. Ich hätte ihr danken müssen, dass sie ihr Bestes gegeben hatte, auch wenn es nicht viel war. Ich hätte ihr ein wenig Seelenfrieden geben müssen, auch wenn sie mir nie welchen gab. Um ihretwillen hätte ich ihr vergeben müssen. Und um meinetwillen.

Die Türen gleiten fauchend auf, und ein heißer Luftschwall drückt mir das Haar platt und wirbelt mir lose Strähnen ins Gesicht. Ich nehme mir einen Einkaufskorb.

Vier Zimtschnecken, eine Prinzessinnentorte, drei Bund Rosen, eine Duftkerze – leider eine billige chemische vom selben Hersteller wie die WC-Erfrischer. Abschiedsgeschenke für Cici. Für alle Grimberg-Frauen. Um ihr Zuhause ein klein wenig erträglicher zu machen. Dreihundertfünfzehn Kronen.

Als Nächstes fahre ich zu Tams Wohnung, doch sie ist nicht da. Hat sie jemanden kennengelernt? Ich versuche es auf ihrem Handy: ausgeschaltet. Also parke ich wieder hinter der Redaktion und gehe rüber zur Fabrik, durch den Torbogen und zu dem braunen Rechteck hinten an der Mauer. Dort verabschiede ich mich von dem Kater, der mich immer angefaucht hat, und gehe weiter an den verkohlten Überresten des Lakritzwurzel-Schuppens vorbei ins Gebäude.

Es wird in Minimalbesetzung gearbeitet, hauptsächlich sind es die Leute mit den Klemmbrettern und die Rührer. Ein Schneider und eine Stemplerin. In der Kantine liegen die Stühle umgedreht auf den Tischen, und die Zwillinge mit den Kopfhörern putzen mit Mopp und Eimer. Bleichedämpfe brennen an meinen empfindlichen Nasenschleimhäuten. Ich gehe die Treppe hinauf. Anna-Britta sitzt in ihrem Büro am Telefon. Die Tür zu den Privaträumen ist unverschlossen, also gehe ich durch. Cici liegt in ihrem Bett und schläft, die Zimmertür ist einen Spalt weit geöffnet. Hier oben ist es kalt. Die Lüftungsanlage kreischt, und an einem Ende des langen Tischs steht ein Karton. Als ich an dem abermals weit offenen Schrank vorbeikomme, bemerke ich, dass einige der Schubladen aufgezogen sind. Der Karton auf dem Tisch ist ein Weinschlauch, auf den jemand mit einem Marker »Rotes Übel« geschrieben hat. Ich lüpfe den Deckel. Die Folie innen wurde aufgeschnitten und wieder versiegelt, und es riecht nach Wodka. Der Schlauch ist leer.

»Karin?«, flüstere ich und gehe weiter zur leeren Küche. Dort ist sie nicht. Nun kehre ich in den großen Salon zurück und stelle die Rosen und die Torte auf den Tisch. Die Klappe vom Kaninchenkäfig ist weit offen. Abends lassen sie es meist herumlaufen. Karins Zimmertür ist ebenfalls einen Spalt auf, aber ich klopfe an den Türrahmen und kündige mich an. Auf dem Bett liegt ein Umschlag. Ich höre Wasserplätschern aus dem Bad, das nicht nach einer Dusche oder einem undichten Wasserhahn klingt. Es ist anders. Ich klopfe an, und die Tür gibt ein wenig nach. Überall auf dem Boden ist Wasser.

»Karin?«, rufe ich lauter.

Ich klopfe erneut und drücke die Tür auf. Karin liegt in der Wanne, und das Wasser ist rot.

45

Ihre tätowierte Brust hebt und senkt sich, und rote Rinnsale laufen über ihre Unterarme.

Ich tauche beide Hände in das heiße Wasser und will sie aus der Wanne heben. Sie ist wahnsinnig schwer, und meine Ärmel nehmen die Farbe des Badewassers an.

»Hilfe!«, schreie ich. Bei der zweiten Silbe bricht meine Stimme. »Hilfe!«

In meinen Ohren surrt es von meinem Schrei. Ich zerre ein Handtuch von der Stange, hebe Karins linken Arm und drücke das Tuch fest auf die vertikale Wunde. Rot sickert durch das Handtuch. Alles Weiße wird rot.

»Hilfe! Wir brauchen Hilfe!«, rufe ich. »Hilfe!«

Nun sieht Karin mich an, sie lächelt nicht, schließt nur den Mund.

»Bleib bei mir, Karin«, sage ich. »Karin, alles wird gut. Ist okay. Ich bin hier, Karin. Bleib bei mir.«

Ihr Gewicht zieht sie zurück ins Wasser. Ich hieve sie hoch, doch sie ist so schlaff wie eine Betrunkene oder ein Neugeborenes. Und sie gibt eine absurde furchtbare Figur ab, bluttriefend und mit den im pinken Wasser schimmernden Tattoos und den verschrumpelten Fingern.

»Hilfe!«, schreie ich.

Ich kann Cici hören, die weint und irgendwas brüllt.

»Holen Sie Hilfe, Cici!«, rufe ich. »Es ist Karin!«

Karin blinzelt, aber ich fühle schon, wie das Leben aus ihr weicht, während das Badewasser sich jede Sekunde dunkler färbt. Da ich sie nicht rausheben kann, strecke ich einen Arm aus und ziehe den Stöpsel.

Das Wasser gurgelt durch die alten Rohre, und alles Rot fließt ab. Und jetzt, da das Wasser sie nicht mehr wärmt, sieht Karin noch erschreckender, noch zerbrechlicher aus. Ich nehme noch ein frisches Handtuch und presse es auf ihr anderes Handgelenk.

»Du wirst wieder«, sage ich. Meine Stimme ist völliger Murks, zu wenig optimistisch, und jetzt ist auch das neue Handtuch rot und das linke noch röter. »Ich muss Hilfe rufen. Bin gleich wieder da!«

Ich renne in den großen Salon, wo Cici am Boden liegt.

»Lebt sie?«, fragt sie.

Ich nicke und wähle 112.

»Ich hole Anna-Britta«, sagt sie.

»Hallo? Wir brauchen einen Krankenwagen, schnell, zur Fabrik, erster Stock.« Sie sagen mir, dass ich ruhig bleiben soll, und fragen mich, worum es geht. »Aufgeschlitzte Pulsadern«, antworte ich. »Es ist schlimm. Kommen Sie sofort!« Mit diesen Worten beende ich das Gespräch. Ich will zu Cici laufen, die auf dem Boden liegt und sich zum Empfangsraum schleppt, zur verhangenen Tür. Aber ich renne zurück zur Badewanne.

Karin sieht so kalt aus.

Ich nehme noch ein Handtuch, ein großes mit ausgefransten Rändern. Ich lege es über sie und drücke wieder mit ganzer Kraft auf ihre Handgelenke. Das Messer neben der Wanne verhöhnt mich. Es ist das mit dem Geweihgriff, das unter dem Tisch gelegen hat, das mit dem eingravierten G, und es liegt zwischen einem Teelicht und zwei Lakritztalern.

Karin sagt etwas, bewegt den Mund ein wenig, doch es ist nur ein geflüstertes Flüstern.

»Was?«, frage ich. »Es ist okay, Karin, der Krankenwagen ist gleich hier.«

»Tuva«, flüstert sie.

»Ich bin hier«, sage ich und sehe nur verschwommen.

»Hilf mir.«

Meine Tränen fließen stärker, und die Zeit verlangsamt sich, bis ich begreife, dass ich jetzt das Richtige sagen muss. Es könnte das Letzte sein, das sie hört – was Gott verhüten möge –, oder das, woran ich mich für immer erinnern werde, weil ich es zu einem sterbenden Mädchen gesagt habe. Oder das, was sie zurückholt.

»Ich helfe dir«, sage ich und schlucke angestrengt. »Karin, ich verlasse dich nicht.«

Ihr Kopf kippt zur Seite, und ich höre Geräusche am anderen Ende des großen Salons. Anna-Britta schreit, wie ich noch nie jemanden habe schreien hören, und die Sanitäter trampeln durch den großen Raum.

»Ich bin hier!«, brülle ich. »Badezimmer!«

Ein Mann und eine Frau kommen herein und drängen mich zur Seite. Sie arbeiten an Karin, sprechen gleichzeitig mit mir.

»Wann haben Sie sie gefunden?«

»Vor zehn Minuten.«

»Hat Sie irgendwas zu Ihnen gesagt?«

Sie verbinden ihre Unterarme, und der Mann gibt ihr eine Spritze ins Bein.

»Sie hat um Hilfe gebeten.« Ich hole tief Luft. Der Schock setzt ein, jagt von meinem Mund durch meinen Körper, und mein Herz fühlt sich zu groß für meinen Brustkorb an.

»Schon gut«, sagt die Sanitäterin. »Wir kümmern uns jetzt um sie.«

»Karin!«, kreischt Anna-Britta in der offenen Tür. Sie blickt ihre Tochter mit einem entsetzten Edvard-Munch-Gesicht an. Ihr schlimmster Albtraum wird wahr. Sie hat den Blick einer Frau, die ihren Ehemann und ihren Sohn verloren hat und jetzt ihre Tochter schlaff, bleich, nackt und blutbeschmiert sieht.

»Johan«, ruft die Sanitäterin. Er bringt Anna-Britta raus und setzt sie an den großen Tisch. Ich beobachte, wie sie uns durch die offene Badezimmertür hindurch anstarrt, wie sie mit den tränennassen Händen ihr Gesicht bedeckt. Einen Moment lang ist sie still, dann beginnt sie laut zu weinen.

»Sie hat eine Menge Blut verloren«, sagt die Sanitäterin zu mir. »Aber sie ist stark. Können Sie uns helfen und den Torbogen öffnen, damit wir den Krankenwagen reinfahren können?«

»Ja.«

Ich renne nach draußen, vorbei an Anna-Britta, die mich beobachtet, vorbei an Cici, die am Schrank lehnt. Ich sprinte durch den Empfangsraum und die Treppe hinunter.

»Ist offen«, sagt Andersson. »Alles auf und geräumt. Was kann ich tun?«

»Nichts, das ist gut.«

»Die alte Frau?«

Ich schüttle den Kopf und renne zurück nach oben. Als ich den großen Salon erreiche, liegt Karin schon festgeschnallt auf der Trage, eine Decke liegt über ihr und auf ihrem Bauch ein Monitor. Die Rosen, die ich mitgebracht habe, liegen überall um den Tisch verteilt. Einige Blütenblätter balancieren auf Messerklingen, andere mit intakten Stielen liegen näher an der Küche, nur die Blüten wurden zertreten, bluten in die gebleichten Dielen.

»Lilla Karin«, sagt Anna-Britta und legt die Hand an

Karins Wange, als die Sanitäter sie an ihr vorbeitragen. »Ich bin bei dir.« Die Prinzessinnentorte steht noch unangetastet in ihrer Plastikverpackung auf dem Tisch. Die frische Sahne schwitzt und klebt unten an der Verpackung.

Karins Mutter folgt den Sanitätern mit der Trage in den Empfangsraum. Diesmal kein »Nicht hinsehen.«

Ich gehe zu Cici.

Sie hält schluchzend die Kaninchenpfote umklammert, als könnte die jeden Moment explodieren.

»Sie wird wieder«, sage ich. »Sie sagen, dass es nicht so ernst ist, wie es aussieht.«

»Es ist ernster«, entgegnet sie. »Es hat sie erwischt.«

Cici schlägt ihre Hand gegen die Seite des riesigen Schranks, der nicht einmal vibriert. Ich helfe ihr zurück ins Bett. Immer noch schluchzt sie, sieht jedoch eher wütend als traurig aus. Ich sage ihr, dass ich wiederkomme, und laufe nach unten zum Krankenwagen. Die Blaulichter oben blinken durch den Torbogen, aber das Martinshorn ist noch stumm.

»Wir fahren ins Kreiskrankenhaus Karlstad«, sagt der Sanitäter.

Die Spikes auf ihren Reifen schleudern gesalzene Eisbrocken auf, als sie die Storgatan entlang zur E16 fahren.

Ein Wagen fährt vor.

»Ich bin gekommen, sowie ich es gehört habe«, sagt Stina Johansson, die Hausärztin der Familie. »Wo ist Karin?«

»Sie sind weg«, antworte ich. »Ins Krankenhaus in Karlstad.«

»Verdammt!«

»Aber Cecilia ist oben, und ihr geht es nicht gut. Ich glaube, sie steht unter Schock. Könnten Sie nach ihr sehen?«

Wir gehen nach oben. Stina beruhigt Cici, was sie sehr gut kann, und erklärt mir, dass sie ihr ein Mittel geben wird, damit sie schlafen kann.

»Vielleicht fahre ich nach Karlstad ins Krankenhaus«, sage ich.

»Ich bleibe hier. Meine Tochter ist mit ihrer Klasse auf einem Ski-Ausflug. Ich bleibe über Nacht bei Frau Grimberg.«

Ich gehe zurück ins Badezimmer, und vieles wurde inzwischen weggespült. Shampoo-Flaschen und Papprollen vom Toilettenpapier liegen verstreut in der Nähe des Waschbeckens, genauso wie die Verpackungen von Kanülen und Latexhandschuhe. Verpackungen von Verbänden öffnen und schließen sich in der Zugluft, die vom Fenster kommt. In der alten Wanne ist die Farbe noch zu sehen, genauso wie an den Handtüchern. So viel Blut. Eine Wespe hockt schläfrig auf einem Seifenstück, eine andere summt unter der Decke. Ich sehe ins Schlafzimmer, wo noch der Umschlag auf dem Bett liegt. Ich nehme ihn an mich. Er ist an niemanden adressiert, weder an ihre Mutter noch ihre Großmutter, und er ist nicht zugeklebt. Ich öffne ihn. Darin befindet sich eine Visitenkarte von Henrik Hellbom, Anwalt. Und in Karins Handschrift ist darauf zu lesen:

»Es tut mir so leid. Ich war es.«

46

Karin? Hat sie Gunnarsson umgebracht? Was hat er ihr vor sieben Jahren angetan? Warum hat niemand zugehört? Ich kann nicht glauben, dass sie eine Mörderin ist. Sie muss jemanden anderen decken. Ich muss auf der Hut bleiben. Der Fährmann könnte immer noch frei herumlaufen.

Ich gehe durch die Tür mit dem Vorhang. Von jedem Knarzen der Dielenbretter, von jedem Windhauch von den alten undichten Fenstern schrecke ich auf und schaue mich panisch um.

Ich schließe die Beifahrertür meines Wagens auf und greife hinüber, um die Fahrertür zu öffnen. Nichts. Tot. Ich versuche es noch mal von außen, aber sie lässt sich nicht öffnen. Unverschlossen, aber nicht zu öffnen. Innen eingerastet, nichts zu machen. Also muss ich über den Schaltknüppel klettern, um den Motor anzulassen, und wieder rausklettern, um die Scheiben freizukratzen.

Die E16 ist eine windgepeitschte Geisterstraße. Ich rufe Thord an und sage ihm, dass er zur Fabrik muss, erzähle ihm von der Nachricht und dass Karin womöglich auf ihren Vater und Gunnarsson wütend war, eventuell auch auf Cecilia, weil sie Gunnarsson erlaubt hat, seine Stellung zu behalten. Vielleicht hat sie sie deshalb die Treppe runtergestoßen.

Hier ist mein Wagen das einzige Fahrzeug, und meine

Reifen umfahren Eisbrocken, durchpflügen Schneeböen, die diagonal über beide Spuren wehen. Ich hoffe bei Gott, dass die Sanitäterin die Wahrheit gesagt hat und Karin durchkommt, denn wir brauchen ihre Geschichte.

Ein Holzlaster fährt in nördlicher Richtung an mir vorbei, seine Kiefernfracht ähnelt riesigen gebündelten Süßholzstangen. Der Wagen schlingert leicht. Ich habe meine Hände geschrubbt, trotzdem sind meine Fingernägel noch rot von Karins Blut. Die Haut ist dunkel und schorfig, wo sich ihr Hämoglobin tief in meine Nagelhaut gegraben hat.

Hiermit hatte ich noch nie zu tun. Suizid, meine ich. Meine Mutter war depressiv, aber das äußerte sich darin, dass sie jahrelang ganz in sich selbst zurückgezogen lebte. Sie war implodiert, als mein Vater starb, brach zusammen, schrumpfte, wurde ein anderer Mensch. Ich habe versucht, ihr Hobbys schmackhaft zu machen, vielleicht einfach nur ein Buch zu lesen, aber sie hat einfach ihr gesamtes Leben heruntergefahren. Es blieb im Stand-by-Modus, bis es der Krebs Jahre später beendete. Es ist eine schreckliche Vorstellung, dass jemand, der mir wichtig ist, sich selbst umbringt. Denn ich kann es nicht ertragen, dass er solche Schmerzen leidet. Doch ich denke, den Suizid selbst, wenn er erst einmal stattgefunden hat – so wie bei Gustav, als er gesprungen ist –, den Suizid selbst muss man akzeptieren. Cici hat recht. Wenn sie es zu Ende bringen, sollte es kein Gerede von einer »egoistischen Tat« geben, kein »hat nicht an die Familie gedacht« oder »hat den leichten Weg gewählt.« Nein, verdammt. Es ist nie egoistisch, wenn jemand jede Hoffnung verliert. Es geht nie darum, dass man nicht an die Familie denkt, sondern darum, dass man keine andere Wahl hat, ganz gleich wie sehr es die Verwandten und Freunde verletzt. Es ist nie der leichte Weg. Vielmehr muss es das Härteste überhaupt sein. Ich habe Karin in ihrem eigenen Blut baden sehen, und ich weiß, dass sie die Entscheidung nicht leichthin getroffen hat.

Ein Schneepflug vor mir nimmt beide Spuren ein, schabt das frische Pulver weg und streut Salz auf den Asphalt. Er muss bei der letzten Ausfahrt aufgefahren sein. Nun muss ich mich seinem Tempo anpassen, und ich komme mir wie ein parasitärer Putzerfisch vor, der den Schutz einer größeren Spezies genießt. Ein Mercedes-Jeep, dessen Scheinwerfer nicht funktionieren, fährt dicht hinter mir.

Und dann beginne ich, nach dem Warum zu fragen. Nicht danach, warum Karin es getan hat, sondern warum ich die Warnzeichen nicht bemerkt habe. Irgendwelche Hinweise darauf, dass sie von Schuldgefühlen erdrückt wurde? Irgendwelche Anzeichen? Warum hat ihre Mutter nichts gemerkt? Als Journalistin muss ich solche Hinweise doch erkennen können. Sachen, die andere Leute übersehen. Und als Taube lese ich den ganzen Tag die Körpersprache der anderen, ohne es mir bewusst zu machen. Das ist grundlegend, weil ich nur so die Lücken füllen kann.

Die E16 wird zur E45, und ich sehe den Mercedes immer noch in meinen Spiegeln. Ich erreiche Karlstad und folge der vertrauten Strecke zum Krankenhaus. Hier hat meine Mutter ein halbes Jahr lang immer wieder gelegen und hier wäre sie auch beinahe gestorben.

Eine erneute Park-Scharade ist angesagt. Abermals klettere ich über die Mittelkonsole und marschiere um den Wagen herum, um ihn abzuschließen. Danach versetze ich ihm einen Tritt, ehe ich auf die großen Drehtüren zugehe. Heiße abgestandene Luft bläst in mein Haar und trocknet meine ohnehin schon trockenen Augen noch mehr aus.

Am Empfang erfahre ich, wo Karin ist. Ich lasse mich von den blauen Streifen zu ihrer Station leiten. Es ist nicht die Intensivstation – ein gutes Zeichen, oder? In einem

Fenster sehe ich mein Spiegelbild, und ich sehe wie eine Untote aus. Die Station liegt zwischen der Entbindungsstation und der Geriatrie, zwischen dem Anfang und dem Ende, dem Setzling und der letzten Eichel, bevor die Eiche krachend fällt.

Es ist ein Privatzimmer. Dem Herrn sei Dank für die hohen Steuern in Schweden! Ich klopfe an. Drinnen sitzt Anna-Britta neben dem Bett, ihre rosige Hand liegt auf Karins weißer Hand.

Anna-Britta lächelt, als ich hereinkomme. Ein Zeichen der Erleichterung, Dankbarkeit, Verzweiflung, Erschöpfung, Angst und Trauer zugleich.

»Sie wird wieder«, sagt sie stumm.

Ich lächle ebenfalls und möchte ihr von der Nachricht erzählen, aber dies ist nicht der richtige Moment. Karin ist bewusstlos und steht unter Medikamenteneinfluss. Sie wird nirgends hingehen. Und Anna-Britta ist in erster Linie Mutter, was ich nicht vergessen darf. Außerdem weiß ich nichts mit Sicherheit.

Anna-Britta bricht in Tränen aus. Wir umarmen uns zunächst linkisch neben Karins zugedeckten Füßen, dann drückt sie mich, drückt fest meinen Körper. Ich erwidere es, und wir halten einander fest.

»Sie haben ihr Blutkonserven gegeben«, sagt sie, als sie sich von mir löst und sich die Augen tupft. »Und etwas zum Schlafen und etwas gegen die Schmerzen. Sie haben sie genäht.« Wieder weint sie und reibt sich die Tränen von den Wangen. »Ihre Arme. Ihre wunderschönen Arme sind …«

»Jetzt können wir ihr helfen«, sage ich. Ich lege eine Hand auf ihre Schulter. »Jetzt, da wir es wissen, können wir helfen.«

Sie nickt. Es ist das Nicken einer Frau, die zu viel hiervon durchlebt hat, mehr, als irgendjemand ertragen kann.

Das Nicken einer Frau, die sagt: »Ja, wir können helfen, aber wir können nie wieder entspannen, wenn sie traurig wird, nie wieder hundert verfluchte Messer unter unserem Esstisch auslegen.«

Eine Krankenschwester mit roten Haaren, die wie eine ältere Version der Stemplerin aussieht, kommt herein und sagt, unten wäre ein Mann, ob wir Besuch erwarten. Wir verneinen. Sie überprüft Karins Verbände und den Herzmonitor und fragt, ob wir Kaffee möchten.

Wir gehen hinaus in den Wartebereich. Er besteht aus drei langen schwarzen Sofas, einem stumm geschalteten Flachbildfernseher und einem Stapel Zeitschriften. Auf einem Wandregal stehen abgegriffene Romane, vier fingerdicke Science-Fiction-Schinken und Liebesromane mit geknickten Einbänden. Die Bücher wurden schon viel gelesen. Diese Geschichten haben Angehörigen geholfen, für ein paar Seiten all dem hier zu entfliehen, ein wenig Sicherheit zu haben. Ich habe eine Fantasy-Trilogie gelesen, während ich wartete, dass meine Mutter starb, und diese drei Bücher haben mir mehr geholfen, als ich sagen kann.

Zwei Kaffee in Plastiktassen mit grotesk kleinen Henkeln werden gebracht.

»Ich verstehe einfach nicht, warum«, sagt Anna-Britta, die ihre Tasse mit beiden Händen umfasst. »Sie hätte mit ihren Problemen zu mir kommen können. Ich dachte, sie wäre okay. Ich würde alles für meine Tochter tun.« Sie zupft einen Hautfetzen von ihrem Zeigefingernagel. »Wirklich alles.«

»Es war für Sie alle ein solch harter Monat.«

Anna-Britta blickt auf.

»Es heißt, dass man es nicht kommen sehen kann«, sage ich und bereue die Worte sofort. Sie sind irgendein Blödsinn aus einer Zeitschrift oder einer längst vergessenen

Fernsehsendung. »Es heißt …« Ich sitze vor einer Frau, deren Mann sich gerade umgebracht hat, und komme mit einem »es heißt« zum Thema Suizid?

»Ich habe es nicht kommen sehen«, sagt Anna-Britta, die an einem Stück abgerissenen Nagel knabbert. Ihn abbeißt. »Sie ist erst zwanzig. Und sie ist die Klügste von uns allen, hat so vieles, wofür es sich zu leben lohnt, so vieles vor sich.«

»Sie wird es schaffen«, sage ich und stelle mir vor, wie Thord ihr Handschellen an die verbundenen Unterarme legt. »Sie können ihr professionelle Hilfe besorgen. Sie wird damit klarkommen.«

»Sie hat Angst.« Anna-Britta nippt an ihrem Kaffee und pustet in die Tasse. »Um unser Zuhause, um die Firma, vor dem alten Bösen, vor dem, was unserer Familie passieren könnte.«

Ich lächle verkrampft und frage mich, ob sie eigentlich vor der Justiz Angst hatte. Vor Strafe. Gefängnis. Und ich erinnere mich an die Kurse, die sie gemacht hat, in Pathologie und Taxonomie. An das Messer mit dem G am Ende. Die Tatsache, dass sie Bildhauerin ist. Die detailgenauen Schneeschädel. Und ihren Zugang zu sämtlichen Räumen in der Fabrik.

»Ich fühle mich wie einer von diesen Touristen, über die man immer mal liest«, sagt Anna-Britta. Sie sieht zum Fernseher. »Die mit einer Luftmatratze ins Wasser gehen und hinaus aufs Meer getrieben werden. Sie haben keinen Einfluss darauf, in welche Richtung sie sich bewegen, ob sie überleben oder sterben werden. Der Wind und die Strömung nehmen sie mit, und sie können nichts tun, außer sich festzuhalten.«

Sie sieht wieder zu mir.

»Oder runterzurutschen.«

»Gibt es jemanden, mit dem Sie reden können?«, frage ich. »Über das, was Sie durchmachen? Das Gunnarsson-Trauma? Die Fabrik? Vielleicht nicht gleich ein Verkauf, aber vielleicht ein Darlehen oder eine Investition?«

»Es ist das Buch«, sagt sie und schaut zu den Taschenbüchern an der Wand. »Es ist unsere letzte Hoffnung. Gustav hat darauf bestanden. Das Buch muss ein Erfolg werden. Es muss wirklich packend werden, ein großes Publikum finden. Nächstes Jahr erscheint es, und dann bekommen wir vierteljährlich unsere Tantiemen.« Sie trinkt noch einen Schluck. »Damit ändert sich alles. Wir werden ein regelmäßiges Einkommen haben, ›Zahlungsströme‹, wie Gustav es mir erklärt hat. Etwas, das uns über Wasser hält.«

»Okay.«

Ein Arzt in einer schlecht sitzenden weißen Jacke kommt von den Fahrstühlen. Er muss einen verletzten Knöchel oder so etwas haben, denn er humpelt leicht.

»Es ist schwer zu erklären«, sagt Anna-Britta und schlägt die Beine andersherum übereinander. »Wir haben eine Schuld zu begleichen, denn wir waren nicht immer so gute Arbeitgeber.«

Zwei Pfleger rollen einen Patienten in einem Bett vorbei, dessen Kopf verbunden ist. Mir kommt es vor, als würde er mir zuzwinkern, aber es kann auch nur ein Blinzeln sein, denn sein anderes Auge ist verdeckt.

»In der Anfangszeit, Mitte des neunzehnten Jahrhunderts, haben die Gründer, deren Porträts wir jetzt abgehängt haben, die Einheimischen ausgebeutet. Sie ließen sie zu hart arbeiten und zahlten ihnen zu wenig, selbst nach damaligen Maßstäben. Die Quote der tödlichen Arbeitsunfälle war unvertretbar hoch. Im ersten Jahr bezahlten sie höhere Löhne, und die Arbeiterfamilien zogen nach Gavrik, das zu der Zeit nur aus einer neu errichteten Kirche, einer Kirchenruine, der Fabrik und sonst kaum etwas bestand. Danach reduzierte die Leitung die Löhne Jahr für Jahr.«

»Das waren andere Zeiten«, sage ich.

»Eigentlich nicht«, entgegnet sie. »Die Familie wurde reich. Sie häuften Vermögen an, expandierten, und wir waren viele Jahre der zweitgrößte Salzlakritz-Hersteller. Von den Gewinnen bauten sie das Herrenhaus am Vänern-See, und seither sind wir nie mehr so erfolgreich gewesen.«

Ein erschöpft aussehender Assistenzarzt mit umgehängtem Stethoskop geht an uns vorbei. Seine weißen Crocs quietschen auf dem gummierten Boden.

»Wir bezahlen für ihre Gier«, sagt Anna-Britta. »Sie sind zu weit gegangen, und jeder im Ort weiß es. Mein Schwiegervater«, hier verdunkeln sich ihre Augen, »ist zu weit gegangen. Ludvig war ein Verbrecher und dachte, dass er über dem Gesetz steht und normale Regeln für ihn nicht gelten. Was für einen Schmerz hat er verursacht. Und all die Kinder, die er nie anerkannt hat. Wir bemühen uns immer noch, Schaden wiedergutzumachen, und jedes Mal, wenn wir den Jahresabschluss machen, werden wir daran erinnert.« Mit Tränen in den Augen zeigt sie zu Karins Zimmer. »Dafür ist allein ihr Großvater verantwortlich.«

Wir beide beobachten, wie der Mann mit dem verletzten Knöchel in Karins Zimmer geht.

47

Der Arzt überprüft Karins Vitalfunktionen, und ich fahre in einer Art Trance von Karlstad gen Norden. Es ist zu viel zu verarbeiten: Karin, ihr Geständnis, ihre aufgeschlitzten Pulsadern, ihre Angst.

Thord schickt mir eine kurze Textnachricht, in der er mir mitteilt, dass sie sich Karins Nachricht vornehmen, und er dankt mir.

Es ist zu spät, um Cici zu besuchen, also parke ich, schließe ab und sehe, dass jemand vorm Hotel Gavrik steht. Die Hotelfassade mit dem schiefen Schild und die dunkle Fabrik mit den beiden Schornsteinen dahinter bildet die Kulisse für eine Gestalt im langen schwarzen Steppmantel mit großer Kapuze.

Vorsichtig gehe ich auf sie zu.

Die Kapuze wird heruntergezogen, und eine Skimaske kommt zum Vorschein.

Ich bleibe stehen. Mein Herz wummert.

»Hast du einen Schlüssel?«, fragt Noora, während sie ihre Balaklava abnimmt.

Der Druck in meinem Kopf und meinen Nebenhöhlen, der bis in meine Schultern zieht, lässt ein wenig nach. Ich komme näher, rutsche auf einem Eisflecken aus, und sie greift nach mir, um mich abzufangen.

»Klar«, sage ich, zücke meine Schlüsselkarte und öffne

die Eingangstür zum Hotel. Hier gibt es weder einen Nachtportier noch Pagen mit Gepäckwagen aus Messing. Niemand, der einem einen guten Abend wünscht und den Aufzug ruft. Bloß einen Schlüssel.

Wir gehen hinein, und die Tür fällt hinter uns zu.

»Komm«, sagt sie und zieht ihren wattierten Mantel aus. Sie hat Mascara aufgelegt, der stellenweise in ihren dichten Wimpern Klumpen gebildet hat, und ihr Atem riecht leicht nach Weißwein.

Wir steigen in den Aufzug, und ich drücke die Taste für den zweiten Stock, worauf die Tür zugleitet.

Sie küsst mich.

Die Tür geht wieder auf. Mein Herz rast so sehr, dass ich direkt hier auf dem Flur sterben könnte. Ich möchte ihr von Karin und meiner Theorie erzählen, erfahren, was sie über die Nachricht weiß und warum sie sich mir gegenüber in der Öffentlichkeit so komisch benimmt. Tue ich aber nicht. Ich bin zu erschöpft. Stattdessen öffne ich meine Zimmertür mit meiner Schlüsselkarte und ramme sie in dieses Schlitzding gleich neben der Tür. Noora sieht mich an. Sie reibt ihre Wange sanft an meiner, sodass ihre Wärme über meine kalte Haut streicht, hat ihre Hände an meiner Taille. Meine Hand liegt in ihrem Nacken, und ihr Atem verfängt sich in meinem Mund, als meine Lippen die ihren streifen.

Es ist noch dunkel, als ich aufwache.

Noora hat sich von hinten an mich geschmiegt, ihr Arm an meinem Bauch. Wir füllen das Einzelbett ganz aus. Und es ist warm hier mit ihr. Das Laken ist zerwühlt, und die Decke haben wir bis zu unseren Hälsen hochgezogen. Ich schaue durchs Fenster – ich schätze, es ist gegen fünf Uhr – und sehe die Schornsteine, graue vertikale Streifen vor einem grauen Himmel. Sie verjüngen sich nach oben, und in diesem Halblicht ist die Aufschrift besser zu sehen als im Sommer.

Grimberg Liquorice. Noora regt sich und küsst mich seitlich auf die Wange. Gleichzeitig schlingt sie ihre Arme fester um mich, und ich drehe mich zu ihr, um sie zu küssen.

Ich erzähle ihr, wie ich Karin gefunden habe. In einem traurigen gebrochenen Flüstern bewegen sich meine Lippen an ihrem Ohr. Sie kennt die Fakten, doch ich spreche mit ihr über meine Gefühle und ziehe sie näher an mich. Gemeinsam schlafen wir wieder ein.

Und schrecken gleichzeitig aus dem Schlaf hoch.

Ein Klappern.

Jemand versucht, die Verbindungstür zum Nebenzimmer zu öffnen.

Noora steigt aus dem Bett.

Sie streckt ihren Arm vor, bedeutet mir: »Bleib, wo du bist, Tuva.« Dann nimmt sie eine Glasvase vom Schreibtisch und lauscht an der Wand. Ich beobachte vom Bett aus, wie sie die Türklinke herunterdrückt. Die Tür schwingt auf, und das Zimmer dahinter ist so schwarz wie ein mitternächtlicher Wald. Noora späht hinein, und ich habe das Gefühl, ich sollte ihr Rückendeckung geben, weshalb ich aus dem Bett springe und mich hinter sie stelle.

»Polizei!«, ruft sie.

Nichts.

In dem dunklen Zimmer ist es eiskalt.

Noora geht hinein, drückt den Lichtschalter, aber es passiert nichts. Wir haben keine Schlüsselkarte für dieses Zimmer, und der Kartenschlitz vorne ist leer. Wir gehen ein Stück hinein, und das Zimmer ist so lang, dass ich das Ende gar nicht sehe, zumal es hier kein Licht und keine Fenster gibt. Noora zieht mich zurück in mein Zimmer, schließt die Tür und verkantet einen Stuhl unter der Klinke.

»Sicher nur der Zimmerservice«, sagt sie, wobei sie wenig überzeugt wirkt.

Ich dusche, solange Noora Wache steht. Als ich fertig bin, sieht sie aus dem Fenster zur Fabrik.

»Dieser seltsame Ort«, sagt sie.

»Ich weiß.« Ich rubble mein Haar mit einem Handtuch trocken. Es gibt einen Föhn im Bad, aber aus dem sprühen Funken, sobald man ihn einschaltet.

»Was hältst du von der Nachricht? Wird Karin verhaftet?«

Noora blickt mich an ... erst in die Augen, dann auf meinen Mund und wieder in die Augen, ins linke, ins rechte, als würde sie ein Gemälde in einer Ausstellung betrachten. Ich werde ein bisschen unsicher, aber um ganz ehrlich zu sein, finde ich diese Aufmerksamkeit auch aufregend.

»Weiß ich nicht«, sagt sie. »Thord ist dran, er überprüft, wer an dem Tag von Gunnarssons Ermordung wo war.«

»Okay.«

Sie berührt mein Kinn mit ihrer Fingerspitze und geht ins Bad. Die Tür lässt sie offen.

»Wollen wir erst essen oder gleich zu Thord gehen?«, frage ich.

»Lass uns erst was essen«, sagt sie. »Könnte ein langer Tag werden.«

Mir ist rundum wohl dabei, mich vor Noora anzuziehen. Wenn ich das vor einem Mann tue, fühle ich mich immer, ich weiß nicht, weniger entspannt. Als wir beide angezogen sind, frage ich: »Sollen wir nach unten gehen und frühstücken oder uns was raufbringen lassen?«

Sie überlegt und nagt dabei innen an ihrer Wange, sodass ich unwillkürlich daran denke, wie seltsam sie sich im öffentlichen Raum mir gegenüber verhält.

»Ich könnte mit nach unten kommen«, sagt sie. »Wir könnten dort zusammen frühstücken.«

»Jeder würde uns sehen.«

»Weiß ich.«

Ich küsse sie, und wir verschmelzen ineinander, sodass wir uns mühsam voneinander lösen müssen.

»Ich werde noch einige Jahre hier sein«, sagt sie. »Da kann ich mich dem auch gleich stellen.«

Als wir nach unten gehen, haben wir beide gerötete Wangen. Ihr Haar ist noch halb nass, meines fängt gerade an, sich zu kräuseln.

Im Frühstücksraum sind vier Tische besetzt. Drei mit Paaren, einer mit einer Familie. Die Inhaberin kommt herein, sie trägt eine Schürze und sieht mich an, als wäre ich der Papst und hätte ihre Räumlichkeiten soeben mit einem neuen Liebhaber betreten.

»Guten Morgen«, sagt Noora zu ihr. »Frühstück für zwei.«

Wir setzen uns. Noora isst Eier und Bacon mit Kaffee, ich nehme Toast, Cornflakes und einen lauwarmen Kakao. Wir sagen nichts, grinsen aber idiotisch und streicheln uns die Füße unter dem Tisch, als wären wir hier in unserem ganz eigenen Reich.

Beim Auschecken ist Noora an meiner Seite. Die Besitzerin ist so verdammt nervös, dass wir beinahe einen Kicheranfall bekommen, doch wir reißen uns zusammen. Meine Koffer lasse ich im Hotel, weil es im Wagen zu kalt ist, bezahle, und wir gehen nach draußen. Ich möchte sie küssen, halte stattdessen aber nur meine Nase an ihre weiche Wange.

Sie meint, ich solle ruhig in die Redaktion gehen, sie werde mich sobald wie möglich auf den neuesten Stand bringen.

»Ich will abends noch zur Fabrik«, sage ich. »Um mich von der Familie zu verabschieden. Mein Taxi ist für neun Uhr bestellt.«

»Dann komme ich winken«, antwortet sie. In dem Moment fährt mein alter Hilux vorbei, den ich überall wiedererkennen würde. Allerdings sitzt nicht der Dreadlock-Typ am Steuer, sondern irgendein alter Mann mit einem Schnurrbart, einem hohen Kragen und einem Hut mit breiter Krempe. Ich drehe mich zu Noora um.

Wir küssen uns nicht auf der Straße, blinzeln uns lediglich zu und trennen uns dann. Sie geht zur Wache, ich klopfenden Herzens zu meinem Büro.

Es sind ungefähr minus dreißig Grad, aber mir ist nicht kalt. Ich lechze nicht nach einem Drink, meine Ohren sind nicht wund, und ich sorge mich nicht wegen meines Bankkontos. Ich denke nicht mal allzu viel an meine Mutter. Mir geht es okay.

Lena ist da, also erzähle ich ihr von Karin und der Nachricht. Anschließend räume ich meinen Schreibtisch aus. Um elf bittet Lena mich in ihr Büro. Dies ist unser Abschied. Das war es. Meine Gefühle sind sehr gemischt. Ich bin neugierig, was Karin angeht, freue mich aber auch darauf, endlich von hier wegzukommen, und bin gaga verliebt in Noora. Nils ist noch beim Eisangeln, und Lars hat den Tag frei, weshalb es hier still ist. Ich gehe in Lenas Büro. Sie sieht müde und besorgt aus.

»Ich habe Neuigkeiten von deinem nächsten Job«, sagt sie ernst. »Es tut mir ehrlich leid. Warte kurz hier.« Was? Nein. Sie verlässt ihr Büro und schließt die Tür, sodass ich allein vor ihrem Schreibtisch sitze, wo mir ihr großer Bildschirm halb zugewandt ist. Was ist los?

Die Tür fliegt auf, und Lena kommt herein, dann Lars im Rentierpullover und schließlich Nils, der eine Art Cowboyhemd in seine formlose Supermarktjeans gesteckt hat.

»Überraschung!«, brüllt Nils. Er hat eine Flasche Cava in der Hand, und Lars ein gerahmtes Bild.

»Ihr hier?«, frage ich erstaunt. »Habt ihr heute nicht frei?«

»Wir wollen dich stilvoll verabschieden«, sagt Lars, dessen Halbglatze frisch eingecremt ist. Sie trocknet in den Wintermonaten immer sehr aus, doch heute glänzt sie.

»Du wirst uns fehlen, Tuva«, sagt Lena. Ich meine, eine Träne in ihrem Auge zu sehen, aber sie scheint sie gleich wieder zurückzudrängen. »Die sind für dich.«

»Ist zu kalt zum Angeln«, sagt Nils und reicht mir den Cava. »Trink nicht alles auf einmal.«

Lars gibt mir eine gerahmte Seite aus dem *Guardian* vom letzten Oktober. Es ist meine Medusa-Story.

»Mein Gott.« Ich starre die drei an. »Vielen, vielen Dank!«

»Sie hat alles bezahlt«, sagt Nils und zeigt auf Lena.

»Das hier wird mir auch fehlen«, sage ich und meine es ernst. »Ihr werdet mir fehlen.«

Lars umarmt mich mit einigem Abstand. Nils tut es, wie er es auch bei einem Fußballer machen würde, mit einem festen Schlag auf die Schulter. Lena nimmt mich richtig in die Arme. Ich erwidere es, und sie küsst mich auf den Kopf. »Du darfst jederzeit wiederkommen«, sagt sie. »Hier bist du immer willkommen.«

»Und was waren das für Nachrichten vom neuen Arbeitgeber?«, frage ich.

»Ich habe gestern mit Anders geredet. Er sagt, du kannst ruhig ab und zu etwas für mich schreiben, wenn du willst, kein Problem. Das Nord-Süd-Thema könnte die Leute interessieren. Und falls du einen Abschlussbeitrag über den Fährmann-Fall schreiben willst, wenn er abgeschlossen ist, können wir das auch regeln. Denk drüber nach, wenn du dich ein bisschen eingelebt hast.«

Ich packe meine Buchrecherche in den Tacoma und sehe

Thord an die Kellertür von Hausmeister Andersson klopfen. Dabei hat er eine Hand an seinem Holster. Er klopft ans Fenster und späht hinein. Was ist da los? Ich gehe in seine Richtung, doch Thord blickt mich an und schüttelt den Kopf.

Also fahre ich los und sehr langsam an Benny Björnmossens Laden vorbei, aus dem gerade die Rothaarige mit einer Gewehrtasche und zwei schweren Tüten kommt. Ich fahre weiter zur Tankstelle beim Supermarkt, und drei Leute glotzen herüber, als ich über die Beifahrerseite einsteige und wieder losfahre. In meinen Rückspiegeln sehe ich die Storgatan und die Schornsteine. Heute Abend werde ich dort einen letzten Besuch machen, um Cicis großes Geheimnis zu erfahren und mich von ihr zu verabschieden.

An der Kreuzung mit der E16 herrscht einiger Verkehr. Reisebusse und Jäger auf dem Weg zu den Revieren, um Elche oder Wildschweine zu töten. Ich fahre unter der Autobahn durch. Ein Grimberg-Lieferwagen rast an mir vorbei. Den Fahrer kann ich nicht richtig sehen, aber er hat ein grelloranges Hemd an.

Der Utgard-Wald sieht wie ein riesiger Gletscher aus, der sich kriechend dem Rest der Welt nähert, hoch, weiß und größer, als gut für ihn ist. Ich fahre an dem Platz mit den Baufahrzeugen vorbei und erinnere mich, wie ich dort in Viggos verriegeltem Taxi mit dem brennenden Teelicht aufgewacht bin. Ein Kälteschauer läuft mir über den Rücken. Ich blinke und biege vom geräumten und gestreuten Asphalt auf den Kiesweg ein. Der Schnee ist tief, aber ich komme klar. Im Moment ist es so kalt – nicht mal mittags ist es über minus fünfzehn Grad –, dass sich eine anständige Kruste gebildet hat. Schnee bei null Grad ist am schlimmsten, weil die Räder nicht greifen, erst recht nicht bei dieser Schrottkiste. Eine Warnleuchte blinkt am Armaturenbrett, und ich habe keine Ahnung, was sie bedeutet. Ich komme am Wohnwagen des Messies vorbei. Bei Viggo Svenssons einsamem Haus muss ich auf fünf Stundenkilometer verlangsamen, weil der Schnee zu tief ist. Ich sehe zum Haus, und er ist dort, steht an einem der Fenster. Er wird von hinten angeleuchtet und trägt eine Wollmütze, aber kein Hemd, und er lächelt mir zu, mit in die Hüften gestemmten Händen. Knurrend. Auf seinen Armen sind Narben, kleine, runde Narben. Brandnarben? Auf seinem Fensterbrett funkelt ein großer Kristallbriefbeschwerer, und säße ich jetzt in meinem Hilux, würde ich doppelt so schnell fahren, um bloß weg von dem Kerl zu kommen. Er hebt eine Hand in die Höhe, hält irgendwas umklammert, und dann geht der Volvo in seiner Einfahrt auf und blinkt einmal kurz. Was? Er darf mir nicht in den Wald folgen, nicht hinein. Das kann er nicht machen. Ich gebe Gas und rase den Hügel hinauf. Die Fichten oben sind schwer vom nächtelangen Schneefall. Die Äste biegen sich so weit durch, dass sie sich in der Mitte über dem Weg berühren und einen Eistunnel formen. Ich gebe Gas und blicke in die Rückspiegel. Kommt er? Ich fahre zu schnell für diese Witterung, zu schnell für diesen Wagen. Die Räder schlittern, und ich halte das Lenkrad so fest, dass meine Finger wehtun. Die Holzschnitzschwestern sind damit beschäftigt, ihre dämonischen Trolle in ihren dunklen Van zu laden, und Alice, die Stille, lächelt mir zu.

Ich halte vor Holmqvists Haus mit der umlaufenden Veranda und den verspiegelten Fenstern. Der Hundezwinger ist nach wie vor da, und sein Wagen parkt ganz nah an der Haustür und ist an eines der langen Batteriekabel angeschlossen. Ich schwitze, doch von Viggos Volvo ist nichts zu sehen.

Ich beuge mich rüber und klettere auf der Beifahrerseite

raus. Dann ziehe ich meine Jacke zurecht, nehme die beiden Aktenordner und frage mich, was Cicis wichtiges Geheimnis sein mag. Meine Stiefel knirschen im Schnee, als ich um den Wagen herumgehe.

»Tuva«, sagt David, der seine Haustür öffnet. »Wollen wir?«

48

Aus seinen winzigen Bluetooth-Lautsprechern kommt Opernmusik. Irgendwas Deutsches. Wir gehen nach drinnen, wo er mir die Jacke abnimmt und sie aufhängt, während ich meine Stiefel ausziehe und auf dem Gestell lasse, wie er es mag.

»Ein großer Tag«, sagt er.

Ich lege meine Akten auf einen seiner Designer-Ledersessel und wische mir den kalten Schweiß von der Stirn. David trägt Lederhausschuhe mit Monogramm, eine Baumwollhose und ein malvenfarbenes Poloshirt. Die Haare an seinen Armen sind aufgerichtet.

»Alles bereit«, sage ich.

»Funktionieren die«, er zeigt zu meinen Hörgeräten, »bei diesen absurden Temperaturen normal? Halten sie diese Jahrhundertkälte in Gavrik aus?«

»Alles gut.« Ich sehe aus dem Fenster, schaue, ob Viggo draußen ist. »Nässe ist schlechter für sie.«

»Aha«, sagt David, der es sich sicher für sein Archiv merkt. »Wollen wir das Geschäftliche oben in meinem Büro regeln? Und anschließend habe ich zur Feier des Tages ein Mittagessen vorbereitet. Nur drei Gänge.«

»Klingt gut. Aber ich darf nicht zu spät weg, weil ich noch einige Abschiedsbesuche im Ort machen muss und die Grimbergs besuchen will, ehe ich zum Zug fahre.«

»Natürlich. Übrigens, macht es Ihnen etwas aus, wenn ich die Fabrik später mit Ihnen zusammen besuche? Die erste Hälfte des Buches ist fertig, und Anna-Britta kann sie sich ansehen. Vielleicht ist es für sie«, er stockt und sucht nach dem richtigen Wort, »angenehmer, wenn ich mit Ihnen komme.«

Eigentlich will ich ihn nicht dabeihaben, aber ich kann schlecht ablehnen. »In Ordnung.«

Wir gehen nach oben, ich hinter ihm, und ständig muss ich zu dem Streifen Wade starren, der jedes Mal hervorlugt, wenn er eine Stufe nimmt. Es ist, als verbärge sich unter der gestärkten Kleidung ein wildes Tier.

Mein Handy piept. In diesem Wald gibt es praktisch keinen Empfang, doch drei Nachrichten kommen durch, von verschiedenen Leuten. Die müssen sich angesammelt haben, als ich kein Netz hatte. Eine ist von Lena, die fragt, ob ich sie anrufen könne, wenn ich eine Minute Zeit habe. Eine ist vom Toyota-Händler, ob ich den Tacoma zu ihm bringen könne statt ihn, wie vereinbart, auf dem Supermarktparkplatz abzustellen. Er schreibt, die Schneepflüge müssten den Parkplatz heute Abend räumen. Und eine ist von Thord: Karin hat sich selbst aus dem Krankenhaus entlassen. Er fragt mich, wo sie ist. Ich antworte, dass ich keinen Schimmer habe, aber die Nachricht geht nicht raus.

»Hier«, sagt Holmqvist und zeigt auf eine Stelle auf dem Tisch. »Legen Sie Ihre Arbeit hier hin und erzählen Sie mir bitte, was Sie haben.«

Ich öffne die Ordner.

Ist Karin auf der Flucht? Ist sie auf dem Rückweg nach Gavrik?

»Ich stehe in Ihrer Schuld«, sagt David, der durch meinen Ordner blättert. »Aber nicht mehr lange. Die erste

Hälfte Ihres Honorars werde ich überweisen, sobald wir dies hier durchgesehen haben.«

Bei Gott, ich brauche das Geld wirklich!

Ich erzähle ihm, was ich habe. Es sind Themen mit Überschriften wie »Cecilia Grimberg«, »Das Haus am Vänern-See«, »Die Mobilfunkmasten« und »Erster Brand« und »Zweiter Brand.«

»Es ist ein Bericht darüber, warum diese Familie so tickt, wie sie tickt«, erkläre ich. »Was die einzelnen Generationen antreibt und unter welchem Druck sie stehen, sowohl von der Konkurrenz als auch von der Gemeinde und von der Fabrik selbst. Ihre Geschichte handelt von Ausdauer und Opfern, aber auch von Schuld. Sie schützen sich mit Methoden, die sie über Generationen entwickelt haben. Wir würden darüber lachen, aber sie nehmen es sehr ernst. Und ich habe noch andere Geschichten mit ihrer verwoben, beispielsweise die der rothaarigen Stemplerin. Auch die von Hausmeister Andersson und dessen Bruder, dem Lieferwagenfahrer, der verletzt wurde, als sein Lastwagen letzte Woche von der Straße abkam. Aber hauptsächlich habe ich mich auf Cecilia konzentriert und wie sie überlebt hat, während ihrem Ehemann Ludvig das nicht gelungen ist. Dass seine Leiche nie gefunden wurde, er nie ein Begräbnis bekam. Und dann Anna-Britta, wie sie mit der enormen Verantwortung fertig wird, die Fabrik nun allein zu leiten. Und ich habe mich natürlich auch damit beschäftigt, dass Gustav es nicht geschafft hat. Sie hatten eine Menge Verluste zu verkraften, wobei der Tod des kleinen Ludo besonders hart gewesen sein muss, und sein Grab ist nur ein paar Meter von der Stelle entfernt, an der sie nachts schlafen.«

Er nickt lächelnd und nimmt alles auf.

»Hervorragendes Material«, sagt er. »Es wird als Grundlage für den letzten Teil des Buches dienen und den passenden Höhepunkt liefern.«

»Gut.«

»Und es wird den Grimbergs zugutekommen. Sie helfen ihnen. Die Tantiemen für dieses Buch werden über Jahrzehnte fließen.«

»Denken Sie wirklich, dass es sich so gut verkaufen wird?«

Er leckt seine Oberlippe von der Narbe in der Mitte nach links, dann von der Narbe nach rechts.

»Das hoffe ich für die Grimbergs«, antwortet er. »Anna-Britta hat mit mir mehr über Marketingstrategien und die richtige Werbung für das Buch gesprochen als über die Geschichte der Grimbergs. Gustav war immer am industriellen Erbe interessiert, aber Anna-Britta redete meistens davon, dass man einen ›starken Aufhänger‹ braucht. Hoffentlich verhindern die Tantiemen, dass alles bald diesem abscheulichen Anwalt gehört. Ehrlich, der Mann benimmt sich, als hätte er einen Anspruch auf die Firma! Wie dem auch sei, erst einmal möchte ich Sie bezahlen.«

Er führt mich in das zweite Gästezimmer, sein Arbeitszimmer. Dort setzt er sich an seinen Computer und tippt auf seinem komischen ergonomisch zweigeteilten Keyboard. Ich glaube, draußen einen Wagen zu hören, aber es ist nur sein schicker Computer, der hochfährt. Die Website der Svenska Handelsbanken erscheint auf dem Monitor.

»Würden Sie bitte?«, fragt er und hält das Kartenlesegerät in die Höhe.

»Oh, Entschuldigung.« Ich drehe mich zu den Büchern um, die er bereits geschrieben hat, auf deren Rücken jedoch die Namen anderer Leute stehen.

»Okay«, sagt er. »Zehntausend jetzt und zehntausend am Erscheinungstag.«

»Richtig.«

»Der sollte irgendwann nächstes Jahr sein. Ich hoffe, es wird Ihnen gefallen.«

»Wird es gewiss«, sage ich, was stimmt. Und besonders gern werde ich die Teile lesen, zu denen ich beigetragen habe.

»Ziehen Sie sich an einen ruhigen Ort zurück, und nehmen Sie sich die Zeit, es richtig zu genießen.«

Ich nicke. »Aber nicht in eine Waldhütte. Vielleicht eher eine Ferienwohnung am Mittelmeer, wo es warm ist, mit einer Terrasse und blauem Himmel.«

»Erledigt«, sagt er. »Und bald wird es Sommer. Kann ich Ihnen einen Drink anbieten?«

Ja, verdammt. Zehn Cola-Rum, direkt hintereinander!

»Das wäre nett, aber nur einen kleinen.«

Wir gehen nach unten, wo ein Topf auf seinem Induktionsherd steht. Es ist einer dieser breiten Herde von einer Edelmarke, der wahrscheinlich mehr als mein Monatsgehalt gekostet hat. Er holt eine Flasche aus seinem Weinkühlschrank und befüllt zwei Sektflöten. Dann ändert er die Musik auf seinem kleinen tragbaren Lautsprecherdings, das einen verblüffenden Sound erzeugt, und reicht mir ein Glas. Es erklingt irgendein Instrumental Jazz. Nun wird David total feierlich, hält sein Glas ganz unten, macht sich gerade und räuspert sich. Ich rechne mit einer Ansprache.

»Dies ist ein bedeutsamer Tag«, sagt er, und ich würde schwören, dass seine Stimme zu kippen droht. »Ich möchte Ihnen für Ihre viele Arbeit danken. Sie sind mir eine außerordentlich wertvolle Hilfe gewesen. Sie haben die Grimberg-Frauen dazu gebracht, sich Ihnen zu öffnen, was von einer Fähigkeit zeugt, die ich nicht besitze. Ohne Sie hätte ich ein sehr viel minderwertigeres Buch geschrieben, Tuva.«

Ich nicke lächelnd.

»Auf mein Buch, *Die Lakritzfabrik*«, sagt er.

»*Die Lakritzfabrik*«, sage ich.

Ich will mit ihm anstoßen, doch er runzelt die Stirn, setzt sein Glas an die Lippen und trinkt mit einem genüsslichen Seufzer. Mein verwunderter Gesichtsausdruck entgeht ihm offenbar nicht, denn er erklärt: »Ein 1996er, ein außergewöhnliches Jahr.«

»Sehr schön«, sage ich, obwohl das Zeug wie Pisse schmeckt und kein bisschen Kohlensäure mehr enthält.

»Das Jahr, in dem meine Eltern starben.«

»Er ist sehr gut«, sage ich und komme mir umgehend vollends taktlos vor, weil ich diese Worte benutze nach dem, was er eben gesagt hat.

»Deshalb auch das geringe Perlen und die dunkle Farbe. Wundervoll.«

Schale Pisse.

Nun dreht er sich zu seinem Herd und rührt, was immer in dem Topf sein mag. Er holt eine Platte mit Hähnchenschenkeln aus dem Kühlschrank, die von Semmelbröseln überzogen sind. Immerhin sehen die essbar aus. Ich möchte Thord wegen Karin anrufen, die sich entlassen hat, aber ich habe keinen Empfang, nicht mal auf der Treppe.

»Vorweg eine Suppe«, sagt David. »Setzen Sie sich doch.«

Ich nehme meinen üblichen Platz an seinem Glastisch ein und blicke nach unten zu meinen Socken. Holmqvist bringt zwei Gläser Wasser.

»Es ist kein Pellegrino mehr da«, sagt er. »Bitte entschuldigen Sie die Farbe und das Sediment. Es liegt an meinem Brunnen, nun ja, an allen Brunnen im Dorf. Wenn Sie eine Minute warten, setzt es sich.«

Dies hier werde ich keine Sekunde vermissen, wenn ich nach Skåne ziehe, wo jeder Wasser aus der städtischen

Leitung bezieht, geprüft, homogenisiert, sauber und gefiltert.

Es knallt vor dem Fenster und David sagt: »Eiszapfen.«

Er bringt zwei kleine Schalen Suppe.

»Borschtsch?«, frage ich.

»Schwarzsauer«, antwortet er.

Okay, was das ist, weiß ich.

»Zu Ehren Ihrer Auswanderung nach Süden.«

Ich sehe ihn an.

»Keine Sorge, es ist Gans. Ich bin ja kein Banause.«

Also nehme ich einen Löffel voll Gänseblut, weil es genau das ist, und obgleich es fraglos gewürzt, gekräutert und mit Essig verfeinert ist, schmeckt es für mich wie ein Schnitt im Finger.

»Gut«, sage ich.

»Ja, nicht wahr?«

Er isst mit viel Appetit, und seine Lippen nehmen innen eine dunklere Färbung an, wie umgekehrter Lip-Liner.

Mein Mund ist voller Eisen von dem Wasser und dem Gänseblut. Die Suppe ist seidig und schmeckt scheußlich, aber die Konsistenz … sie benetzt das Innere meines Mundes wie schwerer Kakao, und sie ist ein bisschen zu warm, weshalb ich fühle, wie es nach unten in meinen Magen gleitet, wo Blut auf Säure trifft. Ich stelle mir vor, wie das aussehen mag, und vor meinem geistigen Auge sehe ich einen riesigen roten Klumpen.

Ich esse die Hälfte, bevor er die Schalen abräumt, und spüle mit dem teuren schalen Champagner und dem Brunnenwasser nach.

Die Hähnchenschenkel brutzeln auf dem Herd.

»Kosten Sie den Champagner aus«, sagt David. »Trinken Sie ihn langsam. Wir müssen beide später noch fahren.«

»Was kochen Sie?«, frage ich.

»Das ist nicht so einfach zu erklären.«

Er hebt die Hähnchenschenkel einzeln mit einer Zange heraus und legt sie auf ein großes Holzbrett, wo er sie mit Meersalz bestreut. Die Wärme im Haus macht mich müde, und mir werden die Lider schwer.

»Himalayasalz«, sagt er. »Leicht geräuchert.«

Die Schenkel sehen super aus, knusprig gebraten zischeln sie vor sich hin.

»Bedienen Sie sich«, sagt David. »Dies ist meine Henkersmahlzeit, wie manche sagen würden. Meine Lieblingsgerichte in drei Gängen.«

Ich nehme zwei und lege sie auf meinen Teller. Das ist kein Huhn.

»Was ist es?«

»Göttlich.«

Er nimmt sich fünf.

»Manche denken, dass Bries die Schilddrüse ist. Andere dagegen sagen, es sei die Bauchspeicheldrüse. Einige Idioten reden sogar von der Luftröhre oder der Milz. Dies hier sind die köstlichsten Teile unter den Innereien. Es sind kleine Schilddrüsen vom Schwein.«

Warum können es nicht einfach mal Lammkoteletts sein?

Draußen bei den Wagen blitzt es weiß auf. Schnee fällt von einer Fichte.

Ich schneide in das Bries, und mein Messer gleitet so leicht durch das rosige weiche Fleisch, als wäre es Leber, nur luftiger, und ich hebe die Gabel an meinen Mund. Tatsächlich gelingt es mir, nicht auf Holmqvists Adamsapfel mit dem Muttermal zu sehen, das sich rauf und runter bewegt – und es schmeckt wirklich. Zart und köstlich.

Ungleich entspannter genieße ich das Essen, trinke noch ein wenig Champagner. Und dann erinnere ich mich an das, was die Holschnitzschwestern in der Bank gesagt haben: Stürz nicht beim letzten Sprung. Ich schiebe mein Glas weg.

»Das ist klug«, sagt Holmqvist und stellt auch sein Champagnerglas zur Seite. »Wasser für uns beide. Und dann das Dessert.«

»Ich bin eigentlich schon satt.«

»Aber es ist meine Leibspeise.«

Ich lächle, schon weil er so begeistert aussieht.

»Haben Sie jemals *Casu marzu* gegessen, Tuva?«

Ich sehe ihn fragend an.

»Nein, ich denke auch nicht, dass sie es schon mal gegessen haben.« Er geht zu seinem Kühlschrank. »Es ist eine sardische Delikatesse. Im Laufe der Jahre hatte ich sie dort zweimal, einfach exquisit. Kennen Sie Pecorino?«

»Ja, den mag ich.«

»Gut, denn dies hier ist eine Art des Pecorino durchsetzt von Larven der Käsefliege. Sie verdauen die Oberfläche des Käses, schlüsseln die Fette auf und sorgen für eine ganz besonders cremige Struktur.«

Nein!

Er holt eine Packung edles Vanilleeis aus dem Tiefkühler und eine Pappschale Erdbeeren sowie eine Tafel Zartbitterschokolade mit Meersalz.

»Tut mir leid«, sagt er. »Ich konnte nicht widerstehen. Ich liebe zwar *Casu marzu*, aber Erdbeeren mit Eis sind einfach mein Lieblingsdessert, auch wenn es so gar keine Saison für die Früchte ist.«

Wir lächeln einander an. Er ist zufrieden mit sich, und ich bin schlicht erleichtert.

Die Erdbeeren sind ein bisschen hart, offenbar eingeflogen, aber das Eis ist köstlich. Die Schokolade ist von dieser neunzigprozentigen Sorte, deshalb überlasse ich es ihm, sich damit abzuplagen.

Dann höre ich ein Scharren oder Trappeln. Es kommt aus dem Erdgeschoss, vielleicht aus der Waschküche. »Hören Sie das?«, frage ich und zeige in die Ecke des Raumes.

Er wirkt besorgt.

»Was?«, fragt er.

»Da kratzt etwas? Oder klopft?«

»Mäuse«, sagt er merklich verlegen. »*Ungeziefer.* Ich fürchte, die sind in den Wänden.«

Ich ziehe ein Haar aus meinem Mund, und es schneidet in meine Unterlippe. Das Haar ist knallrot.

»Danke für dieses wunderbare Abschiedsessen«, sage ich und habe das Gefühl, dass ich einen Mittagsschlaf brauche.

Er sieht beinahe traurig aus.

»Ich habe noch ein letztes Geschenk, nur ein kleines Zeichen meiner Anerkennung.«

Dann nimmt er den kleinen Digital-Lautsprecher und stellt ihn auf den Tisch.

Da ist ein Schatten am Fenster.

»Oh, aber das ist doch nicht nötig.«

»Schließen Sie die Augen«, sagt er.

Ich schließe meine Augen auch ein wenig, sehe aber noch, dass er eine dunkelblaue Schmuckschatulle mit goldenen Rändern aus einer Schublade holt. Und dann stellt er sich mit der Schatulle in der einen und seinem Telefon in der anderen Hand hinter mich. Ein statisches Rauschen dringt aus dem Lautsprecher, und die Musik verklingt. Und ich höre Sirenen. Geht er die Treppe hinauf? Irgendwo im Haus knallt eine Tür, und das Zimmer beginnt, sich um mich herum zu drehen, als hätte ich zu viel getrunken, was ich nicht habe. Dann ist eine Hand auf meinem Gesicht. Ich wehre mich, meine Stuhlbeine schaben über den Boden, und ich fuchtle mit den Armen, schreie in die Hand.

Ich trete gegen den Glastisch, aber eine starke Hand drückt mich nach unten auf den Stuhl, und ich fühle Fingerknöchel an meiner Nase sowie eine Handfläche, die fest auf mein Gesicht gedrückt wird. Mir verschwimmt die Sicht, es wird dunkel, und ich kann Cici irgendwo im Haus schreien hören. Sie schreit um ihr Leben.

49

Frierend wache ich auf.

Es ist Blut in meinem Mund.

Ich bin entsetzlich durstig und in einem sehr dunklen Raum, allein auf dem Fußboden auf einer Art Matte. Als ich mir die Augen reibe, fühle ich eine Skimaske auf meinem Kopf.

Das ist nicht meine.

Ich ziehe sie ab. Mir ist schwindlig, als drohte ich zu fallen, aber ich bin bereits auf dem Fußboden. Es riecht modrig, und ich lausche. Nichts. Völlige Stille. Ich überprüfe meine Hörgeräte, und sie sind beide da. Meine Ohren sind wund, die harte Haut oben ist blutig gescheuert.

Wo ich auch sein mag, ich muss hier raus.

Und dann erinnere ich mich an Cicis Schrei. Ist sie hier? Ist Karin hier? Ich versuche aufzustehen, was unmöglich ist, denn meine Beine sind wie Gummi. Um mich zu wärmen, halte ich die Hände an meine Wangen. So kalt war mir im Leben noch nicht.

Da ist ein Geräusch bei meinen Füßen, ein Rascheln. Ich ziehe die Knie bis unter mein Kinn und schmecke Salz in der Luft. Die Sorte Salz, wie sie es auf den Straßen und Gehwegen streuen. Mein rechtes Hörgerät piept eine letzte Batteriewarnung, und ich taste nach meinem Schlüsselanhänger mit den Ersatzbatterien in meiner Tasche. Ich trage meine Skijacke, die bis oben hin zu ist, was ich sonst nicht mag, und meine Schlüssel sind weg.

Als ich mich hinknie, dreht sich alles. Ich kann nicht viel sehen außer einer schwachen Glühbirne an der Decke, irgendein Niedrigwatt-Ding, das nicht tut, was es soll. Meine Füße sind heiß, und meine Brusttasche fühlt sich durch den Stoff hindurch warm an. Ich ziehe einen Stiefel aus und finde eines von diesen Wärmekissen, die man sich zum Skilaufen in die Handschuhe packt. Nachdem ich den Stiefel wieder angezogen habe, strecke ich die Arme aus. Nichts. Keine Möbel, kein Fernseher, keine Tür.

Bin ich auf Holmqvists Dachboden? In einem Keller, von dem ich nichts wusste? Die Erinnerung an die Hand auf meinem Gesicht, die auf meine Nase drückt, kommt zurück, und mein Kopf wird klarer. Schwankend stehe ich auf. Der Raum fühlt sich falsch an, ebenso wie die Luft. Fremd. Ein Spinngewebe klebt an meiner Wange, und ich wische es weg, aber es ist gleich wieder da, wie ein endloser Spinnenfaden. Abermals ziehe ich und schleudere ihn weg, aber auch dieses Mal ist er sofort wieder da.

Ich hocke mich hin.

Was ist hier los? Erneut überprüfe ich meine Taschen, und da ist ein Schnitt an meiner linken Hand. Mein Knöchel, mein Kopf und meine Schultern schmerzen, als wäre ich auf Eis ausgerutscht und auf den Rücken geknallt. Auch an meiner Stirn ist eine Wunde. Hartes verkrustetes Blut und eine Beule. Ich habe meine Sachen verloren und diverse Dinge von jemand anderem bei mir, doch wenigstens ist es meine Jacke. In meiner rechten Tasche sind ein Stift und ein gefaltetes Stück Papier, und in meiner linken befindet sich ein weiterer Stift.

Meine Hände liegen auf einer Matratze.

Ich muss nachdenken. Ich muss hier raus und Cici helfen.

Die Matratze ist eine von diesen aufblasbaren flachen, die man unter einen Schlafsack legt, hätte ich jetzt nur einen Schlafsack! Mir ist so unsagbar kalt. Ich taste um mich und stelle fest, dass der Raum mit Teppich ausgelegt ist. Die festen Schlingen sind deutlich unter der Matratze zu fühlen. Nachdenklich knirsche ich mit den Zähnen. Auf den Knien rutsche ich bis zum Ende der Matratze und strecke den Arm nach einer Wand aus, aber da ist keine. Vorsichtig streiche ich mit den Händen über den Boden, streife etwas und weiche zurück wie ein Boxer, der sich vor einem Schlag wegduckt.

Es fühlt sich an wie Laub oder nasses Zeitungspapier. Vielleicht Seidenpapier. Und ich kann Streichhölzer ertasten. Oder sind es bloß kleine Stäbchen? Zahnstocher? Nadeln? Richtig anfassen werde ich das nicht, aber ich schnuppere in die Richtung. Modrig.

Ich ziehe mich zurück und strecke die Hände nach vorn wie ein nach Beute gierender Zombie. Es muss eine Tür oder eine Wand geben. Ich gelange zum Ende des Teppichs. Der Boden darunter ist uneben, teils mit Papier oder vielleicht Pappe ausgelegt. Ist dies hier ein Schuppen? Eine Hütte? Eine Garage? Ich ertaste die Skimaske und ziehe sie wieder über. Sie riecht nach jemandem, aber nicht nach mir. Trotzdem brauche ich die Wärme. Ich strecke die Arme zur Seite. Dort ist ein Kasten, der sich weich anfühlt. Aus Leder, glaube ich. Ich öffne den Deckel und darunter sind Papiere. Richtig sehen kann ich den Kasten nicht, aber ich fühle ihn. Es ist ein Lederbehälter für Druckerpapier. Und daneben befinden sich dünne Bücher. Nein, das sind keine Bücher, sondern Pappen, nein, Schokoladentafeln, diese breiten, flachen, in Folie verpackten, wie Blockschokolade. Bin ich in einer Kellerküche?

Ich stehe auf und trete von der Matratze auf den beuligen Teppich. Das Unebene gefällt mir nicht. Ich greife nach vorn. Im selben Moment geht eines meiner Hörgeräte aus, aber das andere funktioniert noch.

Keine Wände, kein richtiger Fußboden. Und keine Heizung, so viel steht fest. Am Ende des Teppichs spüre ich einen Fransenrand. Eine Decke? Mir ist, als würde ich eine Meile tief in die Dunkelheit fallen, wenn ich von dem Teppich heruntergehe. Langsam bewege ich einen Fuß nach vorn. Der Boden ist wie eine Herbstwiese von einer dicken Laubschicht und etwas anderem bedeckt. Ich greife abermals nach vorn und berühre eine Wand. Das sind großartige Neuigkeiten. Sie ist kalt und fühlt sich wie eine Außenmauer an. Aus Backstein. Ich taste mich an ihr entlang, um die Tür zu finden. Die Steine sind rau, und der Mörtel zwischen ihnen ist teils herausgebröselt, teils verklumpt. Nicht so wie die feuchte schleimige Wand im großen Salon in der Fabrik. Ich bewege mich weiter an der Wand entlang. Sie ist gebogen. Nachdem ich noch ein Stück gegangen bin, blicke ich nach oben, fühle die Steine an meinen Händen. Die Glühbirne an der Decke wird ein wenig heller, und mir dämmert, dass ich unten in einem der Grimberg-Schornsteine gefangen bin.

50

»Hilfe!«, schreie ich. Der Hall prallt von den runden Wänden ab, wirbelt nach oben und zurück zu mir. »Hilfe!« Ich schreie Minuten oder Stunden, wie ein Kleinkind, das zu seiner Mutter will. Das sie braucht. Ich brülle, bis ich heiser bin und mein Hörgerät schrillt.

Nichts.

Ich hämmere gegen die Mauer, doch die rührt sich nicht. Ich habe keine Ahnung, wie dick oder wie durchlässig sie ist, aber momentan komme ich mir vor wie die Kugel am unteren Ende eines aufrecht stehenden Gewehrs. Ohnmächtig. Jemand anders wird das Gewehr abfeuern. Ich sitze bloß hier, warte und starre hinauf zu dem stecknadelkopfgroßen Himmelsausschnitt.

Ist es noch Montagnachmittag? Dienstagmorgen? Hungrig genug bin ich, dass Dienstag sein könnte.

Wieder schreie ich, rufe verzweifelt flehend, doch es ist, als würde sich meine Stimme in dieser eisigen Luft zehn, vielleicht zwanzig Meter in die Höhe bewegen, dann abschwächen und wieder zu mir nach unten sinken. Noch einmal überprüfe ich meine Jackentaschen. Ich brauche mein Handy, finde jedoch nur zwei Stifte. Die ziehe ich hervor. Einer ist ein Kugelschreiber, dessen Farbe ich nicht erkennen kann. Der andere, der aus meiner linken Tasche, hat unten einen Knopf. Es ist eine kleine Stabtaschenlampe.

Ich drücke auf den Knopf, und ein schmaler Lichtstrahl fällt auf die rote Steinwand.

Ich schwenke ihn, weil ich dringend genauer sehen muss, wo ich hier bin und wie ich rauskomme. Allmählich ergibt sich ein Bild.

Oh mein Gott.

Ich hocke auf einer dünnen Matratze, die auf dem runden Teppich aus Holmqvists Diele liegt. Darunter ist eine Schuttschicht: alte zusammengepresste Asche, vermengt mit Zweigen und Laub. Das Ding, das ich berührt und von dem ich angenommen hatte, es handelte sich um nasse Zeitung, ist in Wirklichkeit ein toter Vogel. Er ist größtenteils verwest, aber der Schnabel am Kopf des eingefallenen Kadavers ist noch vollständig erhalten. Die Rippen sind so zart wie gebogene Nadeln.

Das Licht ist so erbärmlich, der Strahl so klein, dass ich eine Weile brauche, um alle Lücken zu füllen. Es ist, als würde ich meine Umgebung durch ein winziges Loch in einer großen Pappe betrachten. Da ist der Lederkasten. Er sieht teuer aus. Neben ihm steht ein silberner Eimer – der Weinkühler aus Holmqvists Haus. Und er ist randvoll mit Taschenwärmern, Hunderten von versiegelten chemischen Heizelementen. Ich öffne zwei von ihnen und schiebe sie in meine Hose. Meine Oberschenkel sind zu kalt. Die Haut beginnt abzusterben, weil sich Eiskristalle in sie hineingraben. Dann öffne ich noch zwei Päckchen, die ich in meine Ärmel stecke, bis sie sich an meinen Oberarmen befinden. Ich nehme meine Handschuhe, bestücke sie ebenfalls mit den Wärmekissen, auch wenn ich lieber Fäustlinge hätte als meine Fingerhandschuhe. Hier unten herrschen vielleicht minus zehn Grad, vielleicht auch weniger. Ich werde wie der Vogel neben mir enden, wenn ich nicht angestrengt überlege. Der Schnabel. Die gebogenen Nadelrippen.

Die Schokoladentafeln sehen steif gefroren aus. Es handelt sich um Bitterschokolade mit Meersalz, wie David sie zum Mittagessen serviert hat. Es sind an die zwanzig Tafeln, und hinter ihnen stehen drei große grüne Wasserflaschen, an denen Wärme-Pads kleben.

Ich werde hier gefangen gehalten. Und am Leben gehalten. Er hält mich hier wie Karin das Kaninchen im großen Salon.

Mit der kleinen Taschenlampe leuchte ich in die dunkelsten Winkel, und etwas Weißes blitzt auf. Ein Schneeberg, der an der Mauer aufgeschüttet ist. Ich schleppe mich näher heran. Der Hügel ist rund, glatt und viel zu groß. Er ist fast so groß wie ein Mensch. Ich rücke noch näher, und mein Lampenstrahl erfasst blondes Haar, wie ein zotteliger Pferdeschwanz an einer monatealten Leiche. Und da ist noch etwas anderes. Etwas, was nicht hier sein sollte. Ich schreie mit aller Kraft, und meine Stimme hallt durch diese gefrorene Säule, um erneut spöttisch zu mir herabzusinken. Der obere Teil des abscheulichen Schneeschädels ist flach. Als wäre er operiert worden. Oder als wäre eine Hinrichtung mit der Guillotine schiefgegangen. Als wäre er skalpiert worden. Anstelle der Schädeldecke ist oben eine dünne klare Eisschicht, und etwas ist darunter.

Ich nähere mich ihm mit ausgestreckten Armen von der Seite. Das Wärmekissen in meinem Handschuh versengt mir den linken Handrücken. Der Schädel ist weiß, vom reinsten Weiß, und in jeder Augenhöhle steckt ein schwarzer Regenkäfer. In der Mundhöhle dient ein Stück Leber als Zunge, gewölbt und glänzend. Und durch das Eis oben erkenne ich die Umrisse eines Gehirns.

Meine Wangen werden gefühllos. Ich berühre die Haut und stelle fest, dass sie taub ist. Weder an meinen Fingerspitzen noch an meinen Wangen fühle ich irgendwas.

Ich bücke mich und hebe den Eisdeckel an, ich kann nicht anders.

Das Gehirn sieht frisch aus. Es ist gräulich rosa mit blutgefüllten Furchen und einer tiefen Kerbe in der Mitte.

Es riecht wie altes Fleisch.

Ich möchte kotzen. Ich will sterben.

Ich werde hier in diesem Schornstein gefangen gehalten. Warum? Wieder drehe ich mich zu dem Schädel um. Den ich nicht zerstören kann, weil er zu menschlich ist. Ich weiß nicht, wessen Hirn das war, versuche, es zu ignorieren, wende mich ab.

Neben der Schokolade finde ich Batteriepackungen aus dem Supermarkt mit dünnen AAA-Batterien. Ich nutze die Taschenlampe, suche eine Leiter oder Tritthilfen, finde aber nur zwei Metalltüren. Auf die eile ich zu. Der Lampenschein glänzt auf der Stahlfläche. Die Türen sind abgeschlossen. Ich ziehe an ihnen, drücke und brülle: »Hilfe! Kann mich jemand hören?« Und ich stoße einen irren unkontrollierten Schrei aus, der mir erst recht Angst macht.

Wie dick sind die Mauern hier unten? Es ist der dickste Teil, denn er muss das Gewicht des Schornsteins tragen, wie Hausmeister Andersson mir erklärt hat. Einen Meter dick? Oder mehr?

Es ist Abend. Wahrscheinlich Montagabend. Wahrscheinlich verlässt mein Zug jetzt gerade Karlstad, mit meinem leeren gemütlichen Schlafwagenabteil. Die Grimbergs werden glauben, dass ich abgereist bin, ohne mich zu verabschieden. Die arme unschuldige Karin, die mich um Hilfe gebeten hat, wird denken, dass ich abgehauen bin, während ich zehn Meter unter ihrem Zimmer in einem bizarren Kerker sitze.

Ich versuche, langsamer zu atmen.

Es sind zwei Lakritztaler in der Lederkiste, für jedes Auge eines. Was zum Teufel soll ich mit denen anfangen?

Ich brauche einen klaren Kopf, wenn ich hier rauskommen will, und das werde ich. Ich muss. Gott, sie würden es sonst nie erfahren! Sie würden schlicht denken, dass ich weg bin. Keiner würde nach mir suchen. Am Ende blieben zwei Skelette, das von dem Vogel und meines. Zwei Brustkörbe, ein kleiner, ein großer. Drei Gehirne. Ich habe keine Familie, die sich wundern könnte, warum sie nichts von mir hört oder warum ich nicht zum Weihnachtsessen komme. Tante Ida würde sich sagen: Ach, diese Tuva ist seltsam, ruft nie an, genau wie ihre Mutter. Jeder hier glaubt, ich wäre auf dem Weg nach Skåne. Ich werde einfach erfrieren. Und wenn das Tauwetter einsetzt, werde ich verwesen.

Er hält sich für so schlau. Wenn ich schließlich verwese, wird der Gestank niemandem auffallen, weil er durch den Schornstein abzieht, der eigens dafür gemacht ist, Gerüche und Dämpfe abzuleiten, über die Dächer Gavriks hinaus Richtung Wald und Wildnis.

Der Kasten ist aus Krokodil- oder Schlangenleder, irgendetwas Teurem. Ich öffne den Deckel. Mit tauben Fingern nehme ich die Papiere heraus, habe die Taschenlampe zwischen meine klappernden Zähne geklemmt. Zwei Dokumente, ein kürzeres, ein längeres.

Das erste ist ein Brief von David Holmqvist. Das zweite ist sein ausgedrucktes Manuskript, ungebunden, die Seiten nummeriert, auf gutem Papier, mit zweifachem Zeilenabstand und in Times New Roman, Schriftgröße 14. Ich trinke einen Schluck von dem eiskalten San Pellegrino, beiße ein bisschen von der salzigen Bitterschokolade mit 90 Prozent Kakaoanteil ab und lese den Brief.

51

Wenn Sie dies hier lesen, werde ich fort sein.

Nein. Oh Mist! Wem hat er es gesagt? Wer weiß, dass ich hier unten gefangen bin? Er hat erwähnt, dass er das Land verlassen möchte, ein neues Leben anfangen, mit einer neuen Identität als Ghostwriter arbeiten. Er hat keinem erzählt, dass ich hier eingesperrt bin, denn er kennt niemanden.

Sie müssen das verstehen, Tuva. Es war meine einzige Chance, die einzige Gelegenheit. Für einen Autor wie mich ist das Schreiben unter dem Namen anderer, als würde eine Mutter die Kinder von jemand anderem großziehen, während sie sich täglich sehnt, ein eigenes zur Welt zu bringen, wohl wissend, dass sie ein Kind empfangen, austragen und gebären kann, aber niemanden findet, der ihr dazu verhilft. Dieses Buch ist mein Kind.

Was zur Hölle hast du getan? Was ist das für ein Schwachsinn? Was weiß er denn schon über die Sehnsucht nach einem eigenen Kind?

Ich öffne noch zwei Wärmepäckchen und halte sie in den Händen, während ich mit der Taschenlampe zwischen den Zähnen weiterlese. Die Luft in meinem offenen Mund ist kalt und trocken.

Ich habe Third Way Publishing Anweisungen geschickt. Es sind sehr detaillierte Anweisungen, da ich künftig keinen

Kontakt mehr zu ihnen aufnehmen kann. Die Lakritzfabrik *soll nächstes Jahr erscheinen. Ideen für den Einband habe ich ihnen per E-Mail geschickt, und ich würde es vorziehen, dass der Grund schwarz ist, wie ein traditionelles Grimberg-Produkt. Die Vorsatzblätter sollten silbern sein, und ich habe auf eine erhabene Titelschrift bestanden. Das finde ich passend. Die Schornsteine sollten auf dem Einband zu sehen sein, vielleicht mit einem schwarzen Talermotiv unten auf dem Buchrücken.*

Beim Lesen erschaudere ich. Kälte kriecht vom Steißbein die Wirbelsäule hinauf, kühlt jeden steifen Wirbel bis zu meinem Hals. Ich kauere mich kleiner zusammen, ziehe Beine und Arme dicht an mich, um mich warm zu halten, sodass ich eine neue Form annehme. Und dann rieche ich Rauch. Weiter oben im Schornstein, ungefähr zehn Meter über mir, befindet sich rechts eine eckige Öffnung, aus der Rauch aufsteigt. Der Kachelofen im großen Salon. Sie können ihn nicht anfeuern, weil es zu gefährlich ist, aber sie verbrennen etwas.

»Hilfe!«, schreie ich. »Karin! Anna-Britta! Helft mir! Cici, hilf mir!« Meine Stimme bricht, und ich schluchze. Die Luft ist leicht verqualmt. Tränen treten mir in die Augen und durchnässen die Skimaske, als ich nach oben zu der winzigen weißen Öffnung sehe und meinen Vater anflehe. Ich bin hier unten, kannst du mich sehen? Bitte, Papa, ich bin hier. Hilf mir.

Ich bin den Grimbergs ähnlicher, als Sie sich vielleicht vorstellen. Sie werden von den Menschen in Gavrik missverstanden. So wie ich auch. Wir haben etwas geschaffen, das sowohl historisch bedeutsam als auch kommerziell überaus interessant ist. Das Buch steckt voller Ränkespiel, dafür habe ich gesorgt. Folglich werden die Exemplare nur so aus den Regalen gerissen werden – wir werden Jobs retten. Sie und ich, wir bewahren der Familie ihr Zuhause, helfen dabei, dass dieser Ort wieder aufblüht, obwohl wir nicht mehr hier wohnen werden, um es zu bezeugen.

Meine Lunge fühlt sich schwer an, wie mit Eiswasser gefüllt. Ich habe für diesen Fantasten gearbeitet, damit ich mir eine anständige Wohnung im Süden mieten kann. Ich habe meine Seele verkauft.

Der Schneeschädel ist noch da, halb Mensch, halb Ding. Ich darf nicht hinsehen oder auch nur an ihn denken.

Oben verbrennen sie etwas, wahrscheinlich eine Vorsichtsmaßnahme. Ich nehme eine Kräuternote wahr. Es könnte Rosmarin sein. Mein Magen knurrt. Lammbraten. Es erinnert mich daran, wie meine Mutter Jahre vor dem Tod meines Vaters eine Lammkeule bereitete. Mit knusprigen Knoblauchkartoffeln. Vor dem Unfall war sie eine sehr gute Köchin. Sie wusste, wie ein gutes Stück Fleisch aussah.

Ich breche mir ein Stück Bitterschokolade ab. Es knackt, weil es gefroren ist und so gut wie keinen Zucker enthält. Eigentlich ist es keine Schokolade. Und ich sauge daran, während ich lese. Die Taschenlampe beleuchtet nur wenige Zeilen, der Rest der Seite bleibt im Dunkeln.

Ich habe Anweisungen gegeben, wie Ihre neuen Notizen in meine Arbeit aufzunehmen sind. Third Way sind geldgierige Mistkerle, die meinem Rat penibel folgen werden, wenn sie der Meinung sind, dass es sich gut verkauft. Ich habe drei andere Ghostwriter empfohlen, die am Text weiterarbeiten können, weil Sie und ich es nicht mehr können.

»Hilfe!«, schreie ich. Ich stehe auf und hämmere gegen die Metalltüren, die aus diesem Ding führen, aber sie schlucken den Lärm eher, als dass sie ihn übertragen, sodass lediglich ein dumpfes Pochen zu hören ist. Winzige Flocken rosmaringewürzter Asche schweben von oben herab und sinken um mich herum zu Boden. Einige landen auf meinem Gesicht, als ich nach oben starre. Normalerweise bin ich nicht klaustrophobisch, aber dies hier ist wirklich zu beklemmend. Es sind nur zwei Schritte von einer Wand zur anderen. Ich kann den ganzen Bereich in weniger als drei Sekunden ablaufen. So viel Platz, aber leider über mir. Wie um mich zu verhöhnen. Ich bin eine Erbse in einem hohen Bambusstab, ohne Hoffnung auf Entkommen.

Ich lese weiter. Rotz gefriert auf meiner Oberlippe, und die Skimaske juckt an meinen Wangen.

Ich habe an der Entstehung dieses Buches mitgewirkt, und die Ereignisse haben sich zu meinen Gunsten entwickelt. Ich muss alles gestehen, um mein Gewissen zu entlasten. Bitte, haben Sie Geduld mit mir.

Ich schüttle den Kopf.

Das Buch war auf einem guten Weg bis zu Gustavs Sturz. Mit seinem Selbstmord hatte ich nichts zu tun. Das versichere ich Ihnen. Er war ausgelaugt. Die Last, diese überwältigende Bürde hat ihn übermannt. Dann hörten die Frauen auf, mit mir zu reden. Nun, sie hatten vorher schon kaum mit mir gesprochen. Die historischen Elemente waren da und recht interessant, aber ich habe genug Thriller, Liebesromane und Misery Memoirs geschrieben, um zu wissen, dass man etwas Großes braucht, damit es sich richtig verkauft. Also musste ich ein wenig nachhelfen.

Ich reibe mir die Augen. Die Wärmepackungen in meinen Händen sind klamm. Ich sollte in Skåne sein, mit meiner neuen Arbeit anfangen, mir ein neues Leben aufbauen, mit einer neuen Frisur und einem neuen gesunden Lebensstil. Stattdessen bin ich in einem Schornstein im stillgelegten Teil einer Fabrik eingesperrt, in der der Tod lauert.

Zunächst der Zahn. Keine Sorge, der Hund lebt. So etwas würde ich nie tun. Er lebt sehr vergnügt auf einem Bauernhof nahe Munkfors, aber vor Weihnachten fiel ihm der Zahn aus, und es wäre Verschwendung gewesen, ihn nicht zu benutzen. Ich wusste, dass sich die Zeitungen dafür interessieren würden, nach Medusa und den fehlenden Augen, die für so viel Publicity gesorgt haben. Ich bin so froh, dass ich den Hund schon lange vorher abgegeben hatte.

Der Schornstein beginnt sich zu drehen. Ich trinke Wasser. Mein Hörgerät piept und schaltet sich aus. Jetzt kann ich nichts mehr hören. Sollten ein Rettungsdienst, Anna-Britta oder Noora meinen Namen rufen, würde ich es nicht mitbekommen. Alles, was mir bleibt, ist der Geschmack von Schokolade und Salz, der Anblick eines winzigen Lichtpunktes, das Gefühl der Wärme-Pads, die mir stellenweise die Haut versengen, und der Geruch von Rosmarinrauch.

Bibbernd konzentriere ich mich auf die Seiten.

Gunnarsson war ein Monster, müssen Sie wissen. Ich weiß, dass die hiesige Polizei ihn schon als Schläger und Schultyrannen im Visier hatte, aber sie haben Gott sei Dank einen fatalen Fehler begangen. Sie sahen sich lediglich die Kinder aus seinem Jahrgang und aus den jüngeren Jahrgängen an. Ich wurde über Jahre von Gunnarsson gequält, und er war viel jünger als ich. Er war eine Bestie, und als ich den Einsatz erhöhen musste, war das die naheliegendste Lösung. Ich habe ihm meinen Stößel auf den Hinterkopf geschlagen. Von Medusa hatte ich eine Menge gelernt – der Fall befeuerte die Fantasie im ganzen Land, und wissen Sie, warum? Wegen der Augen und der Trolle. Drei große Buch-Deals wurden allein infolge der Medusa-Morde abgeschlossen. Drei. Alle bei namhaften Verlagen, und keiner von ihnen bot mir einen Deal an, auch wenn mein damaliger Agent immer wieder betonte, dass ich über Insiderwissen verfügte. Wie dem auch sei, Medusa lehrte mich, dass wir Drama brauchten, wenn sich dieses Buch verkaufen sollte. Und wir brauchten einen Hashtag. Daher der Fährmann. Ich wartete, dass jemand auf die Idee kam, doch in den sozialen Medien sah ich immer nur den Hashtag #Lakritzmorde, der nichts taugte. Also machte ich mich an die Arbeit. Ich habe siebenundzwanzig Twitter-Accounts, und schließlich, nach einer Nacht harter Arbeit, fing der Hashtag an, sich durchzusetzen. Dann machte ich mich über Autos schlau. Ehrlich, weder interessieren sie mich, noch kenne ich mich sonderlich damit aus. Ich recherchierte zur Korrosion von Bremskabeln, wie Nagerschäden aussehen und wie man die Kabel so durchsägt, dass die Bremsen noch eine Weile funktionieren, bevor sie brechen und versagen. Die Geschichte brachte mir wenigstens ein bisschen Presse, ein wenig Interesse.

Der Fluch. Die Vorsichtsmaßnahmen. Es ging dabei um Holmqvist, nicht um die Fabrik. Ich will hinauf zu Anna-Britta, Cici und Karin schreien. Ich möchte, dass meine Stimme von den zarten Ascheflocken hinauf und durch ihren Abzug am Kachelofen getragen wird, durch die Rohre und Türen. »Er ist es«, möchte ich schreien. »Ihr hattet recht.«

Das Feuer war allein meine Idee. Etwas, das an den Brand am Vänern-See erinnert und die Leute zum Reden bringt. Natürlich hatte ich mit der ursprünglichen Feuersbrunst nichts zu tun, und ich habe darauf geachtet, dass keine Menschen in Gefahr sind. Deshalb tut mir die Verkosterin aufrichtig leid. Aber sie lebt. Sie hat noch ein ganzes Leben vor sich. Das Feuer verschaffte mir erneut ein wenig Publicity und zementierte den Fährmann-Hashtag. Es hatte genau die Wirkung, die es haben sollte.

Ich schätze, dass ich jetzt schon einen Tag lang nichts Richtiges mehr gegessen habe. Nur dunkle Schokolade. Mir ist schlecht, und ich muss zur Toilette, aber hier ist nur dieser Sektkühler, und hier zu pinkeln käme mir wie eine Niederlage vor, als würde ich mich meinem Schicksal ergeben. Also halte ich ein.

Das mit Karin ist schrecklich, aber damit hatte ich nichts zu tun. Es liegt in der Familie. Allerdings habe ich etwas getan, mit dem ich nie ganz einverstanden war, und es lastete eine Zeit lang schwer auf mir. Als Sie und ich in Anna-Brittas Büro waren und Cici schreien hörten, war es nicht sie, die geschrien hatte. Es war nur eine Aufnahme von ihrem Schrei, verstehen Sie? Ich hatte sie zehn Minuten zuvor die Treppe hinuntergestoßen, als Sie auf der Toilette waren, und ihren Schrei mit meinem Handy aufgenommen. Sonst war niemand dort. Sie hatte schon früher behauptet, die Treppe hinuntergeschubst worden zu sein, damals im Haus am See. Eine Geschichte, die ich wiederbeleben wollte. Und ich wollte so den Verdacht von mir ablenken, weil ich ein wichtiges Buch fertig schreiben musste, wie Sie ja wissen! Dann, als Sie zurückkamen, habe ich den Schrei über meinen Lautsprecher abgespielt, den ich auf die Treppe gestellt hatte. Und als wir hinliefen, sahen wir Cici unten an der Treppe liegen. Obwohl sie mich stets von oben herab behandelt hat, gebe ich zu, dass ich in diesem Fall zu weit gegangen bin, und ich bedaure es.

Verdammter Mistkerl. Wie konnte mir das in jenem Moment entgangen sein? Sie lag da unten und hatte eisern behauptet, dass sie gestoßen worden sei. Dir ist nicht gestattet, das zu bedauern, David, und erst recht wird dir nicht verziehen.

Wir brauchen gute Verkaufszahlen, verstehen Sie? Die sind entscheidend. Für mein Vermächtnis, meinen Namen. Wie ich bereits erwähnte, ist dies das erste Buch, das ich unter meinem Namen schreibe. Auf dem Buchrücken wird David Holmqvist stehen, über die gesamte Länge. Ich habe darum gebeten, dass die Lettern größer sind als die des Titels, Die Lakritzfabrik, *weil ich denke, es wird ebenfalls helfen, das Buch zu verkaufen, sobald dies alles in die Nachrichten kommt.*

Ich öffne noch zwei von den Wärme-Pads, weil das winzige Licht dort hoch oben schwindet und mir immer kälter wird. Ich stecke sie mir in meine Socken und die lange Unterhose. Danach reiße ich noch acht weitere für meine Ärmel, meinen Rücken und den Nacken auf.

Und die Familie braucht gute Verkaufszahlen wahrlich dringend, sie ist auf die Tantiemen angewiesen. Es ist übrigens nicht leicht, ein verlässliches Einkommen mit einem Buch zu erzeugen. Dieses Ding muss abheben, es muss sich selbst vermarkten, denn Verlage wie Third Way haben kein Werbebudget. Und dies hier ist der letzte Teil meiner Strategie.

Das große Finale.

Die Geschichte von Ihnen, hier, tief im Inneren der Lakritzfabrik.

52

Ich dachte bereits, das fahle Licht oben würde mich verrückt machen, doch inzwischen würde ich alles geben, um es zurückzubekommen. Ein wenig Licht gibt es noch, aber es hat die Farbe von Schneematsch. Ich habe einen Vogel gesehen oder denke zumindest, dass es ein Vogel war, eine Krähe oder eine Gans vielleicht. Mehr als eine Flügelspitze konnte ich nicht ausmachen, und wie soll ich aus dieser Entfernung die Größe einschätzen?

Die Wärmekissen halten mich am Leben. Ich muss sie mir einteilen, darf nicht zu viele auf einmal benutzen, nicht zu viele an einer Stelle. Und ich sollte das letzte bisschen Wärme aus ihnen herausquetschen, bevor ich sie wie die anderen in der Ecke aufstaple. Quatsch, hier gibt es keine beschissenen Ecken. Ich staple sie an einer Stelle auf dem Boden wie einen Haufen Muschelschalen an einem Grab. An meinem Grab.

»Hilfe! Hört mich jemand?« Wieder nur das dumpfe Echo. Ich fühle, wie es im Schornstein herumwirbelt und meine Stimme hier unten gefangen hält.

Das Buch ist tatsächlich recht gut. Ich erfahre manches über die Gründerfamilie und deren Kinder, über ihre Schwierigkeiten, Bezugsquellen für Süßholzwurzeln zu finden und Verträge abzuschließen, weil die politischen Zustände instabil oder Regierungen im Umschwung waren.

Gavrik war damals viel kleiner, hatte nicht einmal zweitausend Einwohner. Und die Fabrik, der Sarg, in dem ich jetzt gefangen bin, war hochmodern. Sogar in Deutschland und Irland wurde sie in der Presse erwähnt. Neue Maschinen, Lagersysteme und Methoden zur Qualitätskontrolle. Sie waren ihrer Zeit voraus.

Sind sie heute nicht mehr.

Ich sitze am Grund eines trockenen Brunnens und blicke hinauf in eine kalte leere Nacht. Es sind Menschen in der Nähe, direkt neben mir, und über meinem Kopf gehen ebenfalls Menschen umher, und die Macht dieses Schornsteins trennt mich von ihnen und sie von mir. David Holmqvist arbeitet jetzt wahrscheinlich in Frankreich oder in Wien an seiner neuen Identität. Ich sehe ihn vor mir, wie er sein kultiviertes Leben nach eigenen Regeln führt.

Ich wechsle die Taschenlampenbatterien aus. Der Nachtfrost zehrt an ihnen.

Taschenlampe, Teppich, Manuskript, salzige Schokolade, Wasserflaschen mit Wärme-Pads, ein roter Stift, den ich in meiner Tasche aufbewahre, damit die Tinte nicht hart wird. Und ein menschliches Gehirn in einem Eisschädel.

Er hat mir das ganze Buch gewidmet, der Mistkerl.

Dank an Tuva, meine Freundin und Assistentin, für ihre Arbeit und ihren Glauben an dieses Projekt.

Trotz seines Gefasels von Vermächtnis und Unsterblichkeit durch Prosa hat er seine literarische Reputation vernichtet und meine noch im Embryostadium befindliche gleich mit. Ich will seine E-Mail an Third Way Publishing rückgängig machen, will dieses ausgedruckte Exemplar verbrennen und um das Feuer tanzen.

Wieder schaue ich nach oben und bemerke Löcher im Mauerwerk.

Sie sind nicht groß, nicht groß genug, um etwas hindurchzuschieben. Eher Mundgröße und einige Meter über mir. Es könnten auch bloß Nischen sein und gar keine Löcher. Ich schreie in ihre Richtung.

Nichts.

Also lese ich weiter. Ich versuche, auf Leute zu lauschen, die meinen Namen rufen, und schelte mich sogleich für meine Blödheit. Ohne Hörgeräte habe ich keine Chance. Ich stehe auf, das Manuskript in beiden Händen. Meine Haut ist so spröde, dass sie blutet, dennoch schlage ich die fünfhundert Seiten mit aller Kraft gegen die Metalltüren, immer und immer wieder.

Schließlich setze ich mich wieder.

Ich bin erschöpft. Mehr salzige Schokolade. Mehr Durst.

Jedes Zeitgefühl ist mir abhandengekommen. Ich werde panisch, atme zu schnell, und dann schließe ich meine Augen zu fest, sodass ich Lichtbögen hinter meinen Lidern sehe. Meine Gedanken wandern zu meinem Vater, seinen Händen, seiner Stimme, seinem Gutenachtkuss. Prompt beruhigt meine Atmung sich, kann ich die Panik eindämmen und weitermachen.

Das winzige Stück Himmel, das ich sehen darf, ist beinahe schwarz. Wie die Pupille eines mythischen Wesens, das zu mir herabblickt, mich inspiziert wie einen Käfer zwischen zwei gläsernen Objektträgern, eingespannt in ein gigantisches Mikroskop.

Was siehst du, Bestie? Eine Waise? Eine Geliebte? Es könnte meine Mutter sein, die nach unten sieht und den Kopf schüttelt angesichts meiner Dummheit und meines blinden Ehrgeizes.

Ich nehme die Wärmekissen aus meinen Stiefeln und werfe sie auf den Haufen. Dann reiße ich neue auf. Wahrscheinlich bleiben mir noch zweihundert.

Ich zähle nach.

Zweihundertsiebzehn.

Aber wie lange werden die mich in diesem aufgezwungenen Schornsteinkoma am Leben halten? Ist es besser, warm zu bleiben, bis sie aufgebraucht sind, oder lieber zu frieren und sie über Tage, gar Wochen einzuteilen? Ich habe genug Schokolade und Wasser. Dann fällt mein Blick auf den silbernen Sektkühler, der im schwachen Licht schimmert.

Es ist beinahe unerträglich, die Goretex-Hose und die lange Wollunterhose herunterzuziehen, um mich auf den Eimer zu hocken. Zu dunkel, zu kalt. Widerwärtig. Der Schädel, dessen toter Zopf von einem Gummiband gehalten wird, sieht zu. Ich pinkle und wische mich mit David Holmqvists Widmung ab, weil ... Scheiß drauf.

Der Geruch sickert zu den anderen in die Mauern. Schlimm ist er nicht, weil es dafür zu kalt ist. In Schweden kann man Gefriertoiletten kaufen. Die Werbung habe ich im *Posten* neben meinen Artikeln gesehen. Die stöpselt man an der Hüttenwand ein, wo die Familienfäkalien zu praktischen kleinen Eisblöcken gefroren werden, die man in der Natur vergräbt.

Ich kauere mich wieder zusammen, halte die Hände an meine Wangen.

Keine Geräusche, nur Salz auf meiner Zunge und die Sehnsucht nach einem heißen Schaumbad. Nicht mit der unparfümierten Supermarktseife. Ich würde Tammys edles Zeug nehmen, bei dem die Blasen nach Pfingstrosen, Rosen und Pfirsichen duften. Schaum und so heißes Wasser, dass mein Stammhirn taub wird.

Schlafen ist schwierig. An der Matratze liegt es nicht, denn die ist halbwegs okay. Es ist die Furcht, nicht wieder aufzuwachen. Die lauernde Gefahr sorgt für Schlaflosigkeit, dass man die Augen schließt und erst in dreihundert Jahren von einem Archäologen entdeckt wird, der dann verschiedene Theorien über das Skelett im Schornstein entwickelt.

Deshalb lese ich.

Wie Grimberg-Lakritz die deutschen Soldaten im Ersten Weltkrieg beliefert hat. Die Deutschen hatten nichts gegen ein bisschen Salzlakritz. Ich lese, dass sie nach Holland exportiert haben und eine Zeit lang auch nach Minnesota in den Vereinigten Staaten. Und dann schreibt Holmqvist über den ersten Selbstmord, den ersten, von dem sie wussten. Und den geschäftlichen Problemen, die in den Sechzigern anfingen, als eine Modernisierung anstand und der neue Fabriktrakt gebaut wurde.

Eine Bewegung in meinem Augenwinkel lenkt mich ab.

Da ist eine Maus.

Sie ist so groß wie ein Ei, sieht mich an und huscht an der Innenseite des Schornsteins entlang, wie ich es getan habe, als ich hier zu mir gekommen bin. Dann verschwindet sie, löst sich in Luft auf. Puff. Ich krabbele herum, suche und finde ein Loch. Es ist so groß wie mein Auge. Wie zum Teufel ist die Maus da durchgekommen? Ich schreie das Loch an, ducke mich, lehne die Wange auf nasses Laub und Mulch. Dabei schiebe ich die Lippen so dicht an die feuchten alten Steine, dass ich die Erde schmecken kann, aus der sie gemacht sind, und das Salz, das an ihnen herunterrinnt. Ich schreie, speie und brülle in die winzige Öffnung wie Alice im Wunderland, nachdem sie den »Iss mich«-Keks gegessen hatte. Bloß ist dies eine verkorkste neue Version, in der ich eine riesige Alice und eine Miniatur-Alice zugleich bin.

Es könnte früher Abend sein, vier Uhr nachmittags, oder früher Morgen, acht Uhr. Ich denke, dass es entweder spät oder sehr früh ist, weil sich die Luft so anfühlt. Aber was besagt die Luft hier unten schon? Sie ist abgestanden, ein uralter Mix, der von Hunderten Metern kalter frischerer Luft weiter oben heruntergedrückt wird. Sie könnte fünfzig Jahre alt sein. Bei dem Gedanken fange ich an zu husten.

Ich blicke mich nach anderen Löchern um, doch ich finde keine.

Da drüben ist der Vogel, der Kadaver mit dem noch taufrisch wirkenden Schnabel. Und ich beschließe, mich anständig zu verhalten und ihn zu begraben. Dazu häufe ich an die fünfzig Wärmekissenverpackungen über ihm auf, es mutet an wie ein krankes Wikingergrab. Dann blicke ich zu dem grauen Punkt oben und stehe stumm da, bis mir schwindlig wird.

Ich beende das Buch und esse noch einen Schokoriegel. Von beidem wird mir schlecht. Wieder schreie ich mehrfach Richtung Kaminabzug und durch das Fluchtloch der Maus unten. Falls früher Morgen ist, wird es auf dieser ganzen Seite der Fabrik, im stillgelegten alten Trakt und im Wohnbereich mit dem Dachboden darüber noch ruhig sein. Ich brülle, bis mein Hals brennt.

Danach ziehe ich den Rotstift aus meiner Tasche. Holmqvist hat ihn mir gegeben, damit ich Notizen und redaktionelle Anmerkungen machen kann, aber ich finde, dass ich längst genug getan habe. Wahllos reiße ich einige Blätter aus dem Manuskript des Mistkerls, drehe sie um und lege sie auf den Lederkasten.

Es gibt einige Leute, denen ich Wichtiges mitzuteilen habe. Falls ich es nie wieder nach draußen schaffe. Meiner Mutter habe ich nie gesagt, was ich hätte sagen soll, daher muss ich es jetzt tun.

Als Erstes schreibe ich an Tammy.

Ich schreibe ihr, dass es mir leidtut, dass ich sie liebe. Bei dem Wort »liebe« kommen mir die Tränen. Ich schreibe ihr, dass sie all meine Sachen haben kann, wenn sie möchte, dass ich es gut fände. Jetzt breche ich komplett zusammen und weine beim Schreiben. Ich kann meine Tränen schmecken, ein Schleier bildet sich vor meinen Augen, als ich aufschreibe, dass ich gern neben meinen Eltern begraben werden möchte, wenn möglich neben meinem Vater.

Dann lege ich mich hin und schaue nach oben. Die Tränen kühlen sich auf meiner Haut ab.

Wolken ziehen über den grauen Februarhimmel, vielleicht auch nur in meiner Einbildung. Meine Lippen sind ausgedörrt wie gebackene Wüstenerde, und meine Hände tun bei jeder Bewegung weh. Wessen Gehirn ist das in dem Skalle? Wie gelangte es da hinein? Ich versuche, nicht durch den Eisdeckel oder zu dem strohblonden Pferdeschwanz im Schnee zu sehen. Die Wärme-Pads halten mich am Leben, trotzdem ist mein Körper so ausgekühlt, dass er sich langsam selbst abschaltet, was wahrscheinlich auch an der Dunkelheit liegt und an der Stille in diesen gebogenen Mauern, dieser einen gebogenen Mauer, dieser Zelle.

Hätte ich ein Streichholz, würde ich das verdammte Buch verbrennen, und die Einheimischen würden sagen: »Wie seltsam. Ist das nicht der alte Schornstein, der nicht mehr in Betrieb ist?« Und: »Vielleicht testen sie irgendwas.« Und: »Vielleicht ist es wieder Brandstiftung.« Vielleicht würde jemand kommen.

Aber hier sind keine Streichhölzer.

Ich schreibe eine Nachricht an Noora, in der ich ihr danke und sage, dass ich sie vermisse. Ich schreibe ihr, falls sie Verbündete in Gavrik braucht, soll sie sich an Lena, Thord und Tammy halten. Und ich schreibe ihr, dass sie mir Wärme gegeben hat und das Gefühl, gemocht zu werden. Ich schreibe ihr, dass ich unsere gemeinsame Zeit genossen habe.

An Lena schreibe ich in einem heitereren Ton und mehr, weil es mir leichter fällt, als handelte es sich um einen Beitrag für die Zeitung. Ich sage ihr, wie viel ich ihr verdanke und wie viel ich von ihr gelernt habe. Ich schreibe, dass sie mir eine große Stütze war, vor allem in den Wochen nach dem Tod meiner Mutter, in der Zeit, als die Medusa-Story zu viel wurde, und an den Wochenenden, als ich bei ihr zu Hause übernachten durfte und sie mich mit Hackbraten, Kartoffelbrei, heißem Tee, Toast und frischen Pfannkuchen päppelte. Sie hat mich nie dazu gedrängt zu reden. Als ich meinen Job nicht mehr machen konnte, ist sie eingesprungen, hat sich freiwillig degradiert und nicht ein Wort gesagt. Nicht einmal geklagt. Sie hat mich gerettet. Als ich mich nicht selbst versorgen konnte, hat sie sich um mich gekümmert. Lena hüllte mich in eine dicke, warme Decke aus stummer Liebe. Es war ein unausgesprochenes Geschenk, eine Freundlichkeit, um die ich nicht hatte bitten müssen. Sie hat mich am Leben gehalten.

All die Briefe geben mir einen Energieschub. Mir wird klar, was ich zu verlieren habe. Ich stehe auf und schreie in unterschiedlichen Tonlagen, von einem tiefen knurrenden Brüllen bis hin zu einem schrillen Heulen. Etwas davon wird eventuell bemerkt, bewegt Karin vielleicht dazu, sich im Bett aufzusetzen und sich zu fragen: »Was war das?«

Ich halte inne.

Nichts.

Mir wird bewusst, dass Karin noch in Karlstad und Anna-Britta unterwegs sein könnte, um sie zu suchen.

Ich öffne weitere Wärme-Pads, stecke zwei in meine Achselhöhlen, zwei in meine Kniekehlen und vier neue in meine Stiefel. Die Kugelschreibertinte ist gefroren, also stecke ich den Stift mit einem eigenen Pad in meine Tasche.

Das Vogelgrab wird noch einen Zentimeter höher,

ähnlich einem hastig gebauten Denkmal für einen gefallenen Gebirgsjäger.

Ich hole die ausgedruckte Überweisungsbestätigung aus meiner Jackentasche, reiße sie in Fetzen und streue sie auf den Grabhügel.

Der gläserne Eisdeckel über dem Schädel schimmert im kargen Licht, und darunter liegt das Gehirn wie ein Körper in einem Sarg oder eine Wurst in einer Plastikverpackung.

Obwohl ich es nicht will, schlafe ich ein. Es ist ein seichter Schlaf, wie man ihn auf langen Busfahrten erlebt, wenn sich die Lider in Zeitlupe senken und immer wieder nach oben zucken, während man das dumpfe Gefühl hat, zwischen zwei Welten gefangen zu sein.

Ich träume oder denke – eine Mischung aus beidem – an meinen Vater und dann an Noora. Wir sehen zusammen auf Tammys Sofa fern, und unter den Decken berühren sich unsere Füße.

Der Traum zerbirst, als Schnee auf mein Gesicht zu fallen beginnt. Ich spüre die schmelzenden Flocken auf meinen Lippen und meinen Lidern. Der graue Punkt über mir ist jetzt mattweiß, und die Mauern um mich herum glitzern von den Flocken. Da oben muss es sehr kräftig schneien, wenn sogar etwas hier unten bei mir ankommt. Ich ziehe meine Kapuze auf.

Immer wieder nicke ich ein. Mein Körper und meine Seele machen dicht. Geben auf. Ich habe das alles nicht gewollt. Ich sollte in einem beheizten Zug sitzen. Ich sollte hier schon längst nicht mehr sein.

Eine Spinne benutzt meinen Kopf als Ankerstelle für ihren Faden, und ich lasse sie gewähren.

Als ich wieder aufwache, sind meine Augen zugefroren und meine Hände so kalt, dass ich die Fingerspitzen nicht mehr spüre. Panisch reibe ich die Hände, doch sie fühlen sich tot an. Wie Gummi. Als hätte jemand sich einen kranken Scherz erlaubt und mir eine Latexhand transplantiert. Ich ringe nach Luft. Wie lange habe ich geschlafen? Ich versuche, klar zu sehen, und dann spüre ich eine Vibration. Es ist kein Geräusch, denn ich höre nichts, aber etwas bewegt sich oder der Boden bebt.

Es sind die Metalltüren.

»Hilfe!«, schreie ich. »Ich bin hier eingesperrt. Hilfe!«

Die Türen bewegen sich ein klein wenig, und ich will sie aufstoßen, aber meine Hände arbeiten nicht so, wie ich will, und die Türen klappern bloß.

»Hilfe! Holt mich hier raus!«

Und dann schwingt die rechte Tür auf.

53

Ich kann ihre Lippen sehen, ihre orangen Lippen. Sie versucht, mir etwas zu sagen.

»Cici«, sage ich matt.

Ich ziehe die Skimaske ab. Zwar kann ich nichts hören, aber ich kann Cicis Lippen einigermaßen lesen.

»Ich dachte«, sagt sie. »Ich dachte, ich hätte etwas im Schornstein gehört. Warum waren Sie …« Die letzten Worte erkenne ich nicht. Es ist zu dunkel. Aber ihre Kerze flackert, und sie sagt: »Kommen Sie. Ich helfe Ihnen.«

»Sehen Sie nicht zu dem Schnee-Skalle«, warne ich, als ich durch die Metalltür und in den alten Ofen krieche. Er ist groß genug, dass wir geduckt hindurchgehen können – durch Asche und jahrhundertealten Ruß. Wir klettern durch die Klappe hinaus und in den alten Fabriktrakt, die stillgelegte Hälfte. Die Fährmann-Hälfte.

Cici stellt die Grabkerze ab und legt die Hände an meine Wangen. Ich kann Zitrone riechen.

»Na, lassen Sie sich mal ansehen. Sie sind ja ganz steif gefroren.«

»Alles okay«, sage ich. »Wie geht es Karin?«

Als Cici lächelt, wird ihr Gesicht lebendig und ihre Zähne strahlen im gedämpften Industrielicht. »Ihr geht es gut«, sagt sie. »Sie hat mit der Polizei geredet, und es ist gut für sie, weit weg von hier zu sein.«

»Ist sie noch nicht zu Hause?«

»Nein, ich bin allein hier«, antwortet Cici.

Meine Beine erwachen wieder zum Leben, und wir gehen langsam an den alten Rührkesseln vorbei, die ausgeblichen und stumpf von Spinnweben sind. Die Stelle, an der Gunnarsson starb, ist freigeräumt und sauber. Mit Bleiche geschrubbt. Cici hält einen Stock in der einen Hand und führt mich mit der anderen.

»Machen wir Ihnen erst mal etwas Heißes zu trinken«, sagt sie. »Und dann rufe ich Stina, damit Sie sie untersuchen kann.«

»Mir fehlt nichts.«

Ihr alter Pelzmantel mit Kapuze ist so mottenzerfressen, dass er wie eine räudige Katze aussieht. An ihrem Revers steckt eine silberne Tausendfüßler-Brosche, die blitzt, als wir an den alten Stempeltischen vorbeigehen. Die Oberflächen sind narbig von Alter und Feuchtigkeit.

»Ich sorge dafür, dass Karin zurechtkommt«, sagt Cici. »Das schwöre ich bei dem Granit, auf dem wir stehen. Und wenn ich mich für ein Semester an ihrer Kunstschule einschreiben muss, werde ich das tun. Ja, das werde ich.«

Wir stützen uns gegenseitig und gelangen zum Torbogen.

»Haben Sie einen Schlüssel?«, frage ich.

Sie zieht ein langes Eisenrelikt aus ihrer Tasche.

»Ich bin hier die Älteste. Ich habe Kopien von sämtlichen Schlüsseln oben auf dem Dachboden, wo ich sie auf getrockneter Grapefruitschale und Käferflügeln verwahre. Das ist der sicherste Ort für sie.«

Schnee ist in die Durchfahrt geweht, allerdings nur in kleinen Flecken. Die Pflastersteine glitzern vom Frost, und die Sandadern zwischen ihnen verschließen den Boden und halten alles zusammen.

Als Cici ins Licht tritt, kann ich die Blutergüsse von ihrem Sturz sehen, die das dunkle Violett von Elefantenhaut angenommen haben.

»Wie spät ist es?«, frage ich. »Welcher Tag?«

»Sechs Uhr morgens am Mittwoch, dem neunten Februar«, antwortet sie. »Wir haben gedacht, dass Sie weg sind.«

»Cici«, sage ich noch bibbernd. »Was ist Ihr Geheimnis? Sie haben gesagt, dass es ein Geheimnis gibt.«

»Ach egal«, winkt sie ab. »Jetzt bekommen Sie erst mal einen heißen Tee mit Zucker.«

»Was wollten Sie mir sagen?«, beharre ich.

Sie tritt näher zu mir und hält sich an meinem Arm fest. Die Wärmekissen in meinen Ärmeln kühlen ab, doch ich kann sie noch fühlen. Cici macht die Augen weit auf und sagt: »Dass Sie im Leben Ihren eigenen Weg finden werden.« Sie reibt meinen Arm, als wolle sie mich wärmen, aber die Berührung ist viel zu sanft. »Dass nur Sie selbst Ihre Zukunft gestalten können und das Recht haben, glücklich zu sein.« Sie schluckt. »Und dass, auch wenn Sie Ihrer Mutter nicht gesagt haben, dass Sie sie lieben, sie es tief im Innern gewusst hat. Weil Sie da waren. Sie wusste es, Tuva.«

»Danke«, sage ich stumm und breche beinahe zusammen.

»Ich muss mit der Polizei reden.« Ich wende mich nach links zum Ausgang.

Und da sehe ich seine Stiefel.

Sie schwingen hin und her.

Sie bewegen sich sanft in der Lakritzbrise, und die Storgatan bildet die Kulisse.

Ich lasse Cici los und renne durch den Schnee zu den Stiefeln. Ich blicke hinauf.

»Hilfe!«, brülle ich. »Hilfe!«

Ich versuche, Holmqvists Gewicht zu stützen, stemme die Hände von unten gegen seine Stiefelsohlen, aber meine Arme sind beschämend schwach und nutzlos.

»Ich komme!«, ruft Andersson.

»Schnell!«, schreie ich, und andere kommen ebenfalls herbeigeeilt: zwei Gestalten mit Klemmbrettern, die gerade Pause haben. Ich sehe Passanten auf ihrem Weg zur Arbeit oder beim Gassigehen mit ihren kurzbeinigen Hunden, die sie durch den tiefen Schnee zerren.

»Ich schneide ihn runter«, sagt Andersson, der plötzlich mit einer Trittleiter und einem Bolzenschneider neben mir steht. »Vorsicht!«

Die beiden Männer und ich sind bereit, David Holmqvist aufzufangen, während Andersson das Seil gleich oberhalb der Schlinge durchtrennt. Holmqvist hängt an dem Eisenhaken unter dem Fenster des Empfangsraumes. Das Fenster steht offen und klappert in seinen Angeln. Eine gebundene Ausgabe seines Manuskripts hängt an seinem Hals, und auf beiden Augen klebt ein X aus Montageband.

Die Rothaarige kommt angelaufen, sagt kein Wort, wirft ihre Tasche in den Schnee und stellt sich direkt neben mich unter Holmqvists Füße. Sie alle reden, aber ich kann sie nicht hören. Die Leiche fällt nach unten, und hauptsächlich fangen die Rothaarige und die Männer sie, denn ich bin zu schwach und zu ausgekühlt.

»Ein Krankenwagen ist unterwegs«, sagt Cici von der Bogentür aus. Ich kann meinen Blick nicht von ihrem Lippenstift abwenden.

Holmqvist trägt ein Jackett und eine Stoffhose, und die Haare auf seinen Schienbeinen bewegen sich im Wind.

Wir legen ihn in den Schnee.

Einer der Männer mit den Klemmbrettern zieht seine Jacke aus, faltet sie zusammen und schiebt sie unter Holmqvists Kopf. Dann spüre ich Sirenen. Eine Krähe fliegt auf dem Weg zum Friedhof über mich hinweg. Andersson sucht nach einem Puls, wobei er die Augen zusammenkneift, als hoffe er, etwas zu entdecken.

Ich betrachte den Toten: Ghostwriter, Lügner, Kerkermeister, Monster. Er liegt an exakt derselben Stelle, an der Gustav Grimberg gestorben ist. Roter Sand unter den Pflastersteinen, unter dem Schnee, unter Holmqvist. Rot seit zwei Wochen. Dies war Holmqvists Flucht, seine finale Strategie, um das Buch zu einem Verkaufsschlager zu machen, damit sein Name ewig weiterlebt. Schnee fällt. Der Höhepunkt, sein Höhepunkt, war nicht, mich im Schornstein zu begraben, sondern sein eigener Tod, mit dem rettenden Manuskript um den Hals.

Thord und Noora kommen von der Storgatan her durch das Tor.

Ich reiße das Klebeband von Holmqvists Augen. An jedem haftet ein Lakritztaler. Ich sehe Holmqvists scheußlich hervorquellende Augen und will sie ihm auskratzen. Weil er einen einsamen Mann ermordet und uns allen wehgetan hat. Besonders Karin. Ich habe ihm geglaubt, als es keiner sonst tat, und er hat mein Vertrauen missbraucht. Leute scharen sich um uns, und ich vermute, dass letztendlich auch er ein Opfer ist. Es ist ein Ort voller Opfer. Einer das Opfer des anderen.

Ich hocke mich hin, schlucke und beuge mich so weit hinunter, dass meine Wange den Pulverschnee streift, als ich meine trockenen, aufgesprungenen Lippen an Holmqvists Ohr lege. Dann hole ich tief Luft und schließe die Augen. Es ist so wie bei meiner Mutter. Meine Brust wird eng und hart. Ich versuche zu flüstern, aber ich bringe keinen Ton heraus. Es ist zu schwierig. Sein Gesicht ist dunkelrot, seine Haut ist kalt, und ein Fetzen Klebeband hängt noch an seiner Schläfe, wo er im Wind flattert. Holmqvist erinnert mich an meine Mutter in ihren letzten Momenten. Er entgleitet mir. Mein Atem steckt in meiner Brust fest, und ich rücke noch näher heran, bis meine Lippen sein Ohr berühren. Dann zwinge ich mich zu flüstern: »Ich vergebe Ihnen.«

54

Im Taxi riecht es nach Kieferndu ft-Lufterfrischer.

An die zwanzig dieser Pappbäume hängen am Rückspiegel. Die Fahrerin heißt Linda und trägt ihr Haar an den Seiten rasiert und oben lang.

Wir halten vorm Bahnhof von Karlstad.

Ich danke ihr, bezahle, und sie hilft mir, meine drei schwarzen Koffer auf den Bahnsteig zu ziehen. Lena hat angeboten, mich zu fahren, aber nach dem, was passiert ist, will ich vorn im Taxi sitzen. Und ich wollte so fortgehen, wie ich es mir immer erträumt hatte: In einem Taxi die E16 gen Süden fahren, alles, was ich besitze, im Wagen, tief durchatmen und in ein neues Leben aufbrechen.

Am Bahnhof steht ein Pick-up auf dem Parkplatz, der Starthilfe bekommt, und das rote Kabel führt einer dicken Valentinstag-Lakritzschlange gleich durch den schmutzigen splittdurchsetzten Schnee. Hinter dem Pick-up parkt ein Volvo-Taxi. Es ist Viggo, wie ich am Nummernschild erkenne. Er steht auf dem Langzeitparkplatz.

Die Anzeigetafel sagt mir, dass sich mein Zug eine Minute verspätet und wir sieben Grad unter null haben.

Seit ich dem Schornstein entkommen bin, habe ich nicht geschlafen. Jedenfalls nicht viel. Ich versuche, an Tante Ida zu denken, an die Dinge, die wir später im Jahr gemeinsam unternehmen können, um uns besser kennenzulernen, eine

Beziehung aufzubauen. Solche Gedanken beruhigen mich, trotzdem schrecke ich immer wieder hoch, wenn ich einzuschlummern drohe, habe mitten in der Nacht Panikattacken. Als wäre ich gefangen. Würde erfrieren. Ersticken.

Der Zug nähert sich aus der Ferne, und ich beobachte, wie seine Lichter heller und größer werden. Hören kann ich ihn noch nicht. Tammy habe ich nach wie vor nicht gesehen. Sie ist in Stockholm wegen irgendeines familiären Notfalls. Ihr Cousin steckt in Schwierigkeiten.

Der Zug kommt näher, und der Schneepflug vorn schneidet durch den frischen Pulverschnee. Dann wird er langsamer, hält an, und ungefähr dreißig Leute steigen aus, die Kragen hochgeklappt. Sie ziehen ihre Rollkoffer durch den gesalzenen Schnee und stellen sie am Taxistand ab. Ich fühle mich leer. Dies hier sollte mein Moment sein. Im Kopf habe ich ihn zigmal durchgespielt: den Aufbruch zum neuen Job, den Traum von einer Wohnung unweit des Meeres. Weiterziehen. Doch ich bin innerlich wie ausgehöhlt und verstört. Zu viele Tode, ganz in meiner Nähe. Zu viel Schmerz.

Karins Nachricht war eine Entschuldigung für einen Streit, den sie in der Woche vor seinem Selbstmord mit ihrem Vater hatte. Und dafür, dass sie Gunnarssons Namen nie reingewaschen hat, denn er hatte nichts weiter getan, als mit ihr zu plaudern. Er war einsam, sonst nichts. Karin fühlte sich immerzu schuldig. Vor allem ihrem Vater gegenüber. Manchmal hat man keine Gelegenheit, die letzten Worte auszuwählen, die man jemandem sagt.

Ich steige in den Zug und ziehe meine Koffer einen nach dem anderen hinein. Zwei von ihnen deponiere ich im Gepäckbereich. Einer passt nicht ganz hinein, sodass er vorsteht, wie ein krummer Zahn, der ein Lächeln ruiniert. Ich finde mein Schlafwagenabteil und stelle fest, dass ich es für mich allein habe. Vor Freude könnte ich heulen. Ich muss von dieser tausend Tonnen schweren Lok in den Schlaf gewiegt werden, von ihr gehalten und beruhigt, um in einen richtig tiefen Schlummer zu finden.

Der Schneeschädel enthielt ein Rinderhirn. Es ist kleiner als ein menschliches, was ich nicht gewusst hatte. Immer noch schrecke ich zusammen, wenn ich einen Schneeball oder einen Schneemann in einem Vorgarten sehe.

Der Abschied von Noora war die reine Katastrophe. Ich habe meine Aussage bei Björn und Thord gemacht, und als ich die Polizeiwache verließ und mein Taxi bereits wartete, mussten Noora und ich uns vor ihrer aller Augen verabschieden. Thord wandte sich ab, der Gute, doch der Polizeichef starrte uns an. Ich versuchte, mit Blicken zu kommunizieren, und sie wollte es ebenfalls, aber wir hatten uns noch so vieles zu sagen, und es war nicht, wie es hätte sein sollen.

Eine Durchsage. Noch zwei Minuten bis zur Abfahrt.

Ich wollte ihnen das Geld überlassen, das ich von Holmqvist bekommen hatte, damit Karin mal Urlaub machen oder sie alle drei eine Pause einlegen könnten. Aber Anna-Britta lehnte es ab. Sie sagte, die Samariter und die Schwedische Kinderkrebshilfe bräuchten es dringender.

Ein lauter Pfiff ertönt, und mein kleines Abteil wird geöffnet. Für einen Moment fürchte ich, dass doch jemand hier einen Platz reserviert hat, aber sie haben sich nur im Abteil geirrt.

Die Polizei hat die Mordwaffe in Holmqvists Haus gefunden: ein in Deutschland hergestelltes Schälmesser mit einer sieben Zentimeter langen Klinge. Und einen Marmorstößel.

Mir ist übel. Ich habe das Gefühl, dass ich nicht einfach so verschwinden sollte, aber ich kann nicht bleiben. Ich muss mit meinem eigenen Leben klarkommen, einen Weg für mich finden. Das muss ich.

Die Polizei hat außerdem herausgefunden, dass Holmqvist einen Notfallpass beantragt hatte. David wusste, dass sich das Netz zuzog, und er wusste auch, dass er im Gefängnis nicht überleben würde. Er ist nicht der Typ, der eine Haftstrafe übersteht. Deshalb hat er sich für die einzige andere Option entschieden.

Am Fenster bewegt sich etwas.

Ich nehme ein Hörgerät heraus und lege es in den Nachtbehälter.

Als ich das andere herausnehmen will, sehe ich Tammy am Zugfenster, die eine Decke hochhält.

Tam?

»Tam?«, frage ich.

Sie klopft ans Fenster, und ich stehe auf, um es zu öffnen. Sie bedeutet mir, zur Tür zu kommen, also renne ich hin.

»Zurückbleiben, bitte, die Türen schließen«, kommt aus den Lautsprechern.

»Tut mir leid, dass ich weg war«, sagt Tammy auf dem Bahnsteig. »Ich hätte für dich da sein müssen.«

»Nein«, widerspreche ich rasch und atemlos. »Ich war eine Idiotin.«

Sie nickt und bricht in Tränen aus. Ich springe nach unten und nehme sie in die Arme. Wir halten uns ganz fest und weinen beide aus einem Dutzend unterschiedlicher Gründe, lassen uns nicht los. Ich vergrabe mein Gesicht in ihrem Haar und spüre, wie sich mein Inneres zu entkrampfen beginnt.

Ein Mann am Bahnsteigende bläst in seine Pfeife, und wir lösen uns voneinander.

»Komm mich besuchen«, sage ich.

»Du kannst ja versuchen, mich davon abzuhalten!«

Ich springe zurück in den Zug. Wie viel leichter ich mich jetzt fühle. Wir halten uns an den Händen, bis sich die Türen schließen. In letzter Sekunde hat sie mir noch ihre hellblaue Wolldecke zugeworfen. Es ist die mit den Fransen, die ich so gerne mag.

»Danke!«, sage ich stumm durch das Fenster.

Tam macht eine Faust und klopft sich zweimal auf die Brust, was so viel heißen soll wie: »Ich bin deine Schwester und werde es immer sein. Immer.«

Dann fährt der Zug an und verlässt den Bahnhof.